全国医药高等职业教育药学类规划教材

药物化学

第二版

主编　刘文娟　李群力

中国医药科技出版社

内 容 提 要

本书是全国医药高等职业教育药学类规划教材之一，是依照教育部教育发展规划纲要等相关文件要求，根据《药物化学》教学大纲编写而成。

本书共分为十四章，第一章至第十一章介绍各系统典型药物的名称、化学结构及特点、理化性质、临床应用、药物的构效关系等内容。第十二章至第十四章介绍了药物的变质反应和代谢反应、药物的化学结构与药效的关系、新药的研究与开发等内容。书后设有七个实训项目。

本书供药学及其相关专业高职层次教学使用，也可作为医药行业培训和自学用书。

图书在版编目（CIP）数据

药物化学/刘文娟，李群力主编. —2 版. —北京：中国医药科技出版社，2013.2

全国医药高等职业教育药学类规划教材

ISBN 978－7－5067－5777－5

Ⅰ.①药… Ⅱ.①刘… ②李… Ⅲ.①药物化学-高等职业教育-教材 Ⅳ.①R914

中国版本图书馆 CIP 数据核字（2012）第 317457 号

美术编辑 陈君杞
版式设计 郭小平

出版 中国医药科技出版社
地址 北京市海淀区文慧园北路甲 22 号
邮编 100082
电话 发行：010－62227427 邮购：010－62236938
网址 www.cmstp.com
规格 787×1092mm $\frac{1}{16}$
印张 21 ¾
字数 456 千字
初版 2008 年 6 月第 1 版
版次 2013 年 2 月第 2 版
印次 2016 年 7 月第 2 次印刷
印刷 北京印刷一厂
经销 全国各地新华书店
书号 ISBN 978－7－5067－5777－5
定价 **45.00 元**

本书编委会

出版说明

　　全国医药高等职业教育药学类规划教材自 2008 年出版以来，由于其行业特点鲜明、编排设计新颖独到、体现行业发展要求，深受广大教师和学生的欢迎。2012 年 2 月，为了适应我国经济社会和职业教育发展的实际需要，在调查和总结上轮教材质量和使用情况的基础上，在全国食品药品职业教育教学指导委员会指导下，由全国医药高等职业教育药学类规划教材建设委员会统一组织规划，启动了第二轮规划教材的编写修订工作。全国医药高等职业教育药学类规划教材建设委员会由国家食品药品监督管理局组织全国数十所医药高职高专院校的院校长、教学分管领导和职业教育专家组建而成。

　　本套教材的主要编写依据是：①全国教育工作会议精神；②《国家中长期教育改革和发展规划纲要（2010－2020 年）》相关精神；③《医药卫生中长期人才发展规划（2011－2020 年）》相关精神；④《教育部关于"十二五"职业教育教材建设的若干意见》的指导精神；⑤医药行业技能型人才的需求情况。加强教材建设是提高职业教育人才培养质量的关键环节，也是加快推进职业教育教学改革创新的重要抓手。本套教材建设遵循以服务为宗旨，以就业为导向，遵循技能型人才成长规律，在具体编写过程中注意把握以下特色：

　　1. 把握医药行业发展趋势，汇集了医药行业发展的最新成果、技术要点、操作规范、管理经验和法律法规，进行科学的结构设计和内容安排，符合高职高专教育课程改革要求。

　　2. 模块式结构教学体系，注重基本理论和基本知识的系统性，注重实践教学内容与理论知识的编排和衔接，便于不同地区教师根据实际教学需求组装教学，为任课老师创新教学模式提供方便，为学生拓展知识和技能创造条件。

　　3. 突出职业能力培养，教学内容的岗位针对性强，参考职业技能鉴定标准编写，实用性强，具有可操作性，有利于学生考取职业资格证书。

　　4. 创新教材结构和内容，体现工学结合的特点，应用最新科技成果提升教材的先进性和实用性。

　　本套教材可作为高职高专院校药学类专业及其相关专业的教学用书，也可供医药行业从业人员继续教育和培训使用。教材建设是一项长期而艰巨的系统工程，它还需要接受教学实践的检验。为此，恳请各院校专家、一线教师和学生及时提出宝贵意见，以便我们进一步的修订。

全国医药高等职业教育药学类规划教材建设委员会
2013 年 1 月

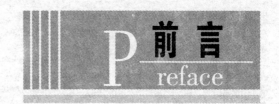

前 言
Preface

本教材是由全国医药高等职业教育药学类规划教材建设委员会组织编写的教材之一，供药学及相关专业高职层次教学使用。本教材是根据全国教育工作会议精神和《国家中长期教育改革和发展规划纲要（2010～2020）》精神，以就业为导向、能力为本位、学生为主体、岗位需求为标准的指导思想，体现"工学结合"的人才培养模式，突出职业素养贯穿始终，以培养高端技能型专门人才为目标编写的。本教材编写过程中遵循"理论知识实用为主、够用为度"的理念，以"三基"（基础理论、基本知识、基本技能）、"五性"（思想性、科学性、先进性、启发性、实用性）的编写原则，体现了"三贴近"（贴近学生、贴近岗位、贴近社会）的特色，注重教材内容的整体优化。为加强学生的实践技能培养，本教材将药物化学理论内容和实训内容编写在一本书中，且增设了附录。

本教材共分为十四章，第一章至第十一章重点介绍各系统典型药物的名称、化学结构及特点、理化性质、临床应用、药物的构效关系等内容，简要介绍各类药物的发展概况、结构类型、体内代谢等，适当介绍了几个典型药物的合成路线。第十二章至第十四章分别介绍了药物的变质反应和代谢反应、药物的化学结构与药效的关系、新药的研究与开发等内容，分析了药物体外、体内变化对药效的影响，探讨了药物的化学结构与药效的关系，介绍了新药研究与开发的基本途径与方法，使学生对药物化学获得规律性的认识，了解学科前沿发展动态。

在本教材编写中打破学科体系，结合职业教育学生的认知特点，内容与国家执业药师资格考试应试指南《药学专业知识（二）》的药物化学部分紧密衔接。在内容上通过学习目标导入，穿插了知识链接、知识拓展、案例分析、课堂互动等版块来加强学生对知识点的感性理解，进一步激发学生的学习兴趣，增强本教材的可读性。

本教材在编写过程中，得到了中国医药科技出版社、编者所在院校领导的大力支持与帮助，在此表示感谢。由于编者水平有限，书中不当之处在所难免，欢迎广大读者批评指正。

编者
2012 年 10 月

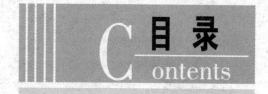
目 录

第一章 绪论 …………………………………………………… (1)

一、药物化学的研究内容和任务 ……………………………… (1)

二、药物化学的应用 …………………………………………… (2)

三、药物化学的起源与发展 …………………………………… (2)

四、药物的质量与标准 ………………………………………… (3)

五、药物的名称 ………………………………………………… (5)

六、药物的作用靶点 …………………………………………… (6)

第二章 解热镇痛药、非甾体抗炎药和抗痛风药 ……………… (10)

第一节 解热镇痛药 …………………………………………… (10)

一、水杨酸类 …………………………………………………… (10)

二、苯胺类 ……………………………………………………… (13)

三、吡唑酮类 …………………………………………………… (15)

第二节 非甾体抗炎药 ………………………………………… (15)

一、3,5 - 吡唑烷二酮类 ……………………………………… (15)

二、邻氨基苯甲酸类 …………………………………………… (17)

三、芳基烷酸类 ………………………………………………… (17)

四、1,2 - 苯并噻嗪类 ………………………………………… (22)

五、其他类（选择性 COX - 2 抑制剂和新结构类型非甾体抗炎药）………… (24)

第三节 抗痛风药 ……………………………………………… (25)

一、控制尿酸盐对关节造成炎症的药物 ……………………… (25)

二、增加尿酸排泄的药物 ……………………………………… (26)

三、减少尿酸生成的药物 ……………………………………… (26)

第三章 中枢神经系统药物 …………………………………… (31)

第一节 镇静催眠药 …………………………………………… (31)

一、巴比妥类 …………………………………………………… (32)

二、苯二氮䓬类 ………………………………………………… (36)

三、其他类 ……………………………………………………… (40)

第二节　抗癫痫药 …………………………………………………………… (41)

　　一、概述 …………………………………………………………………… (41)

　　二、典型药物 ……………………………………………………………… (43)

第三节　抗精神失常药 ……………………………………………………… (45)

　　一、抗精神病药 …………………………………………………………… (45)

　　二、抗抑郁药 ……………………………………………………………… (51)

第四节　镇痛药 ……………………………………………………………… (54)

　　一、吗啡及其衍生物 ……………………………………………………… (55)

　　二、合成镇痛药 …………………………………………………………… (58)

　　三、内源性镇痛物质 ……………………………………………………… (63)

　　四、构效关系 ……………………………………………………………… (63)

第五节　中枢兴奋药 ………………………………………………………… (64)

　　一、生物碱类 ……………………………………………………………… (64)

　　二、酰胺类 ………………………………………………………………… (66)

　　三、其他类 ………………………………………………………………… (68)

第六节　全身麻醉药 ………………………………………………………… (69)

　　一、吸入性全身麻醉药 …………………………………………………… (69)

　　二、静脉麻醉药 …………………………………………………………… (70)

第四章　外周神经系统药物 ………………………………………………… (75)

第一节　影响胆碱能神经系统药物 ………………………………………… (75)

　　一、拟胆碱药 ……………………………………………………………… (76)

　　二、抗胆碱药 ……………………………………………………………… (80)

第二节　影响肾上腺素能神经系统药物 …………………………………… (84)

　　一、肾上腺素受体激动剂 ………………………………………………… (84)

　　二、肾上腺素受体拮抗剂 ………………………………………………… (91)

第三节　抗过敏药 …………………………………………………………… (95)

　　一、H_1 受体拮抗剂的类型及典型药物 ……………………………… (95)

　　二、构效关系 ……………………………………………………………… (101)

第四节　局部麻醉药 ………………………………………………………… (101)

　　一、苯甲酸酯类 …………………………………………………………… (101)

　　二、酰胺类 ………………………………………………………………… (103)

　　三、构效关系 ……………………………………………………………… (104)

第五章　心血管系统药物 …………………………………………………… (109)

第一节　调血脂药 …………………………………………………………… (109)

　　一、苯氧乙酸类 …………………………………………………………… (110)

　　二、羟甲戊二酰辅酶 A 还原酶抑制剂 …………………………………… (111)

　　三、烟酸类及其他类 ……………………………………………………… (113)

第二节　抗心绞痛药 ……………………………………………………………… (113)
　　一、硝酸酯及亚硝酸酯类 …………………………………………………… (113)
　　二、钙通道阻滞剂 …………………………………………………………… (115)
　　三、β受体拮抗剂 …………………………………………………………… (117)
第三节　抗心律失常药 …………………………………………………………… (117)
　　一、钠通道阻滞剂 …………………………………………………………… (118)
　　二、钾通道阻滞剂 …………………………………………………………… (120)
第四节　抗高血压药 ……………………………………………………………… (121)
　　一、交感神经抑制药 ………………………………………………………… (121)
　　二、血管紧张素转化酶抑制剂和血管紧张素Ⅱ受体拮抗剂 …………… (123)
　　三、利尿药 …………………………………………………………………… (125)
第五节　抗心力衰竭药 …………………………………………………………… (126)
　　一、强心苷类 ………………………………………………………………… (126)
　　二、磷酸二酯酶抑制剂 ……………………………………………………… (127)

第六章　消化系统药物 …………………………………………………………… (131)
第一节　抗溃疡药 ………………………………………………………………… (131)
　　一、组胺 H_2 受体拮抗剂 …………………………………………………… (132)
　　二、质子泵抑制剂 …………………………………………………………… (135)
第二节　促胃肠动力药和止吐药 ………………………………………………… (137)
　　一、促胃肠动力药 …………………………………………………………… (137)
　　二、止吐药 …………………………………………………………………… (139)

第七章　合成抗菌药和抗病毒药 ………………………………………………… (144)
第一节　喹诺酮类抗菌药 ………………………………………………………… (144)
　　一、概述 ……………………………………………………………………… (144)
　　二、典型药物 ………………………………………………………………… (147)
第二节　磺胺类抗菌药及抗菌增效剂 …………………………………………… (149)
　　一、概述 ……………………………………………………………………… (149)
　　二、典型药物 ………………………………………………………………… (151)
　　三、抗菌增效剂 ……………………………………………………………… (153)
第三节　抗结核药 ………………………………………………………………… (154)
　　一、抗生素类抗结核药物 …………………………………………………… (154)
　　二、合成抗结核药物 ………………………………………………………… (156)
第四节　其他类型抗菌药 ………………………………………………………… (159)
　　一、异喹啉类 ………………………………………………………………… (159)
　　二、噁唑烷酮类 ……………………………………………………………… (159)
　　三、硝基呋喃类 ……………………………………………………………… (160)
　　四、硝基咪唑类 ……………………………………………………………… (161)

第五节 抗真菌药 ……………………………………………………………… (161)

一、唑类抗真菌药 ………………………………………………………… (162)

二、其他类抗真菌药 ……………………………………………………… (164)

第六节 抗病毒药 …………………………………………………………… (166)

一、核苷类 ………………………………………………………………… (166)

二、非核苷类 ……………………………………………………………… (168)

第八章 抗生素 ………………………………………………………………… (174)

第一节 β-内酰胺类抗生素 ……………………………………………… (175)

一、青霉素及半合成类青霉素类 ………………………………………… (176)

二、头孢菌素及半合成头孢菌素类 ……………………………………… (181)

三、非经典的β-内酰胺类抗生素和β-内酰胺酶抑制剂 …………… (185)

第二节 大环内酯类抗生素 ……………………………………………… (186)

一、概述 …………………………………………………………………… (186)

二、典型药物 ……………………………………………………………… (189)

第三节 氨基糖苷类抗生素 ……………………………………………… (190)

一、概述 …………………………………………………………………… (190)

二、典型药物 ……………………………………………………………… (191)

第四节 四环素类抗生素 ………………………………………………… (193)

一、概述 …………………………………………………………………… (193)

二、典型药物 ……………………………………………………………… (195)

第五节 其他类抗生素 …………………………………………………… (195)

第九章 抗肿瘤药 ……………………………………………………………… (202)

第一节 生物烷化剂 ……………………………………………………… (203)

一、氮芥类 ………………………………………………………………… (203)

二、亚硝基脲类 …………………………………………………………… (205)

三、乙撑亚胺类 …………………………………………………………… (206)

四、甲磺酸酯及多元醇类 ………………………………………………… (207)

五、金属配合物 …………………………………………………………… (208)

第二节 抗代谢药 ………………………………………………………… (208)

一、嘧啶类 ………………………………………………………………… (209)

二、嘌呤类 ………………………………………………………………… (212)

三、叶酸类 ………………………………………………………………… (213)

第三节 抗肿瘤天然药物及其他抗肿瘤药 …………………………… (214)

一、抗肿瘤天然药物 ……………………………………………………… (214)

二、其他抗肿瘤药 ………………………………………………………… (219)

第十章 激素及降血糖药 ················ (225)

第一节 甾体激素 ················ (225)

一、概述 ················ (225)

二、雌激素及抗雌激素类药物 ················ (228)

三、雄激素和蛋白同化激素类药物 ················ (233)

四、孕激素及抗孕激素类药物 ················ (236)

五、肾上腺皮质激素类药物 ················ (239)

第二节 降血糖药 ················ (242)

一、胰岛素 ················ (243)

二、口服降糖药 ················ (244)

第十一章 维生素 ················ (254)

第一节 脂溶性维生素 ················ (254)

一、维生素 A ················ (255)

二、维生素 D ················ (256)

三、维生素 E ················ (257)

四、维生素 K ················ (259)

第二节 水溶性维生素 ················ (260)

一、维生素 B 类 ················ (260)

二、维生素 C 类 ················ (264)

第十二章 药物的变质反应和代谢反应 ················ (270)

第一节 药物的变质反应 ················ (270)

一、药物的水解反应 ················ (270)

二、药物的自动氧化反应 ················ (274)

三、药物的其他变质反应 ················ (278)

四、二氧化碳对药物质量的影响 ················ (278)

第二节 药物的代谢反应 ················ (279)

一、药物的代谢反应类型 ················ (279)

二、药物的代谢反应对药物活性的影响 ················ (286)

第十三章 药物的化学结构与药效的关系 ················ (290)

第一节 药物产生作用的主要因素 ················ (290)

一、药物在作用部位的浓度 ················ (290)

二、药物和生物靶点的特异性结合 ················ (291)

第二节 药物的理化性质对药效的影响 ················ (291)

一、溶解度和脂/水分配系数对药效的影响 ················ (291)

二、解离度对药效的影响 ················ (292)

第三节 药物的结构因素对药效的影响 ………………………………………… (292)
　　一、药物的基本结构对药效的影响 ……………………………………… (293)
　　二、药物的官能团对药效的影响 ………………………………………… (293)
　　三、药物的电子云密度对药效的影响 …………………………………… (293)
　　四、药物的立体异构对药效的影响 ……………………………………… (294)
　　五、键合特性对药效的影响 ……………………………………………… (295)

第十四章　新药的研究与开发 …………………………………………………… (300)
第一节 新药的研究 ………………………………………………………… (300)
　　一、先导化合物的发现 …………………………………………………… (300)
　　二、先导化合物的优化 …………………………………………………… (302)
第二节 新药的开发 ………………………………………………………… (306)
　　一、临床前研究 …………………………………………………………… (306)
　　二、临床试验及申请生产注册 …………………………………………… (306)

实训 ……………………………………………………………………………… (310)
项目一　阿司匹林的制备 …………………………………………………… (310)
项目二　苯妥英钠的制备 …………………………………………………… (311)
项目三　药物的化学鉴别（一） …………………………………………… (313)
项目四　药物的化学鉴别（二） …………………………………………… (315)
项目五　磺胺醋酰钠的合成 ………………………………………………… (318)
项目六　药物的化学鉴别（三） …………………………………………… (319)
项目七　药物的变质反应 …………………………………………………… (321)

选择题参考答案 ………………………………………………………………… (324)

附录 ……………………………………………………………………………… (328)
附录一　药物结构中常见的杂环 …………………………………………… (328)
附录二　药物结构中常见官能团及其性质 ………………………………… (330)

第一章 │ 绪 论

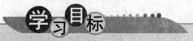

药物是指用于治疗、预防、诊断疾病及有目的地调节机体生理功能、提高生活质量、保持身体健康的物质。根据药物的来源不同，可分为天然药物、化学合成药物和生物药物。这些药物中化学组成和结构明确的药物为化学药物。药物化学（medicinal chemistry）是研究化学药物的化学性质和合成、药物分子与机体细胞的相互作用、发现和发明新药的一门综合性学科。

一、药物化学的研究内容和任务

药物化学的研究内容包括化学药物的作用靶点、结构组成、理化性质、制备方法、构效关系、稳定性、生物效应、体内代谢以及新药的发现和发明。如何设计和合成新药是药物化学的主要研究内容。

药物化学的任务有：①为合理应用已知的化学药物提供理论基础。通过研究化学药物的结构与理化性质、体内代谢与药效之间的关系，阐明药物的化学稳定性和生物效应，为药物的贮存和保管、药物的分析检验、药物剂型的选择、药物间的配伍禁忌及合理用药、化学药物的结构修饰等提供基本理论和技能。②为化学药物的生产提供先进、经济的方法和工艺。通过研究、优化药物合成路线和工艺条件，提高药物的合成设计水平，通过采用合理的原料和试剂，在药物合成中不断引入新工艺、新技术、新原料、新方法，降低药品生产成本，不断提高药品的产量和质量。③为设计、发现和发明新药提供快捷的途径和新颖的方法。通过研究化学药物的构效关系，有效利用和改进现有药物，创制出疗效好、毒副作用少的新药。创制和发现新药是当今药物化学的主要任务。

二、药物化学的应用

下面我们简单介绍药物化学的应用。

分析检验：如巴比妥类药物有丙二酰脲结构，与吡啶 – $CuSO_4$ 试液作用显紫堇色，可用于鉴别。阿司匹林含有游离羧基，具有弱酸性，可以用酸碱中和滴定法测其含量。

剂型选择：青霉素钠含 β – 内酰胺结构，易水解，不能制成水针剂，应制成粉针剂。

保存贮藏：含酯、酰胺易水解的药物要防潮；含酚羟基易光照氧化的药物要避光。

结构修饰：红霉素的结构中含有—OH，可与琥珀酸单乙酯（$HOOCCH_2CH_2COOC_2H_5$）成酯得琥乙红霉素，增加了红霉素的稳定性和水溶性。

合理配伍：如四环素含酚羟基和烯醇基，能与金属离子（如 Ca^{2+}）形成不溶性盐类配合物。所以四环素不能和乳酸钙、氢氧化铝合用。

药物制备：根据阿司匹林在水和乙醇中的溶解度不同对其进行精制。阿司匹林的制备中要注意水的影响，以免发生水解。

三、药物化学的起源与发展

药物化学作为一门学科开始于 19 世纪，当时统称为药物学，包括现今的药物化学、药理学、药剂学等内容。随着人类社会的进步和自然科学的发展，上述内容逐渐从药物学中独立出来，药物化学也成为一门独立的基础应用学科。药物化学的发展过程分为三个阶段，即发现阶段（discover）、发展阶段（develop）和设计阶段（design）。

（一）发现阶段

在 19 世纪初至中期，人们从南美植物古柯叶中提取分离出具有麻醉作用的可卡因，从未成熟的罂粟果实中提取分离出具有良好镇痛作用的吗啡，从金鸡纳树皮中提取分离出具有抗疟疾作用的奎宁，从莨菪中提取分离出具有解痉作用的阿托品等，这些具有某种生理或药理活性的天然产物直接作为药物应用于临床，取得了较好的疗效。随着化学工业的发展，人们开始从一些有机化合物中筛选具有药理作用的化学药物，并应用于临床。如三氯甲烷和乙醚作为全身麻醉药，水合氯醛作为镇静催眠药。1899年，阿司匹林作为解热镇痛药应用于临床，标志着人们可以利用化学方法来开发新药。与此同时药物化学作为一门学科开始形成。

（二）发展阶段

磺胺药、抗生素、中枢神经系统药物、心血管系统药物及抗肿瘤药物在此期间大量涌现。此阶段是药物发展的"黄金时期"。

20 世纪 30 年代发现了百浪多息和磺胺后，陆续合成了许多磺胺类药物。20 世纪40 年代，青霉素的疗效得到了临床的肯定，各种抗生素陆续被发现并可以化学合成。1940 年，Woods 和 Filds 发现了磺胺类药物的抗菌作用是磺胺类药物能与细菌生长必需的对氨基苯甲酸产生竞争性拮抗作用，抑制了二氢叶酸合成酶的活性，使细菌不能生长和繁殖，从而建立了抗代谢学说。这一学说不仅能够阐明一些药物的作用机制，而且应用这一学说，发现了许多抗寄生虫病药、抗菌药、抗病毒药和抗肿瘤药，抗代谢学说为寻找新药开辟了新的途径和方法。

20世纪50年代以后，大量新的药物应用于临床，药物在体内的作用机制和代谢过程也逐步得到阐明，所以人们利用生理生化的知识，寻找药物的显效基团来开发新药。如利用潜效（latentiation）和前药（prodrug）的原理降低药物的毒性和提高药物的选择性。1952年发现氯丙嗪后，促使单胺氧化酶抑制剂的合成。1962年普萘洛尔的发现，为β受体阻断剂用于心血管疾病的治疗开拓了途径。由此可见，人们已经在分子水平认识到酶、受体、离子通道对生命过程的重要调节作用，为药物的设计奠定了良好的基础。

（三）设计阶段

设计阶段始于20世纪60年代。一方面，面对某些疑难重症，如恶性肿瘤、心脑血管疾病和免疫性疾病等需要新药的开发；另一方面，欧洲出现了"反应停"事件，有1万多名严重畸型儿出生，药物的副作用引起了人们的重视。为了提高药物的安全性，各国卫生部门制定法规，规定对新药进行致畸、致突变和致癌性试验。从而使新药研制的周期延长、经费增加。在新药的创制过程中，为了减少盲目性，提高成功率，将药物的研究和开发过程建立在科学合理的基础上，由此出现了药物设计（drug design）。

知识链接

反应停事件

"反应停"（沙立度胺）是1953年由一家德国公司作为抗生素合成的，合成后发现它并无抗生素活性，却有镇静作用，1957年作为镇静催眠药上市，主要用于治疗孕妇晨吐、恶心等妊娠反应。反应停很快风靡欧洲各国和加拿大。在联邦德国的某些州，患者甚至不需要医生处方就能购买到反应停。但是人们逐渐发现妊娠期间服用反应停的孕妇生出的婴儿的四肢发育不全，短得就像海豹的鳍足，当时共发现有10000多名海豹肢症婴儿。这即反应停事件。

在此期间，随着物理学、有机化学、生物化学和分子生物学的发展及计算机的广泛应用，新药的研究出现了新方法和新技术如定量构效关系（quantitative structure – activity relationship，QSAR）、组合化学（combinatorial chemistry）、高通量筛选（high throughput screening）、分子克隆（molecular cloning）、基因工程（genetic engineering）、转基因技术（transgenic technique）、反义核苷酸（antisence oligonucleotide）等，大大加快了寻找新药的步伐，缩短了药物发现的时间，为新药的研究提供了更多的新技术、新方法。

四、药物的质量与标准

（一）药物的质量评定

药品是特殊商品，药品的质量直接关系着广大人民的身体健康和生命安全。药物评价应遵循安全、有效、质量可控的原则。药物质量的评定，除体外的稳定性及外观质量外，最主要的是体内的有效性和安全性，药物质量评定主要考虑以下两个方面。

1. 药物自身的疗效和不良反应

质量好的药物应该是在治疗剂量范围内，疗效确切、作用强、副作用和毒性小的药物。如吗啡镇痛作用好，但易成瘾，这就不是一个理想的质量好的药物。

2. 药物的纯度

药物的纯度会影响药物的疗效和不良反应。药物必须达到一定的纯度标准，才能供药用，才能安全、有效。药物的纯度是指药物中所含杂质及其最高限量的规定，又称药用纯度或药用规格。药物的物理性状、物理常数、鉴别及有效成分的含量等也可反映药物的纯度。药物中的杂质是药物生产和贮存过程中引入或产生的药物以外的其他化学物质。杂质的存在，不仅影响药物的纯度，还可能产生副作用和毒性而影响药物的疗效。所以，药典规定了药物的杂质限度，即允许有一定限量的杂质存在。

药物杂质的来源：①在制备时引入或产生。药物制备时，原料不纯引入其他物质、反应不完全残留的原料及试剂、反应过程产生的中间体、副产物以及反应所用容器等均可能产生杂质。②在贮存时产生。药物在贮存时，由于受到外界条件（空气、日光、温度、湿度、微生物、金属离子等）的影响，发生化学反应而产生杂质。

因此，我们必须树立质量第一的观念。在药品生产、贮存、应用各环节自始至终把好质量关，严格按药品管理规范控制药物的质量。

案例分析

罪魁祸首——二甘醇

案例： 1937年，美国某药厂用二甘醇代替酒精做溶媒生产磺胺酏剂，用于治疗感染性疾病，结果300多人发生肾功能衰竭，107人死亡（其中大多数为儿童）。2006年，我国发生了"齐二药"事件，病人使用亮菌甲素注射液也出现了急性肾功能衰竭，11人死亡。经调查，亮菌甲素注射液是齐齐哈尔第二制药有限公司将工业原料二甘醇代替药用辅料丙二醇生产的假药，试分析其原因，对你有什么启发？

分析： 二甘醇在体内被氧化成草酸而引起肾损害，导致病人急性肾功能衰竭。

（二）药物的质量标准

药物的质量标准即药品标准，是国家对药品的质量、规格和检验方法所作的技术规定；是保证药品质量，进行药品生产、供应、使用、管理和监督检验的法定依据。

药品必须符合国家标准。药品的国家标准是指《中华人民共和国药典》（简称《中国药典》）和国家食品药品监督管理局颁布的药品标准（简称局颁标准）。药品标准对保证药品的质量，确保人民群众用药的安全有效有着极其重要的作用。只有符合国家药品标准的药品才是合格的药品，才可以销售和使用。

《中国药典》颁布至今共有 9 版，即 1953 年版、1963 年版、1977 年版、1985 年版、1990 年版、1995 年版、2000 年版、2005 年版、2010 年版。《中国药典》2010 年版分三部，本课程的研究对象即化学药物收载于《中国药典》二部中。

五、药物的名称

药物的名称包括药物通用名、化学名（中文及英文）和商品名。

药物的通用名是采用世界卫生组织推荐使用的国际非专利药名（international non - proprietary names for pharmaceutical substance，INN），它是新药开发者在新药申请时向政府主管部门提出的正式名称，在世界范围内使用不受专利和行政保护。国家药典委员会制订并编写了《中国药品通用名称》（CADN），是我国药品名称的依据。

INN 在一些同类药物中采用相同的词干，CADN 对相应的英文词干也有相同的中文译名。

知识拓展

INN 使用的英文词干与中文译名

英文词干	中文译名	常见药物	药物类别
- azepam	- 西泮	地西泮、奥沙西泮	镇静催眠药
- azolam	- 唑仑	阿普唑仑、艾司唑仑	镇静催眠药
- caine	- 卡因	普鲁卡因、利多卡因	局部麻醉药
- vastatin	- 伐他汀	辛伐他汀、洛伐他汀	调血脂药
- dipine	- 地平	硝苯地平、尼群地平	钙通道阻滞剂
- pril	- 普利	卡托普利、依那普利	ACE 抑制剂
- sartan	- 沙坦	氯沙坦、缬沙坦	ACE Ⅱ受体拮抗剂
- olol	- 洛尔	普萘洛尔、阿替洛尔	β 受体拮抗剂
- tidine	- 替丁	西咪替丁、雷尼替丁	H_2 受体拮抗剂
sulfa -	磺胺 -	磺胺嘧啶、磺胺甲噁唑	合成抗菌药
- oxacin	- 沙星	诺氟沙星、氧氟沙星	合成抗菌药
- conazole	- 康唑	酮康唑、氟康唑	抗真菌药
- lovir	- 洛韦	阿昔洛韦、更昔洛韦	抗病毒药
cef -	头孢 -	头孢氨苄、头孢克洛	抗生素
- cillin	- 西林	氨苄西林、阿莫西林	抗生素
- mycin	- 霉素	链霉素、红霉素	抗生素
gli -	格列 -	格列本脲、格列齐特	降血糖药

药物的化学名是依据化学结构命名的。化学名可参考国际纯粹与应用化学联合会（international – union pure and applied chemistry，IUPAC）公布的有机化合物命名原则及中国化学会公布的有机化合物命名原则（化学化工词典）。美国化学文摘（CA）也是英文化学名命名的依据之一，《中国药典》是中文化学名命名的依据。

药品的商品名是制药企业为保护自己开发的产品和占领市场的权利而使用的药物名称。药品的商品名可以得到注册保护，但不能暗示药物的疗效。

六、药物的作用靶点

能够与药物分子结合并产生药理效应的生物大分子称为药物作用的生物靶点。靶点的种类主要有受体、酶、离子通道、核酸，它们存在于机体靶器官细胞膜上或细胞浆内。

知识拓展

　　现代新药设计大致可分为基于疾病发生机制的药物设计（mechanism based drug design）和基于药物作用靶点结构的药物设计（structure based drug design）。据统计，现有已知的药物作用靶点有480个，其中受体占45%，酶占28%，由于这些靶点的三维结构和功能的复杂性，使新药的合理设计受到限制。

（一）以受体作为药物的作用靶点

药物与受体结合才能产生药效。作用于受体的药物可分为激动剂和拮抗剂，如阿片受体激动剂（吗啡）、α_2受体激动剂（可乐定）、β_2受体激动剂（沙丁胺醇）、α_1受体拮抗剂（特拉唑嗪）、β受体拮抗剂（普萘洛尔）、M胆碱受体拮抗剂、N胆碱受体拮抗剂、H_1受体拮抗剂、H_2受体拮抗剂等。

（二）以酶作为药物的作用靶点

酶是人体内的一种生物催化剂，它的结构与功能的改变与许多疾病有关，因而酶成为药物作用的靶点。如抗高血压药卡托普利是血管紧张素转化酶的抑制剂。

（三）以离子通道作为药物的作用靶点

自从发现钙离子通道阻滞剂硝苯地平以来，钙离子通道作为药物作用的新靶点迅速发展起来，除此，还有钾离子通道、钠离子通道、氯离子通道也作为药物作用的靶点。

（四）以核酸作为药物的作用靶点

核酸是遗传的物质基础。肿瘤就是由于基因突变而导致的疾病，以核酸为药物的作用靶点可以寻找新的抗肿瘤药和抗病毒药。

学习小结

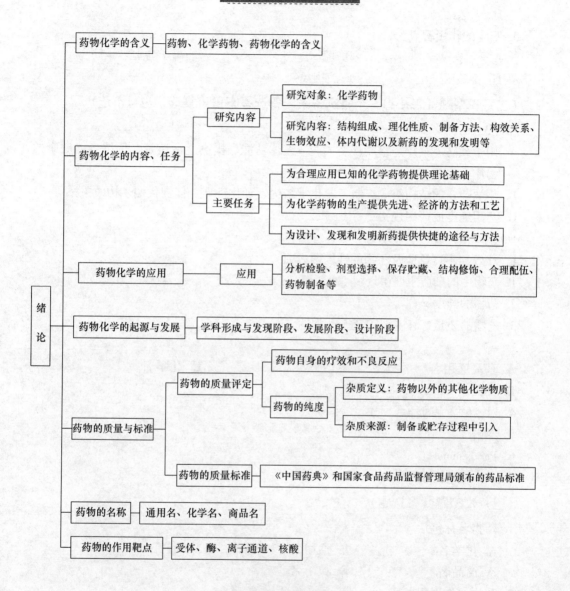

目标检测

一、选择题

（一）A 型题（单选题）

1. 药物化学的研究对象是（　　）

    A. 中药材　　　　　　B. 中成药　　　　　　C. 中药饮片

    D. 化学药物　　　　　E. 以上均不是

2. 凡具有治疗、预防、诊断疾病及调节机体生理功能、提高生活质量、保持身体

健康的物质，称为（　　）

    A. 化学药物　　　　　　B. 无机药物　　　　　　C. 合成有机药物

    D. 天然药物　　　　　　E. 药物

3. 吗啡的作用靶点为（　　）

    A. 受体　　　　　　　　B. 酶　　　　　　　　　C. 离子通道

    D. 核酸　　　　　　　　E. 细胞壁

（二）B 型题（每小组 5 个备选答案，备选答案可重复选，也可不选）

[1~3]

A. 用于预防、治疗、诊断疾病或调节人体功能、提高生活质量、保持身体健康的物质

B. 化学药物的结构组成、制备、化学结构、理化性质、体内代谢、构效关系等

C. 药用纯度或药用规格

D. 生产或贮存过程中引入

E. 疗效和不良反应及药物的纯度两方面

1. 药物中的杂质主要由（　　）

2. 药物的纯度又称（　　）

3. 药物的质量好坏主要决定于药物的（　　）

[4~7]

A. 药品通用名　　　　　　B. INN 名称　　　　　　C. 化学名

D. 商品名　　　　　　　　E. 别名

4. 对乙酰氨基酚（　　）

5. 泰诺（　　）

6. Paracetamol（　　）

7. 4'-羟基乙酰苯胺（　　）

（三）X 型题（多选题）

1. 药物名称包括（　　）

    A. 化学名　　　　　　　B. 通用名　　　　　　　C. 俗名

    D. 商品名　　　　　　　E. 拉丁名

2. 药物的作用靶点有（　　）

    A. 受体　　　　　　　　B. 离子通道　　　　　　C. 蛋白质

    D. 酶　　　　　　　　　E. 核酸

3. 药品必须符合的国家标准包括（　　）

    A. 中国药典　　　　　　B. 地方标准　　　　　　C. 省级标准

    D. 局颁标准　　　　　　E. 企业标准

4. 下列哪些是药物化学的任务（　　）

    A. 为合理利用已知的化学药物提供理论基础

    B. 研究药物的理化性质

    C. 确定药物的剂量和使用方法

D. 为生产化学药物提供先进的工艺和方法

E. 探索新药的途径和方法

二、简答题

1. 药物的质量如何评价？药物中的杂质是如何引入的？

2. 简述药物化学的研究内容和任务。

三、实例分析

案例：一名患者来药店购买"芬必得"，药店的店员取出"布洛芬缓释胶囊"递给患者，患者疑惑不解，以为店员拿错了药，急忙去问药店的药师，作为药店的药师，你该怎么回答？

（刘文娟 杨瑞虹）

第二章 | 解热镇痛药、非甾体抗炎药和抗痛风药

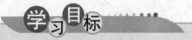

知识目标

讲出解热镇痛药和非甾体抗炎药的结构类型及典型药物阿司匹林、对乙酰氨基酚、吲哚美辛、双氯芬酸钠、布洛芬、萘普生、吡罗昔康的化学名称和理化性质；

说出解热镇痛药和非甾体抗炎药的作用机制及典型药物的结构特点、作用特点、代谢特点及用途；

知道解热镇痛药和非甾体抗炎药的发展。

能力要求

写出阿司匹林、对乙酰氨基酚、吲哚美辛、双氯芬酸钠、布洛芬、吡罗昔康的化学结构；

认识贝诺酯、安乃近、萘普生的化学结构；

学会典型药物的鉴别方法；会分析阿司匹林、对乙酰氨基酚的结构特点并推测其化学稳定性；会分析典型药物在合理用药、制剂、分析检验、贮存保管、使用等方面的应用。

解热镇痛药和非甾体抗炎药是通过抑制环氧化酶（COX），减少炎症介质前列腺素（prostaglandin，PG）的合成，起到解热、镇痛、抗炎作用。解热镇痛药（antipyretic analgesics）具有解热、镇痛作用，除苯胺类外多数还有抗炎作用。非甾体抗炎药（nonsteroidal anti-inflammatory drugs，NSAIDs）以抗炎作用为主，兼有解热、镇痛作用。它们在化学结构上与肾上腺皮质激素类抗炎药不同，无甾体药物的副作用。

第一节 解热镇痛药

解热镇痛药是既能使发热病人的体温降至正常，又能缓解中等程度疼痛的药物。解热镇痛药不影响正常人的体温，不出现耐受性和成瘾性。解热镇痛药按化学结构可分为水杨酸类、苯胺类及吡唑酮类。

一、水杨酸类

（一）概述

1838 年从柳树皮中提取得到水杨酸（Salicylic Acid）。1875 年水杨酸钠（Sodium Salicylic Acid）作为解热镇痛药应用于临床，但对胃肠道刺激性较大。1899 年水杨酸的羟基乙酰化制得的乙酰水杨酸（阿司匹林，Aspirin）应用于临床，其解热镇痛作用比

水杨酸钠强，且毒副作用较小。阿司匹林还能抑制血小板血栓素 A_2（TXA_2）的合成，具有抗血小板聚集的作用，用于心血管疾病的预防和治疗。阿司匹林由于含有游离的羧基，对胃黏膜有刺激性，甚至引起胃及十二指肠出血，因此将其成酯、成盐、成酰胺、5 位引入氟取代的苯基得到一系列水杨酸类衍生物，掩盖了羧基的酸性，减少了对胃肠道的刺激性。见表 2 - 1。

水杨酸　　　　　水杨酸钠　　　　　阿司匹林

表 2 - 1　常用的其他水杨酸类解热镇痛药

药物名称	药物结构	作用特点
双水杨酯 Salsalate		抗炎、镇痛作用类似阿司匹林，不具有抑制血小板聚集作用。胃肠道刺激较阿司匹林小
贝诺酯 Benorilate		具有协同作用，作用时间较阿司匹林和对乙酰氨基酚长。不良反应小，病人易于耐受，尤其适用于儿童和老人
赖氨匹林 Lysine Acetylsalicylate		水溶性增大，可制成注射剂，避免了经口服给药对胃肠道的刺激
二氟尼柳 Diflunisal		作用时间长，抗炎作用是阿司匹林的 4 倍，胃肠道刺激性小

知识链接

百年圣药——阿司匹林

　　水杨酸及其盐对胃肠道有很大的刺激性，且有令人厌恶的味道。德国化学家霍夫曼受其父之托，1898 年研制出一种副作用小的水杨酸衍生物——乙酰水杨酸，来治疗他父亲的风湿性关节炎。1899 年由德国拜耳公司的 Dreser 取名为 Aspirin（阿司匹林），并应用于临床，至今阿司匹林应用已有 100 多年的历史，被誉为"百年圣药"。

（二）典型药物

阿司匹林　Aspirin

化学名为 2 -（乙酰氧基）苯甲酸，又名乙酰水杨酸。

本品为白色结晶或结晶性粉末；无臭或微带醋酸臭，味微酸。本品在乙醇中易溶，在三氯甲烷或乙醚中溶解，在水或无水乙醚中微溶；在氢氧化钠溶液或碳酸钠溶液中溶解，但同时水解。熔点为 135～140℃。

本品具有游离羧基，具有弱酸性，pK$_a$ 为 3.5。所以《中国药典》2010 年版规定可以用酸碱中和滴定法测其含量。

本品含有酚酯，又有羧基的邻助作用，稳定性差，易水解。遇湿气即缓缓水解为水杨酸和醋酸；水溶液加热煮沸放冷后，遇三氯化铁试液即呈紫堇色；加碳酸钠试液煮沸，放冷，加过量的稀硫酸，即析出白色的水杨酸沉淀，并产生醋酸的臭气。

本品水解产物水杨酸易自动氧化，遇空气可逐渐变为淡黄色、红棕色至深棕色等一系列醌型有色物质，使阿司匹林成品变色，这是其贮藏变色的原因。碱、光线、高温及金属离子可促进水杨酸的自动氧化。故阿司匹林应密封、避光，在干燥处保存。

课堂互动

阿司匹林片剂长期放置，会有哪些变化？

阿司匹林的合成：以水杨酸为原料，醋酐为酰化剂，在硫酸催化下，进行乙酰化反应即得本品。

硫酸根离子不易除去，工业上采用醋酸代替硫酸作为催化剂，反应温度为 70～80℃、反应时间延长至 8h。

本品在合成过程中，由于水杨酸脱羧、乙酰化不完全、产品贮存不当、副反应和反应条件控制不当，会产生以下杂质：①苯酚，是原料水杨酸脱羧的产物；②水杨酸，是乙酰化不完全和阿司匹林水解产生的；③苯酯，如醋酸苯酯、水杨酸苯酯、乙酰水杨酸苯酯等；④水杨酰水杨酸、乙酰水杨酸酐，是由于升温太快或反应温度太高产生的，其中乙酰水杨酸酐可引起哮喘、荨麻疹等过敏反应。这些杂质会影响药品的质量和疗效，故《中国药典》2010 年版规定用 HPLC 法检查游离水杨酸的存在；用碳酸钠溶液的澄清度来检查苯酚和酯类杂质。

案例分析

案例： 阿司匹林肠溶片采用湿法制粒（用含水的淀粉浆与阿司匹林一起制粒），检验中总发现水杨酸超出限量，后来技术人员改进了工艺，在这一步生产操作中用快速低温干燥或将阿司匹林外加到颗粒中，控制了水杨酸的含量，试分析革新工艺的原因，对你有什么启发？

分析： 阿司匹林不稳定易水解，该生产工艺避免了阿司匹林的水解。

本品具有解热、镇痛、抗炎的作用，主要用于感冒发热、头痛、牙痛和月经痛等慢性钝痛，是风湿热、类风湿关节炎的常用药物，也可预防血栓形成。

知识拓展

阿司匹林为弱酸性药物，在酸性条件下不易解离，所以在胃及小肠上部易吸收。为了避免对胃的刺激性常制成肠溶片或前药，临床常用剂型有肠溶片、肠溶胶囊、栓剂、泡腾片，其中小剂量的阿司匹林肠溶片主要用于预防血栓。

二、苯胺类

（一）概述

1875 年人们发现苯胺有强的解热镇痛作用，但其毒性较大，能破坏血红素产生高铁血红蛋白，无药用价值。1886 年，将苯胺乙酰化得到乙酰苯胺（Acetanilide，退热冰），也有较强的解热镇痛作用，曾用于临床，但仍有毒性，特别是大剂量使用出现高铁血红蛋白和黄疸现象，故临床上已不用。1887 年，将对氨基苯酚的羟基醚化、氨基酰化得到对乙酰氨基苯乙醚（Phenacetin，非那西丁），具有较好的解热镇痛作用，曾广泛用于临床，与阿司匹林、咖啡因制成复方制剂 APC 片。但后来发现它对肾和视网膜产生毒性且易致癌，现已被淘汰。1893 年，将对氨基苯酚的氨基乙酰化得到对乙酰氨基酚（Paracetamol，扑热息痛），它是一个毒副作用小，疗效好的解热镇痛药。

乙酰苯胺　　　　　非那西丁　　　　　对乙酰氨基酚

（二）典型药物

对乙酰氨基酚　Paracetamol

化学名为 4′－羟基乙酰苯胺，又名扑热息痛。

本品为白色结晶或结晶性粉末；无臭，味微苦。本品在热水或乙醇中易溶，在丙酮中溶解，在水中略溶。熔点为 168～172℃。

本品含有酚羟基和酰胺结构，饱和水溶液 pH 为 6，呈酸性。

本品分子中含有酚羟基，其水溶液加三氯化铁试液显蓝紫色。

本品在空气中稳定，在 pH6 和 25℃，半衰期为 21.8 年。

本品含有酰胺结构，在潮湿的条件下易水解为醋酸和对氨基酚，酸性和碱性可促进其水解。水解产物对氨基酚毒性较大，还可进一步氧化，生成醌亚胺类化合物，颜色逐渐变成粉红色至棕色，最后成黑色。故药典规定用亚硝基铁氰化钠试液的呈色反应来检查对氨基酚。

对乙酰氨基酚在酸性条件下水解生成的对氨基苯酚，与亚硝酸钠试液作用，生成重氮盐，再与碱性 β－萘酚试液偶合生成红色的偶氮化合物。

对乙酰氨基酚的合成：以对硝基苯酚钠为原料，加盐酸酸化，得对硝基苯酚，再在盐酸溶液中加铁粉还原生成对氨基酚，用醋酸酰化，所得粗品用热水重结晶后即得本品。

知识拓展

对乙酰氨基酚的代谢特点

对乙酰氨基酚在肝脏代谢，大部分与硫酸成酯或与葡萄糖醛酸形成结合物排出体外，小部分代谢为 N－羟基对乙酰氨基酚，进一步转化成毒性大的代谢物 N－乙酰亚胺醌，正常情况下，N－乙酰亚胺醌在肝中与 N－乙酰半胱氨酸、谷胱甘肽（G－SH）结合而失去活性，经肾脏排泄。但当大剂量或超剂量服用对乙酰氨基酚时，使肝中贮存的谷胱甘肽 70% 被除去，则可使 N－乙酰亚胺醌与含巯基的肝蛋白等亲核基团反应，与肝蛋白形成共价加成物导致肝坏死和肾衰竭。可用含有巯基的化合物来解除过量服用对乙酰氨基酚产生的毒性。

本品具有解热、镇痛的作用，用于发热、关节痛、头痛、神经痛等的治疗，常作复方感冒药物的成分之一。

三、吡唑酮类

吡唑酮类有 5 - 吡唑酮和 3,5 - 吡唑烷二酮两类。5 - 吡唑酮类具有解热、镇痛、抗炎作用，一般用于缓解高热和镇痛；3,5 - 吡唑烷二酮类主要用于抗炎。在研究抗疟疾药奎宁的类似物中，偶然发现了 5 - 吡唑酮类的安替比林（Antipyrine），于 1884 年合成并应用于临床，但毒性较大。在安替比林分子中引入二甲氨基即为氨基比林（Aminophenazone），其解热镇痛作用持久且对胃无刺激性，曾广泛用于临床，后发现其毒性较大，能引起白细胞减少及粒细胞缺乏症，我国已于 1982 年淘汰。在氨基比林的 4 位氨基上的甲基结构中引入亚甲基磺酸钠，得到水溶性增大的、可制成注射剂的安乃近（Metamizole Sodium），其解热镇痛作用迅速、强大并且毒性降低，尤其对难以控制的高热有效，但能引起粒细胞减少和血小板减少性紫癜，严重时会导致再生障碍性贫血。安乃近在美国等国家已经被完全禁止使用。

安替比林　　　　　　　氨基比林　　　　　　　安乃近

第二节　非甾体抗炎药

非甾体抗炎药的研究始于 19 世纪末水杨酸钠的临床应用，迅速发展于 20 世纪 40 年代。临床主要用于治疗风湿性关节炎、类风湿性关节炎、风湿热、骨关节炎、红斑性狼疮和强直性脊椎炎等疾病。本类药物按其化学结构可分为 3,5 - 吡唑烷二酮类、邻氨基苯甲酸类、芳基烷酸类、1,2 - 苯并噻嗪类和其他类。

一、3,5 - 吡唑烷二酮类

（一）概述

1946 年瑞士科学家合成了保泰松（Phenylbutazone），其解热镇痛作用不强，但有良好的抗炎作用，被认为是治疗关节炎的重大突破。保泰松毒副作用较大，有胃肠道刺激及过敏反应，长期使用损害肾脏，对肝脏及血常规也有不良的影响。1961 年发现保泰松体内的代谢物羟布宗（Oxyphenbutazone）也具有抗炎作用，且毒性低，副作用小，而应用于临床。后来又发现了磺吡酮（Sulfinpyrazone）和 γ - 酮保泰松（γ - Ketophenylbutazone），它们的抗炎抗风湿作用比保泰松弱，但具有较强的排除尿酸作用，用于治疗痛风和风湿性关节炎。

知识拓展

　　3,5-吡唑烷二酮类药物的抗炎作用与化合物的酸性有关,3,5位的2个羰基增强了4-位氢原子的酸性。4-位氢原子用甲基取代,抗炎活性消失。

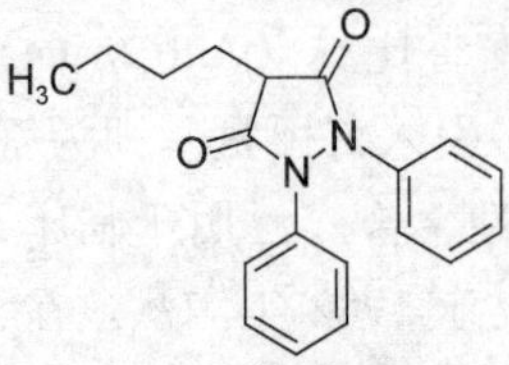

保泰松

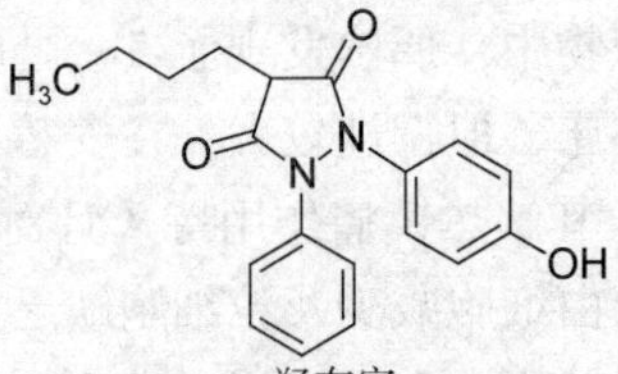

羟布宗

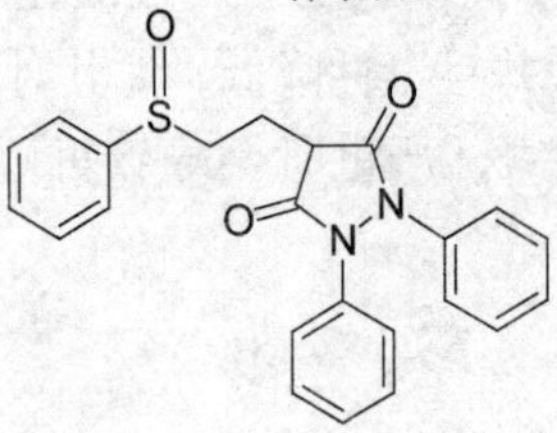

磺吡酮

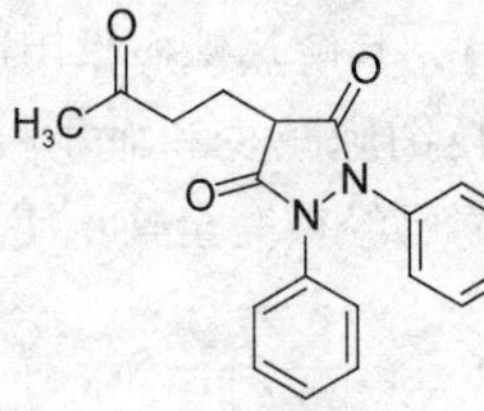

γ-酮保泰松

(二) 典型药物

羟布宗　Oxyphenbutazone

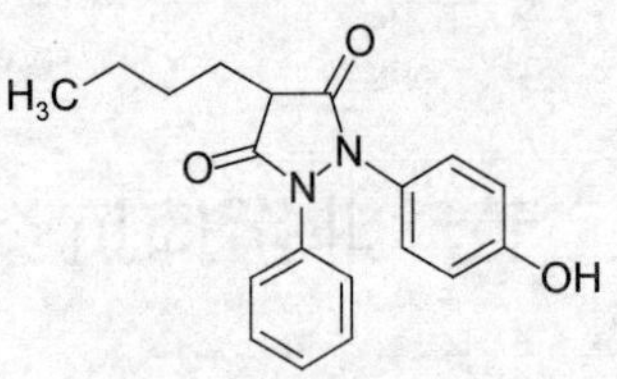

　　化学名为4-丁基-1-(4-羟基苯基)-2-苯基-3,5-吡唑烷二酮,又名羟基保泰松。

　　本品为白色结晶性粉末;无臭,味苦。本品在水中几乎不溶,在乙醇、丙酮、氢氧化钠溶液或碳酸钠溶液中易溶,在三氯甲烷、乙醚中溶解。熔点为96℃。

　　本品与冰醋酸及盐酸共热,水解生成4-羟基氢化偶氮苯,后转位重排生成2,4'-二氨基-5-联苯酚和对羟基邻苯氨基苯胺,它们均与亚硝酸钠试液作用,生成黄色重氮盐,再与碱性β-萘酚偶合生成橙红色沉淀。

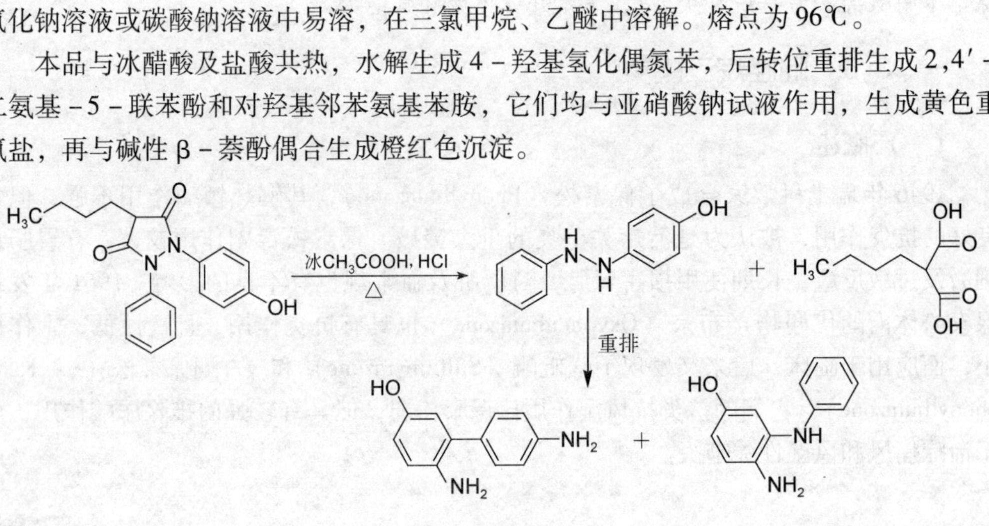

本品用于治疗痛风，风湿性、类风湿性关节炎及强直性脊柱炎。

二、邻氨基苯甲酸类

邻氨基苯甲酸类药物又称灭酸类药物。如甲芬那酸（Mefenamic Acid，甲灭酸）、氯芬那酸（Chlofenamic Acid）、氟芬那酸（Flufenamic Acid）、甲氯芬那酸（Meclofenamic Acid）等，是利用生物电子等排的原理将水杨酸的羟基被氨基取代的衍生物。这类药物具有较强的抗炎镇痛作用，临床上用于风湿性和类风湿性关节炎。

甲芬那酸　　　氯芬那酸　　　氟芬那酸　　　甲氯芬那酸

三、芳基烷酸类

芳基烷酸类药物是临床上应用广泛、发展速度最快的一类药物，根据结构特点分为芳基乙酸类和芳基丙酸类。

芳基乙酸类　　　芳基丙酸类

（一）芳基乙酸类

1. 概述

20 世纪 50 年代，人们考虑到 5 – 羟色胺（serotonin）可能是炎症的化学致痛物质，而 5 – 羟色胺是色氨酸（tryptophan）在体内的代谢产物。此外，还发现风湿患者体内的色氨酸代谢水平较高，所以人们想从类似 5 – 羟色胺的吲哚衍生物中发现抗炎药物。1961 年发现了吲哚美辛（Indometacin）具有很强的镇痛抗炎活性，临床上用于治疗风湿性和类风湿性关节炎，但其毒副作用严重，如消化系统和神经系统的反应，孕妇、哺乳期妇女、儿童禁用。

知识拓展

吲哚美辛的抗炎机制及使用特点

现已研究证实吲哚美辛的抗炎机制不是设想的对抗 5 – 羟色胺，和其他的非甾体抗炎药作用机制一样，抑制了 COX，减少了前列腺素的生物合成，是最强的 COX 抑制剂之一。毒副作用严重，一般制成乳膏、贴片、搽剂、栓剂等外用剂型；主要作为对水杨酸类有耐受性、疗效不显著的替代品，不宜作为治疗关节炎的首选药。

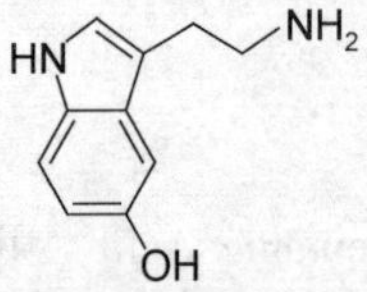

5-羟色胺 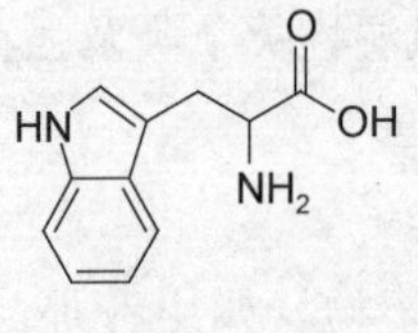　　　　　　色氨酸 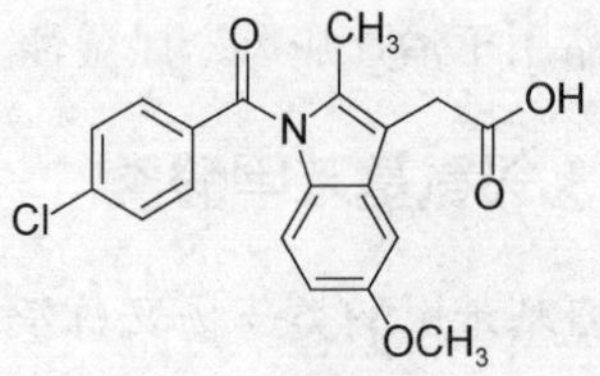　　　　　　吲哚美辛

在吲哚美辛的结构改造中，把吲哚环的杂原子 N 换成 CH 得到了茚类衍生物舒林酸（Sulindac），它是一前体药物，具抗炎、镇痛、解热作用，其抗炎效果是吲哚美辛的 1/2，镇痛作用略强。本品半衰期长，具有起效慢、作用持久、副作用小的特点，适用于各种慢性关节炎，尤其对老年人、肾血流量有潜在不足者效果更好。用叠氮基取代吲哚美辛中的氯原子得到齐多美辛（Zidometacin），抗炎作用比吲哚美辛强，且毒性较低。

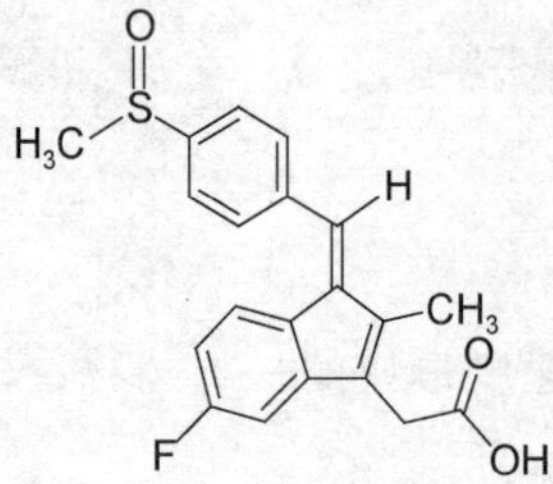

舒林酸 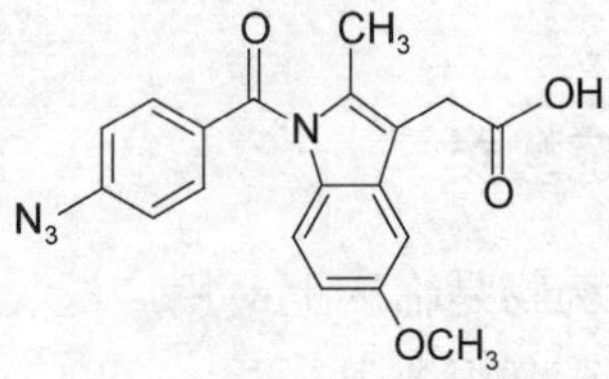　　　　　　　　齐多美辛

临床上广泛应用的芳基乙酸类非甾体抗炎药还有萘丁美酮（Nabumetone）、芬布芬（Fenbufen）等，萘丁美酮是非酸性前药，活性产物的抗炎作用是吲哚美辛的 1/3，对 COX-2 有选择性抑制，不良反应小，主要用于各种急慢性炎性关节炎，软组织风湿病，运动性软组织损伤、术后疼痛等。芬布芬是酮酸型前药，活性产物的抗炎作用强度介于吲哚美辛和阿司匹林之间，胃肠道反应小。本品用于类风湿性关节炎、风湿性关节炎等，也可用于牙痛、手术后疼痛和外伤疼痛。舒林酸、萘丁美酮和芬布芬三者在体内代谢生成活性药物而发挥作用，减少了对胃肠道的刺激性。

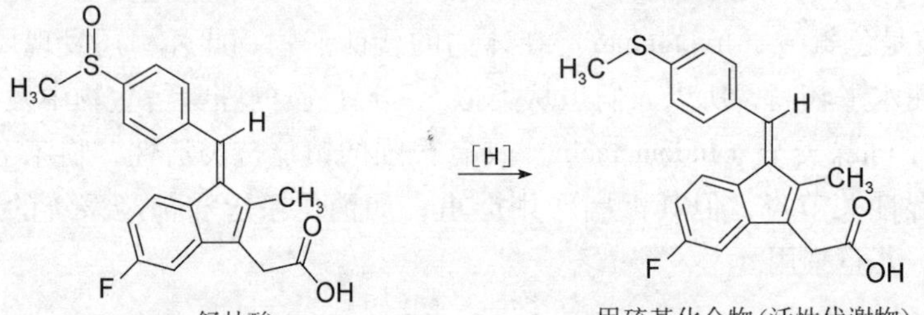

舒林酸　　　　甲硫基化合物（活性代谢物）

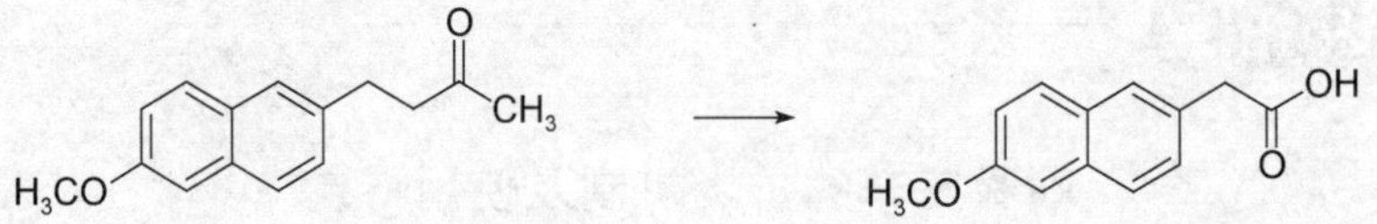

萘丁美酮　　　　6-甲氧基-2-萘乙酸（活性代谢物）

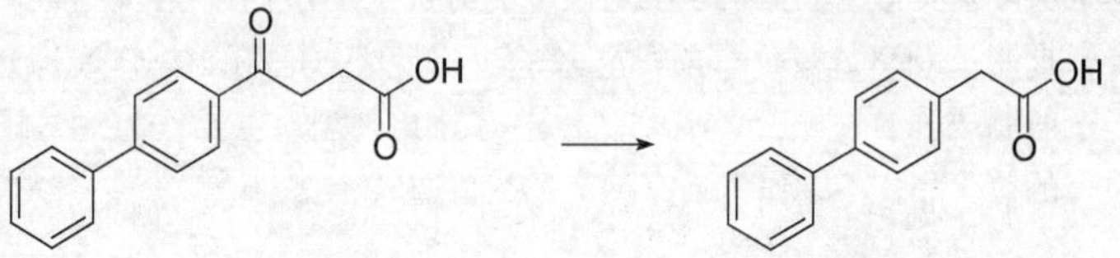

芬布芬　　　　联苯乙酸（活性代谢物）

进一步简化吲哚杂环，并克服邻氨基苯甲酸类药物中苯环直接连有一个羧基，酸性较大带来的刺激性，得到了苯乙酸类抗炎药物双氯芬酸钠（Diclofenac Sodium，双氯灭痛），它是强效消炎镇痛药，镇痛作用是吲哚美辛的 6 倍，阿司匹林的 40 倍，解热作用是吲哚美辛的 2 倍。具有药效强、不良反应少、剂量小、个体差异小的作用特点。

2. 典型药物

吲哚美辛 Indometacin

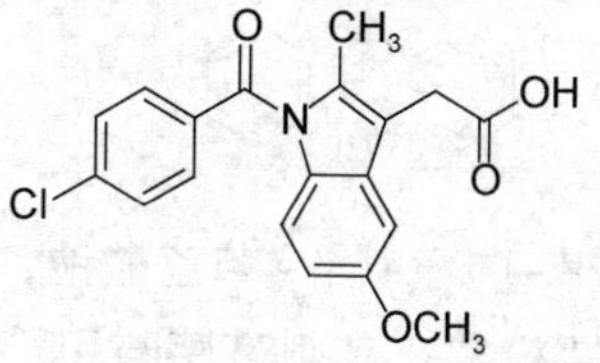

化学名为 2 - 甲基 - 1 - （4 - 氯苯甲酰基） - 5 - 甲氧基 - 1H - 吲哚 - 3 - 乙酸，又名消炎痛。

本品为类白色至微黄色结晶性粉末；几乎无臭，无味。本品在丙酮中溶解，在甲醇、乙醇、三氯甲烷或乙醚中略溶，在甲苯中极微溶解，在水中几乎不溶。熔点为 158～162℃。

本品室温下在空气中稳定，但遇光会逐渐分解。其水溶液在 pH2～8 时较稳定，强酸或强碱条件下酰胺键易水解，生成对氯苯甲酸和 5 - 甲氧基 - 2 - 甲基 - 1H - 吲哚 - 3 - 乙酸。后者及其脱羧产物 5 - 甲氧基 - 2,3 - 二甲基 - 1H - 吲哚，可进一步氧化为有色物质。

课堂互动

吲哚美辛含有哪些官能团？解释其氧化变色的原因。

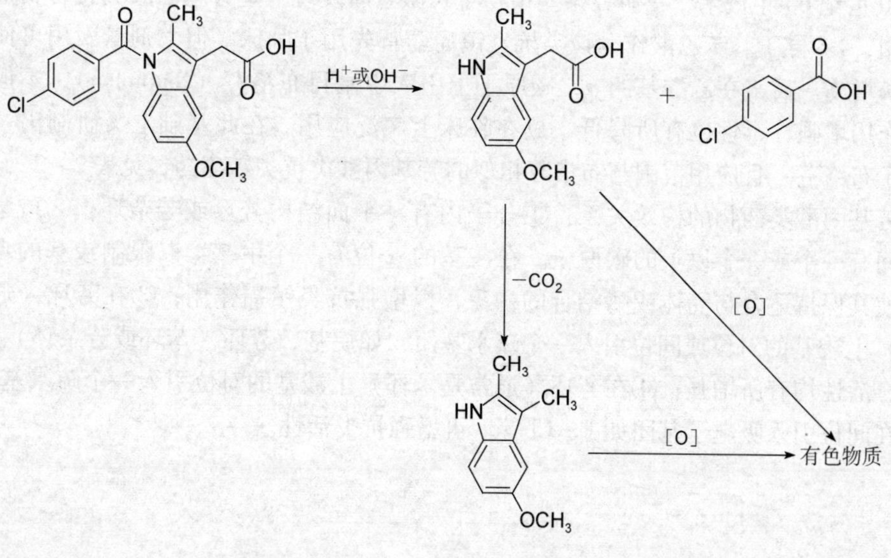

本品与稀氢氧化钠溶液和重铬酸钾溶液共热后，用硫酸酸化缓缓加热，显紫色；与亚硝酸钠溶液共热，加盐酸显绿色，放置后，渐变黄色。

本品用于急、慢性风湿性关节炎，急性痛风和炎症发热。

双氯芬酸钠　Diclofenac Sodium

化学名为2-[(2,6-二氯苯基)氨基]-苯乙酸钠，又名双氯灭痛。

本品为白色或类白色结晶性粉末；有刺鼻感与引湿性。本品在乙醇中易溶，在水中略溶，在三氯甲烷中不溶。熔点为283~285℃，其游离酸熔点为156~158℃。

本品炽灼至炭化，滤液显氯化物的鉴别反应。

本品炽灼后，显钠盐的鉴别反应。

本品用于治疗类风湿性关节炎、神经炎、红斑狼疮及癌症和手术后疼痛，以及各种原因引起的发热。

> ### 知识拓展
>
> 　　双氯芬酸钠除了能够抑制环氧化酶（COX），减少前列腺素的生物合成和血小板的生成，还能抑制脂氧合酶（LOX），减少白三烯的生成，这种双重抑制作用可避免由于单纯抑制COX而导致LOX活性突增引起的不良反应。

（二）芳基丙酸类

1. 概述

20世纪60年代末，在研究某些植物生长激素时发现一些芳基乙酸类化合物具有抗炎作用，4-异丁基苯乙酸作为该类抗炎镇痛药首先用于临床。但大剂量服用可使谷草转氨酶增高。后来在乙酸基的α-碳原子上引入甲基得布洛芬（Ibuprofen），不但抗炎镇痛作用增强，毒性也有所降低，故在临床上广泛应用。在此基础上又研制出一些疗效强于布洛芬，且应用范围与布洛芬相似的芳基丙酸类抗炎镇痛药，见表2-2。

芳基丙酸类药物的构效关系：①分子内有一平面结构芳环或芳杂环；②羧基与芳环之间有一个或一个以上的碳原子。在羧基的α位有一个甲基，以限制羧基的自由旋转，使其保持适合与受体或酶结合的构象，以增强抗炎镇痛作用；③在芳环（通常是苯环）上羧基的对位或间位引入一个疏水基团，如烷基、芳环（苯环或芳杂环）、环己基等，活性均有所增强；④在芳环（通常是苯环）上羧基的对位引入一个疏水基团后，还可在间位引入吸电子基团如F、Cl等，可增强抗炎活性。

表 2-2　常见芳基丙酸类非甾体抗炎药

药物名称	化学结构	作用强度	药物名称	化学结构	作用强度
布洛芬 Ibuprofen	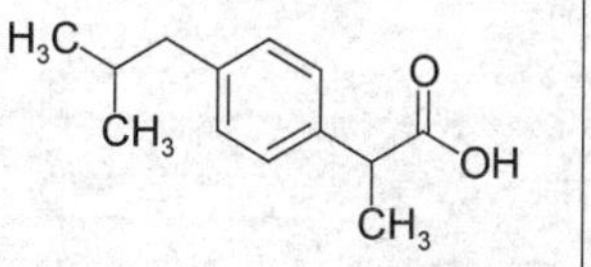	0.1	吲哚洛芬 Indoprofen	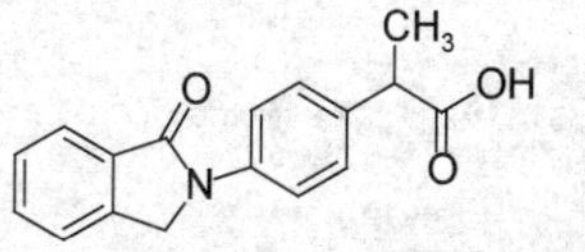	2
氟比洛芬 Flurbiprofen	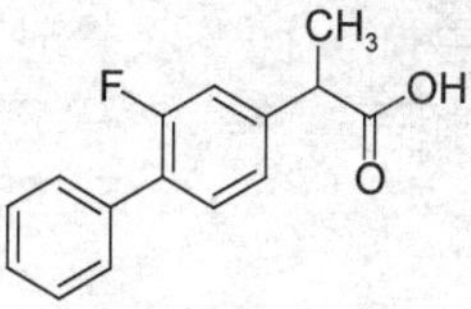	5	吡洛芬 Pirprofen	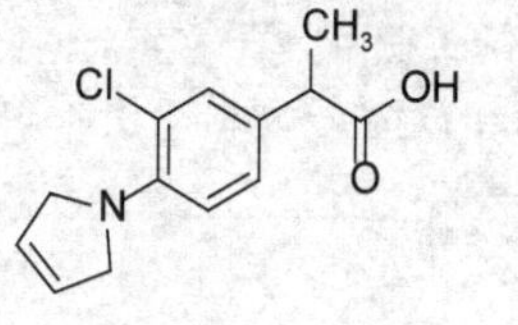	1
酮洛芬 Ketoprofen	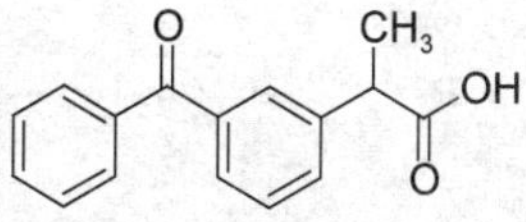	1.5	萘普生 Naproxen	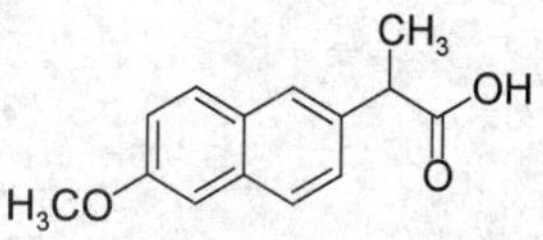	1
非诺洛芬 Fenoprofen	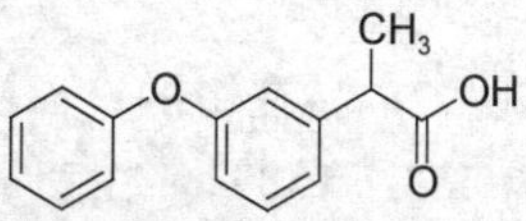	0.1	舒洛芬 Suprofen	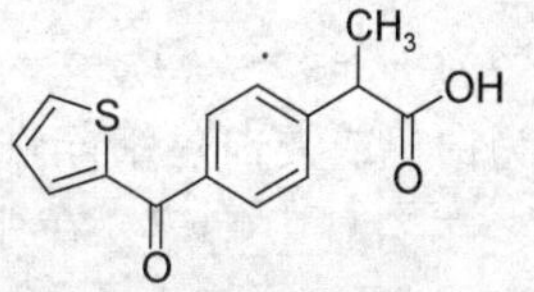	0.5

2. 典型药物

布洛芬　Ibuprofen

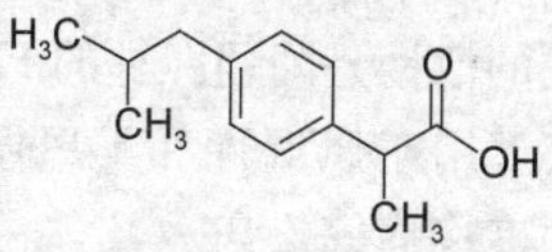

化学名为 α - 甲基 - 4 - （2 - 甲基丙基）苯乙酸，又名异丁苯丙酸。

本品为白色结晶性粉末；稍有特异臭，几乎无味。本品在乙醇、丙酮、三氯甲烷或乙醚中易溶，在水中几乎不溶；在氢氧化钠或碳酸钠试液中易溶。熔点为 74.5 ~ 77.5℃。

本品与氯化亚砜试液、乙醇反应生成酯；在碱性条件下，与盐酸羟胺作用生成异羟肟酸，再在酸性条件下加三氯化铁试液生成红色至暗紫色的异羟肟酸铁。

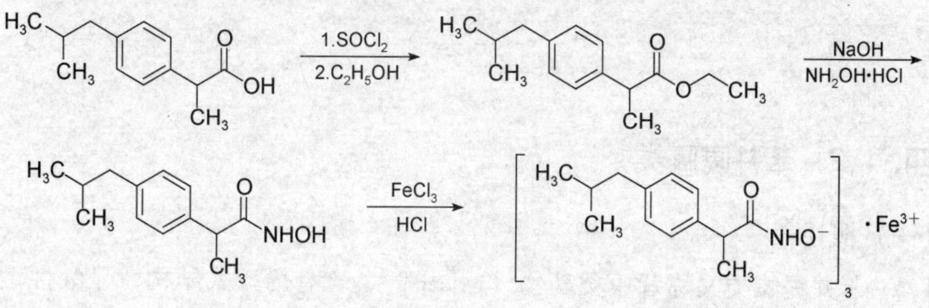

本品含游离羧基，显酸性，pK_a为 5.2，所以药典规定用酸碱中和滴定法测其含量。

本品具有抗炎、镇痛和解热作用，且均大于阿司匹林，临床上用于风湿性和类风湿性关节炎、骨关节炎、急性轻中度的疼痛及成人和儿童的发热。

知识拓展

布洛芬的代谢特点

临床上使用外消旋体，在体内药理作用主要来自 $S(+)$ 异构体，$R(-)$ 异构体在体内可转变成 $S(+)$ 对映异构体，故不必使用其纯光学异构体，这种代谢在其他芳基丙酸类药物中也有。

萘普生　Naproxen

化学名为 $(+)-(S)-\alpha-$甲基$-6-$甲氧基$-2-$萘乙酸。

本品为白色或类白色结晶性粉末；无臭或几乎无臭。本品在甲醇、乙醇或三氯甲烷中溶解，在乙醚中略溶，在水中几乎不溶。熔点为 153～158℃。在三氯甲烷溶液（10mg/ml）中比旋度为 +63.0°至 +68.5°。

本品遇光不稳定，易变色，需避光保存。

本品结构中有一手性碳原子，临床上用其 $S-$构型的右旋活性异构体。

本品含游离羧基，显酸性，所以中国药典规定用酸碱中和滴定法测其含量。

本品抑制前列腺素生物合成的活性是阿司匹林的 12 倍，布洛芬的 3～4 倍，但比吲哚美辛低，是它的 1/300。临床上用于风湿性和类风湿性关节炎、强直性脊椎炎、痛风、运动系统的慢性疾病及轻中度疼痛等疾病。

知识拓展

萘普生的结构与活性

萘普生 6 -甲氧基的位置非常重要，若将此取代基移至其他位置，则抗炎活性减弱；若以较小的亲脂性基团如 Cl、CH_3 等取代，仍保持其抗炎活性；若以较大的基团取代则活性降低。羧基被醇、醛、酮等取代抗炎活性仍保留。

四、1,2 -苯并噻嗪类

（一）概述

1,2 -苯并噻嗪类又称昔康类药物（oxicams），含有烯醇式结构，显酸性，pK_a 值在 4~6 之间。该类药物对 COX-2 的抑制作用比 COX-1 的作用强，有一定的选择性，因此消化系统的不良反应少。半衰期一般都较长，每日服药一次，首先应用于临床的代表药物是吡罗昔康（Piroxicam）。将吡罗昔康分子中的 2-吡啶用 2-噻唑代替，得到了抗炎镇痛效果强、毒性小的长效药物，如舒多昔康（Sudoxicam）等。将舒多昔康的 5 位引入甲基，得到美洛昔康（Meloxicam），选择性作用于 COX-2，几乎无胃肠道副作用。将吡罗昔康的苯环用氯代噻吩代替，与噻嗪拼环（即噻吩并噻嗪），得到氯诺昔康（Lornoxicam），除抑制 COX 外，还激活阿片神经肽系统，发挥中枢镇痛作用。

知识拓展

目前发现环氧化酶（COX）有两种同工酶即 COX-1 和 COX-2，COX-1 存在于许多正常组织，COX-2 存在炎症组织，所以非甾体抗炎药的抗炎作用是抑制了 COX-2，胃肠道和肾毒性等副作用是抑制了 COX-1。因此，为了减少副作用，寻找对 COX-2 有选择性抑制作用的新化合物成了目前研究的热点领域。

吡罗昔康

舒多昔康

美洛昔康

氯诺昔康

（二）典型药物

吡罗昔康　Piroxicam

化学名为 2-甲基-4-羟基-N-（2-吡啶基）-2H-1,2-苯并噻嗪-3-甲酰胺 1,1-二氧化物，又名炎痛喜康。

本品为类白色至微黄绿色的结晶性粉末；无臭，无味。本品在三氯甲烷中易溶，在丙酮中略溶，在乙醇或乙醚中微溶，在水中几乎不溶；在酸中溶解，在碱中略溶。熔点为 198~202℃，熔融时同时分解。

本品含有烯醇式结构，显酸性。

本品的三氯甲烷溶液加三氯化铁试液，显玫瑰红色。

本品为长效抗炎镇痛药，有一定的消肿作用，临床上用于风湿性及类风湿性关节炎。

五、其他类（选择性 COX –2 抑制剂和新结构类型非甾体抗炎药）

非甾体抗炎药大都具有胃肠道刺激的副作用，这种副作用与抗炎作用是平行的。人们认为是酸性药物对胃壁的刺激而产生的副作用，所以做成非酸性前药或用制剂的方法改变吸收部位，但只能部分地减少这些副作用。近年来发现了选择性 COX –2 抑制剂，如第一个上市的塞来昔布（Celecoxib），用于治疗类风湿性关节炎和骨关节炎引起的疼痛。帕瑞昔布（Parecoxib）是第一个注射用选择性 COX –2 抑制剂，是伐地昔布的前体药物。半衰期短，适用于手术后疼痛的短期治疗。

知识链接

选择性 COX –2 抑制剂用药风险

近年来，临床中发现选择性 COX –2 抑制剂引起患者增加严重心血管血栓事件风险。其原因是由于选择性 COX –2 抑制剂可抑制血管内皮的前列腺素生成，使血管内的前列腺素和血小板中的血栓素动态平衡失调，导致血栓素升高，促进血栓形成。药品管理部门均要求对这类药物的标签增加警示性标注。

尼美舒利（Nimesulide）是新结构类型的非甾体抗炎药，具有抗炎、镇痛、解热作用，用于慢性关节炎的疼痛、手术和急性创伤后的疼痛、急性上呼吸道炎症引起的疼痛和发烧、痛经等。

知识链接

尼美舒利事件

2010 年 11 月 26 日一则关于"2010 年儿童安全用药国际论坛"的报道称尼美舒利用于儿童退热时，对中枢神经及肝脏造成损伤的案例频频出现。一种通用名为"尼美舒利"的儿童退热药，被推上药品安全性疑虑的风口浪尖，此事件被称为"尼美舒利事件"。2011 年 5 月 15 日，国家食品药品监督管理局发布通知，修改尼美舒利说明书，禁止尼美舒利口服制剂用于 12 岁以下儿童。

塞来昔布　　　　　　　　　帕瑞昔布　　　　　　　　　尼美舒利

第三节 抗 痛 风 药

痛风是体内嘌呤代谢紊乱或尿酸排泄减少而引起的一种疾病。在临床主要表现为高尿酸血症、反复发作性关节炎、肾损害等。尿酸是腺嘌呤和鸟嘌呤经次黄嘌呤及黄嘌呤分解代谢的正常终产物，代谢见图2－1所示。如果嘌呤代谢紊乱（合成过多，分解加速或排泄障碍），尿酸以钠盐或钾盐的形式结晶沉积在关节、软组织、软骨等处引起痛风症。

知识链接

"帝王病"——痛风

痛风是一种古老的疾病，也是近年来的一种多发病，与人们生活水平的提高密切相关。历史上许多著名的将相帝王都患有痛风，故痛风又称为"帝王病"，也因此一直被视为和"酒肉"有密切关系的富贵病。

抗痛风药通过抑制尿酸的合成和促进尿酸的排泄达到治疗目的。抗痛风药按作用机制分为控制尿酸盐对关节造成炎症的药物、增加尿酸排泄的药物、减少尿酸生成的药物。

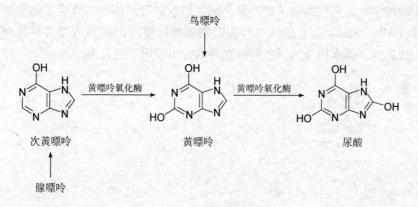

图2－1 尿酸的生物合成

一、控制尿酸盐对关节造成炎症的药物

控制尿酸盐对关节造成炎症的药物主要是减轻急性痛风发作引起的炎症反应和消除痛风发作的疼痛。抗肿瘤药秋水仙碱（Colchicine）曾作为抗痛风的首选药，本

品对急性痛风性关节炎有选择性的消炎作用，对一般性的疼痛、炎症及慢性痛风均无效。

知识拓展

秋水仙碱使用注意

秋水仙碱是最初从百合科植物秋水仙中提取出来的一种生物碱，在体内氧化为二秋水仙碱，具有毒性。秋水仙碱不影响尿酸盐的生成、溶解、排泄，没有降低血中尿酸水平的作用。胃肠道反应是秋水仙碱严重中毒的前兆，症状出现后立即停药。

二、增加尿酸排泄的药物

增加尿酸排泄的药物可抑制尿酸盐在肾小管的重吸收，增加尿酸的排泄，降低血中尿酸盐浓度，还可促进已结晶的尿酸盐溶解。如丙磺舒（Probenecid），无抗炎、镇痛作用，用于慢性痛风的治疗。苯溴马隆（Benzbromarone），促进尿酸排泄的作用比丙磺舒强，与丙磺舒有协同作用，适用于原发性高尿酸血症、痛风性关节炎间歇期及痛风结节肿等。

三、减少尿酸生成的药物

减少尿酸生成的药物抑制黄嘌呤氧化酶，使尿酸合成减少，降低了血中尿酸浓度。如别嘌醇（Allopurinol）和它的体内代谢产物氧嘌呤醇均可抑制黄嘌呤氧化酶的活性，使尿酸生成减少。临床用于痛风，痛风性肾病，也可用于白血病。

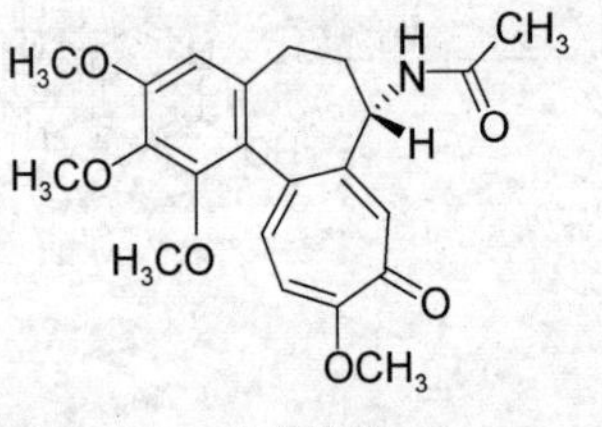

秋水仙碱

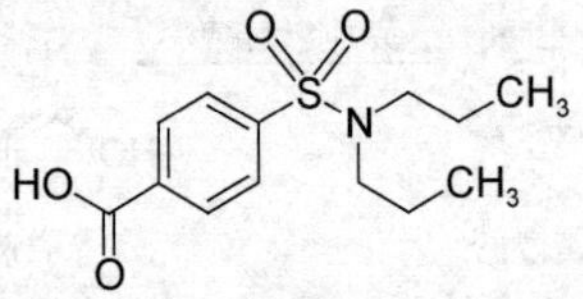

丙磺舒

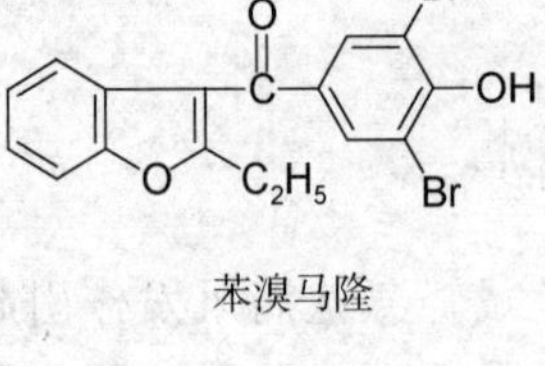

苯溴马隆

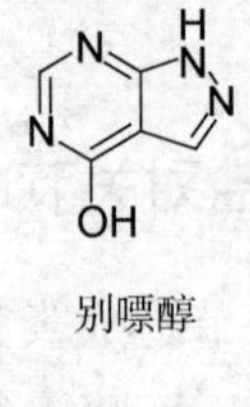

别嘌醇

学习小结

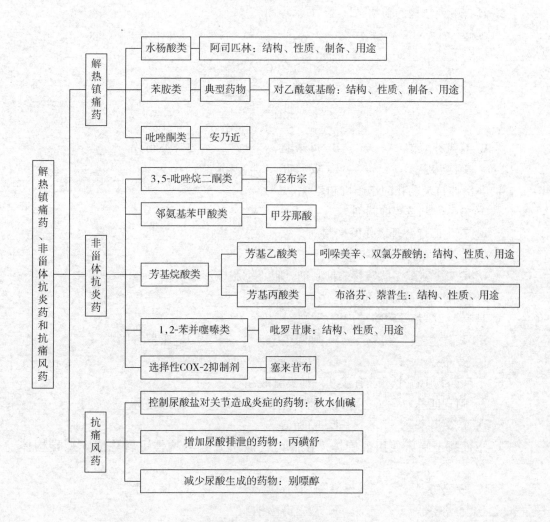

目标检测

一、选择题

（一）A 型题（单选题）

1. 下列哪个是引起阿司匹林过敏反应的杂质（　　　）

   A. 苯酚　　　　　　　　　B. 水杨酸酐　　　　　　　　C. 醋酸苯酯

   D. 乙酰水杨酸酐　　　　E. 乙酰水杨酸苯酯

2. 不符合对乙酰氨基酚的描述是（　　　）

   A. pH 6 时最稳定

   B. 暴露在潮湿条件下，颜色会逐渐变深

C. 代谢产物之一是 N – 羟基衍生物，有毒性反应，应服用 N – 乙酰半胱氨酸对抗

D. 可以抑制血小板凝聚

E. 加 $FeCl_3$ 显蓝紫色

3. 具有下列结构的药物是（　　）

A. 双氯芬酸钠 　　　　　 B. 贝诺酯 　　　　　 C. 芬布芬

D. 美洛昔康 　　　　　 E. 安乃近

4. 非甾体抗炎药物的作用机制是（　　）

A. β – 内酰胺酶抑制剂

B. 花生四烯酸环氧化酶抑制剂

C. 二氢叶酸还原酶抑制剂

D. D – 丙氨酸多肽转移酶抑制剂，阻止细胞壁形成

E. 磷酸二酯酶抑制剂

5. 具有 1,2 – 苯并噻嗪结构的药物是（　　）

A. 萘普生 　　　　　 B. 吲哚美辛 　　　　　 C. 吡罗昔康

D. 芬布芬 　　　　　 E. 酮洛芬

6. 下列药物中哪个不含有羧基，却具有酸性（　　）

A. 阿司匹林 　　　　　 B. 吡罗昔康 　　　　　 C. 布洛芬

D. 双氯芬酸 　　　　　 E. 吲哚美辛

7. 下面哪个临床使用消旋体，在体内代谢中 R 型异构体可转化成 S 型异构体（　　）

A. 安乃近 　　　　　 B. 吡罗昔康 　　　　　 C. 萘普生

D. 布洛芬 　　　　　 E. 双氯芬酸钠

8. 下列描述与吲哚美辛结构不符的是（　　）

A. 结构中含有羧基

B. 结构中含有对氯苯甲酰基

C. 结构中含有甲氧基

D. 结构中含有咪唑杂环

E. 遇强酸或强碱时易水解，水解产物可氧化生成有色物质

9. 下面哪个药物具有手性碳原子，临床上用 $S（+）$ – 异构体（　　）

A. 安乃近 　　　　　 B. 吡罗昔康 　　　　　 C. 萘普生

D. 羟布宗 　　　　　 E. 双氯芬酸钠

10. 下列哪个药物属于选择性 COX – 2 抑制剂（　　）

A. 安乃近 　　　　　 B. 塞来昔布 　　　　　 C. 吡罗昔康

D. 甲芬那酸 　　　　　 E. 双氯芬酸钠

（二）B 型题（每小组 5 个备选答案，备选答案可重复选，也可不选）

[1～3]

A. 别嘌醇　　　　　　　B. 帕瑞昔布　　　　　　C. 丙磺舒

D. 尼美舒利　　　　　　E. 安乃近

1. 与青霉素同时使用，可增加青霉素血药浓度，延长其作用时间（　　）

2. 选择性 COX－2 抑制剂（　　）

3. 是黄嘌呤氧化酶抑制剂（　　）

[4～7]

A. 贝诺酯　　　　　　　B. 洛伐他汀　　　　　　C. 舒林酸

D. 萘丁美酮　　　　　　E. 布洛芬

4. 是吲哚美辛生物电子等排体的衍生物，是前药（　　）

5. 是阿司匹林和对乙酰氨基酚的前药（　　）

6. 是非酸性的前体药物（　　）

7. 内酯环水解，生成羟基酸，是体内产生作用的形式（　　）

（三）X 型题（多选题）

1. 下列哪些是前药（　　）

　　A. 萘丁美酮　　　　　B. 酮洛芬　　　　　　C. 芬布芬

　　D. 舒林酸　　　　　　E. 双氯芬酸

2. 哪些药物对 COX－2 选择性强（　　）

　　A. 吡罗昔康　　　　　B. 美洛昔康　　　　　C. 萘普生

　　D. 塞来昔布　　　　　E. 布洛芬

3. 下列化学结构类型中哪些是非甾体抗炎药（　　）

　　A. 吡唑酮类　　　　　B. 芳基烷酸类　　　　C. 喹诺酮类

　　D. 3,5－吡唑烷二酮类　E. 1,2－苯并噻嗪类

4. 阿司匹林的性质与下列叙述中哪些相符（　　）

　　A. 在氢氧化钠或碳酸钠溶液中溶解，且同时分解

　　B. 水溶液加热后与三氯化铁反应，显紫堇色

　　C. 在干燥状态下稳定，遇湿可缓慢分解

　　D. 为解热镇痛药，不具有抗炎作用

　　E. 作用机制为花生四烯酸环氧酶的不可逆抑制剂

5. 下列哪些药物是抗痛风药（　　）

　　A. 贝诺酯　　　　　　B. 丙磺舒　　　　　　C. 乙胺丁醇

　　D. 别嘌醇　　　　　　E. 氢氯噻嗪

二、简答题

1. 阿司匹林中的游离水杨酸杂质是怎样引入的？水杨酸限量检查的原理是什么？

2. 阿司匹林在保存时颜色加深的主要原因是什么？

三、实例分析

一位 60 岁女性患者，误服过量对乙酰氨基酚，引起肝毒性，作为药师的你，试分析其原因？应使用哪种药物解毒？

（刘文娟）

第三章 | 中枢神经系统药物

学习目标

知识目标

讲出镇静催眠药、抗癫痫药、抗精神病药、中枢兴奋药、镇痛药的结构类型及典型药物苯巴比妥、地西泮、艾司唑仑、苯妥英钠、丙戊酸钠、盐酸氯丙嗪、氟哌啶醇、盐酸氟西汀、盐酸吗啡、盐酸哌替啶、咖啡因、吡拉西坦、盐酸甲氯芬酯、氟烷、盐酸氯胺酮的化学名称、理化性质及临床用途；

说出巴比妥类、苯二氮䓬类药物的构效关系；抗精神病药和镇痛药的作用机制；全身麻醉药物的概念、分类；

知道镇静催眠药、精神药物与麻醉药品的概念；镇静催眠药、抗癫痫药、抗精神病药、中枢兴奋药、镇痛药、全身麻醉药的发展。

能力要求

写出苯巴比妥、地西泮、艾司唑仑、苯妥英钠、丙戊酸钠、盐酸氯丙嗪、氟哌啶醇、盐酸氟西汀、盐酸吗啡、盐酸哌替啶、咖啡因、尼可刹米、吡拉西坦、盐酸氯胺酮、氟烷的化学结构；

认识奥沙西泮、丙戊酸钠、盐酸阿米替林、酒石酸唑吡坦、卡马西平、盐酸阿米替林、喷他佐辛、盐酸美沙酮、枸橼酸芬太尼的化学结构；

学会典型药物的鉴别方法；会分析苯巴比妥、地西泮、苯妥英钠、盐酸氯丙嗪、盐酸吗啡、盐酸哌替啶、咖啡因、氟烷、盐酸氯胺酮的结构特点，推测它们化学稳定性；会分析典型药物在合理用药、制剂、分析检验、贮存保管、使用等方面的应用。

中枢神经系统药物（central nervous system drugs）是作用于中枢神经系统，对中枢神经活动起到抑制或兴奋的作用，用于治疗相关疾病的药物。按治疗的疾病或药物作用分类，主要有镇静催眠药、抗癫痫药、抗精神病药、镇痛药、中枢兴奋药和全身麻醉药。

第一节　镇静催眠药

镇静药（sedatives）是能缓和激动，消除躁动，恢复安静情绪的药物；催眠药（hypnotics）是引起类似正常睡眠的药物，两者并无本质区别，常因剂量不同而产生不同效果：小剂量时镇静，中等剂量时催眠，大剂量时则产生麻醉、抗惊厥作用，因此统称为镇静催眠药。本类药物也用于癫痫、焦虑等疾病的治疗。镇静催眠药按照化学结构可分为巴比妥类、苯二氮䓬类及其他类。

知识链接

中枢神经系统药物一次使用量过大可引起急性中毒，部分药物长期滥用可引起耐受性、依赖性和成瘾性，突然停药或减量可引起戒断综合征。因此部分中枢神经系统药物按照《麻醉药品和精神药品管理条例》进行生产使用的管理。

麻醉药品和精神药品，是指列入麻醉药品目录、精神药品目录的药品和其他物质。精神药品分为第一类精神药品和第二类精神药品。目录由国务院药品监督管理部门会同国务院公安部门、国务院卫生主管部门制定、调整并公布。

一、巴比妥类

（一）概述

1. 基本结构及衍生物

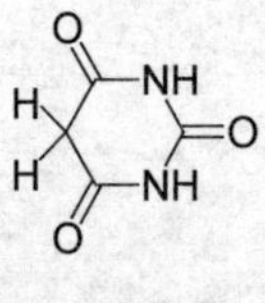

巴比妥酸 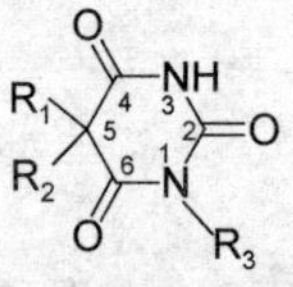　　　　　巴比妥类药物基本结构

巴比妥类药物是巴比妥酸（丙二酰脲）的衍生物，巴比妥酸本身并无治疗作用，只有 5 位亚甲基上的两个氢原子被烃基取代后，得到 5,5 - 双取代衍生物才呈现活性。

根据取代基不同，其作用有强弱、快慢、长短之分。按其作用时间的不同，可分为长时效、中时效、短时效和超短时效四种类型。常用巴比妥类镇静催眠药见表 3 - 1。

表 3 - 1　常用巴比妥类镇静催眠药

类　型	药物名称及化学结构		作用特点
长时效	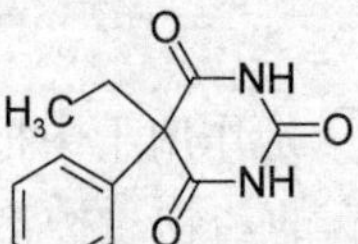 　苯巴比妥　Phenobarbital	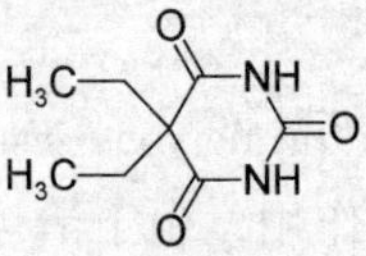 　巴比妥　Barbital	其中枢性抑制作用随剂量而异。具有镇静、催眠、抗惊厥作用
中时效	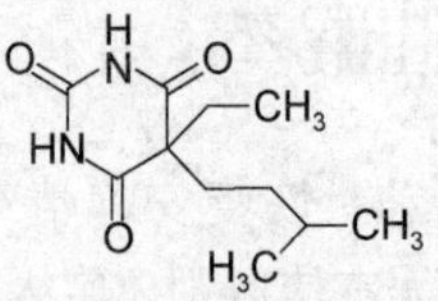 　异戊巴比妥　Amobarbital	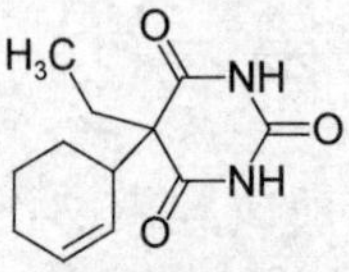 　环己烯巴比妥　Cyclobarbital	作用与苯巴比妥相似，但作用时间持续较短

续表

类 型	药物名称及化学结构		作用特点
短时效	司可巴比妥 Secobarbital	戊巴比妥 Pentobarbital	催眠作用与异戊巴比妥相同，作用出现快，持续时间短
超短时效	硫喷妥钠 Thiopentalsodium	海索比妥 Hexobarbital	用于静脉麻醉

2. 理化性质

巴比妥类药物一般为白色结晶或结晶性粉末；熔点一般在 96～205℃ 范围内，加热多能升华；在水中微溶或极微溶解，在乙醇、三氯甲烷等有机溶剂中易溶。含硫巴比妥类药物，具有类似蒜的特臭味。

（1）弱酸性　巴比妥类药物结构存在互变异构现象，即丙二酰脲的内酰胺（酮式）和内酰亚胺醇（烯醇式）为互变异构，故而显弱酸性。可与碳酸钠及氢氧化钠形成可溶性的盐类，钠盐可供配制注射液使用。

巴比妥类药物酸性比碳酸酸性弱（$pK_a = 6.37$），其钠盐水溶液不稳定，易吸收空气中二氧化碳而析出不溶于水的游离药物，使水溶液析出沉淀，因此药物钠盐水溶液在配制或贮存时应避免与二氧化碳接触。其次钠盐使用中忌与酸性药物配伍使用。

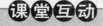
课堂互动

在对巴比妥类药物中毒病人的抢救中，注射乳酸钠碱化血液及尿液，有何意义？

（2）水解性　巴比妥类药物中的酰脲结构使其具有水解性，水解程度及产物与水解条件有关，随温度和 pH 值的升高，水解速度加快。其钠盐水溶液显碱性，室温放置即可水解，钠盐在吸湿的情况下也能水解成无效的物质。因此巴比妥类药物钠盐注射剂须制成粉针剂，临用时配制。

(3)银盐反应 在碳酸钠溶液中与硝酸银试液作用,首先生成可溶性的一银盐,加入过量的硝酸银试液,可生成白色不溶性的二银盐沉淀。该沉淀溶于氨试液,可供鉴别及含量测定。

(4)与铜吡啶试液作用 巴比妥类药物含有—CONHCONHCO—结构,可与吡啶－硫酸铜试液作用显紫色或生成蓝紫色沉淀,含硫巴比妥显绿色。故常用此法对巴比妥类药物进行鉴别及含硫巴比妥与不含硫巴比妥的区别。亦可用于药物含量测定。

(5)紫外吸收特性 巴比妥类药物在碱性条件下电离生成具有共轭体系的结构,产生明显的紫外吸收。在 pH=10 的溶液中,在 240nm 处有最大吸收峰;在 pH>13 的强碱性溶液中,5,5－双取代巴比妥类药物在 255nm 处有最大吸收峰,1,5,5－位取代巴比妥类药物多在 240nm 处有最大吸收峰,硫代巴比妥在 305nm 有最大吸收峰,此性质可用于药物鉴别及含量测定。

3. 构效关系与体内代谢

巴比妥类药物属于结构非特异性的药物,其镇静催眠作用的强弱和快慢取决于药物的解离常数和脂水分配系数,作用时间与在体内代谢难易有关。

(1)解离常数对药效的影响 药物一般以分子形式透过细胞膜,以离子形式发挥作用,这就要求药物要有一定的解离度。巴比妥类药物在生理 pH7.4 时,因结构中5,5位或5,5,1位引入不同的取代基,从而使药物具有不同解离度,透过细胞膜和通过血脑屏障、进入脑内的药物量也有差异,因此表现在镇静催眠作用的强弱和作用的快慢也就不同。从表3－2数据可以看出巴比妥酸与5－苯基巴比妥酸在生理条件下,99%以上为离子态,不能透过细胞膜和血脑屏障到达作用部位,故无镇静作用;而5,5－双取代衍生物的酸性比巴比妥酸小得多,在生理 pH 条件下不易解离,以分子形式通过细胞膜及血脑屏障,进入中枢神经系统发挥作用。

表3-2 几种巴比妥酸衍生物在生理 pH 时的解离状况

药物名称	巴比妥酸	5-苯基巴比妥酸	苯巴比妥	异戊巴比妥	戊巴比妥	海索比妥
pK_a	4.12	3.75	7.40	7.90	8.00	8.40
未解离%	0.05	0.02	50.00	75.97	79.92	90.91

（2）脂/水分配系数对药效的影响 药物要能在体液中转运，又能通过细胞膜和血脑屏障，需要具有一定的水溶性和脂溶性，常用脂/水分配系数表示。

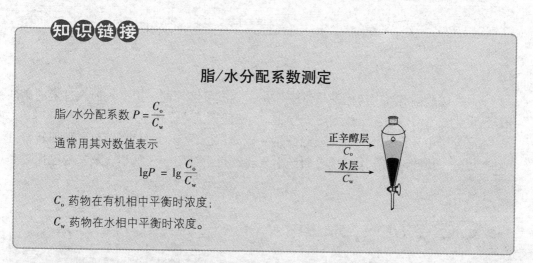

知识链接

脂/水分配系数测定

脂/水分配系数 $P = \dfrac{C_o}{C_w}$

通常用其对数值表示

$$\lg P = \lg \dfrac{C_o}{C_w}$$

C_o 药物在有机相中平衡时浓度；

C_w 药物在水相中平衡时浓度。

正辛醇层 C_o

水层 C_w

巴比妥类药物 5 位碳上的两个取代基碳原子总数在 4~8 之间，脂水分配系数较合适，具有良好的镇静催眠作用；大于 8 时作用产生过强，会出现惊厥作用；2 位碳上氧原子以硫原子代替，如硫喷妥钠，则增大脂溶性，起效快，作用时间短；巴比妥类药物氮原子上引入甲基，如海索比妥可降低酸性和增加脂溶性，起效快，作用时间短。

（3）药物在体内代谢难易对药物作用时间的影响 巴比妥类药物 5 位碳上取代基的氧化反应是代谢的主要途径。当 5 位碳上取代基为饱和直链烷烃或芳烃时，不易氧化代谢，则作用时间长，如苯巴比妥为长效巴比妥；当 5 位碳上取代基为支链烷烃或不饱和烃基时，易氧化，则作用时间短，如司可巴比妥、海索比妥均为短效巴比妥。

（二）典型药物

苯巴比妥 Phenobarbital

化学名为 5-乙基-5-苯基-2,4,6(1H,3H,5H)-嘧啶三酮，又名鲁米那。

本品为白色有光泽的结晶性粉末；无臭，味微苦。本品在乙醇或乙醚中溶解，在三氯甲烷中略溶，在水中极微溶解。熔点为 174.5~178℃。

本品的酰亚胺基可互变异构成烯醇式结构，显弱酸性，pK_a 为 7.40，在氢氧化钠或碳酸钠溶液中溶解，可得到苯巴比妥钠，其钠盐水溶液 pH 值为 8.5～10，与酸性药物接触或吸收空气中的二氧化碳，可析出苯巴比妥沉淀。

本品固体在干燥空气中较稳定，钠盐水溶液放置易水解，生成 2‑苯基丁酰脲而失去活性。为避免水解失效，苯巴比妥钠注射剂不能预先配制，宜制成粉针剂临用前配制。

本品在碳酸钠溶液中与硝酸银试液作用，生成可溶性的一银盐，加入过量的硝酸银试液可生成不溶性的二银盐沉淀。与吡啶‑硫酸铜试液作用显紫红色。

本品分子中具有苯环，可与亚硝酸钠‑硫酸试液作用，即显橙黄色，随即转橙红色。与甲醛‑硫酸试液作用，接界面产生玫瑰红色。可用于区别不含苯基的巴比妥类药物。

课堂互动

苯巴比妥钠水溶液在放置过程中会变浑浊及制备成粉针剂的原因是什么？苯巴比妥钠注射液可否与酸性药物配伍使用？

本品具有镇静催眠和抗惊厥作用，主要副作用为用药后有头晕和困倦等后遗效应，久用可产生耐受性和依赖性，大剂量使用和静脉注射速度过快可出现急性中毒以及呼吸抑制等。目前临床上用于治疗癫痫大发作。

二、苯二氮䓬类

苯二氮䓬类药物为 20 世纪 60 年代发展起来的一类镇静催眠药，最早应用于临床的是氯氮䓬（Chlordiazepoxide），对氯氮䓬的结构改造中，发现二氮䓬环上氮氧化和脒基的结构不是活性的必要部分，经简化得到同类活性较强的药物地西泮（Diazepam）。在对地西泮的体内代谢研究及结构改造中，合成出许多用于临床的同型化合物。

氯氮䓬　　　　地西泮　　　　苯二氮䓬基本结构

（一）构效关系

在苯二氮䓬类药物的构效关系研究表明，苯二氮䓬分子中七元亚胺内酰胺环为活性必需结构。

在3位引入羟基，具有较好的镇静催眠活性，且毒副作用变小；如在对地西泮的代谢研究中，发现的新药奥沙西泮（Oxazepam）和替马西泮（Temazepam），其活性稍弱于地西泮，但副作用较地西泮小得多。

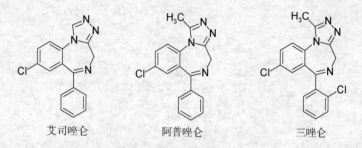

在7位上引入吸电子基团，活性增强，一般次序为—NO$_2$>—Br>—CF$_3$>—Cl，如硝西泮（Nitrazepam）、氯硝西泮（Clonazepam）等。5位取代基是产生药效的重要基团之一，无苯环取代的化合物没有镇静催眠活性；5位苯环2′位引入小体积的吸电子基团（—F、—Cl）可使活性增强，如氟西泮（Flurazepam）活性强于地西泮。

1,2位并入三唑环不仅增加了苯二氮䓬药物的化学稳定性，还增加了药物与受体的亲和力，从而增加了药物的生理活性。如艾司唑仑（Estazolam）、阿普唑仑（Alprazolam）、三唑仑（Triazolam）。

4,5位双键是产生活性的重要基团，双键饱和时活性降低。4,5位并入四氢噁唑环，可减少4,5位开环代谢，增加药物的稳定性，如奥沙唑仑（Oxazolam）、卤沙唑仑（Haloxazolam）和美沙唑仑（Mexazolam）等。这些药物是前药，在体外无效，在体内代谢重新得到4,5位双键而产生药效。

奥沙唑仑　　　　　　卤沙唑仑　　　　　　美沙唑仑

（二）典型药物

地西泮　Diazepam

化学名为 1 - 甲基 - 5 - 苯基 - 7 - 氯 - 1,3 - 二氢 - 2H - 1,4 - 苯并二氮杂䓬 - 2 - 酮，又名安定。

本品为白色或类白色的结晶性粉末；无臭，味微苦。本品在三氯甲烷或丙酮中易溶，在乙醇中溶解，在水中几乎不溶。熔点为 130～134℃。

本品分子中具有内酰胺及亚胺的结构，在酸或碱性溶液中，受热易水解，生成 2 - 甲氨基 - 5 - 氯 - 二苯甲酮和甘氨酸。口服本品后，在胃酸作用下，发生 4,5 位开环，当开环的衍生物进入碱性的肠道后，又闭环成原药，故口服不影响药物的生物利用度。

本品溶于硫酸，在紫外光灯（365nm）下检视，显黄绿色荧光。

本品溶于稀盐酸，加碘化铋钾试液，即产生橙红色沉淀，放置颜色加深。

本品主要在肝脏代谢，代谢途径为 N - 1 位去甲基化，C - 3 位羟基化，代谢产物为仍具活性的替马西泮、奥沙西泮，最终与葡萄糖醛酸结合排出体外，根据代谢过程开发出新药替马西泮、奥沙西泮，其活性较弱，但副作用小，适宜老年人及肾功能不良的患者。

本品具有抗焦虑、镇静、催眠、抗癫痫等作用。临床用于治疗焦虑症、失眠及各种神经官能症。

奥沙西泮　Oxazepam

化学名为 5 - 苯基 - 3 - 羟基 - 7 - 氯 - 1,3 - 二氢 - 2H - 1,4 - 苯并二氮杂䓬 - 2 - 酮，又名去甲羟安定、舒宁。

本品为白色或类白色结晶性粉末；几乎无臭。本品在乙醇、三氯甲烷或丙酮中微溶，在乙醚中极微溶解，在水中几乎不溶。熔点为 198～202℃，熔融时同时分解。

本品 3 位具有手性碳原子，右旋体活性强于左旋体，目前临床应用其外消旋体。

本品在酸或碱中加热水解，生成 2 - 苯甲酰基 - 4 - 氯苯胺、乙醛酸和氨，前者可发生重氮化 - 偶合反应，产生橙红色沉淀，放置后颜色渐变暗。

本品的药理作用与地西泮相似但较弱，副作用较少。用于治疗焦虑症以及失眠和癫痫的辅助治疗。

艾司唑仑 Estazolam

化学名为 6 - 苯基 - 8 - 氯 - 4H - [1,2,4] - 三氮唑 [4,3 - a] [1,4] 苯并二氮杂草，又名舒乐安定。

本品为白色或类白色结晶性粉末；无臭，味微苦。本品在三氯甲烷或醋酐中易溶，在甲醇中溶解，在乙酸乙酯或乙醇中略溶，在水中几乎不溶。熔点为 229 ～ 232℃。

本品具有亚胺结构，在酸性、室温条件下，5,6 位可发生水解开环，碱性条件下则可逆性环合，对其生物利用度无影响。

本品在稀盐酸溶液中加热煮沸，放冷后能发生重氮化 - 偶合反应。

本品加稀硫酸，在紫外光灯（365nm）下检视，显天蓝色荧光。

本品作用强，用量小，毒副作用小，治疗安全范围大。用于失眠、紧张、焦虑及癫痫大、小发作和术前镇静等。

三、其他类

苯二氮草类药物与苯二氮草类受体结合没有选择性，因此它们具有耐药性、停药后反跳现象、精神运动损害及残余效应等不良反应，20 世纪 90 年代人们研制出特异性好和安全性更高的新一代非苯二氮草类结构杂环类镇静催眠药物。如含咪唑并吡啶结构的唑吡坦（Zolpidem）、吡咯烷酮类佐匹克隆（Zopiclone）及扎来普隆（Zaleplon）等。

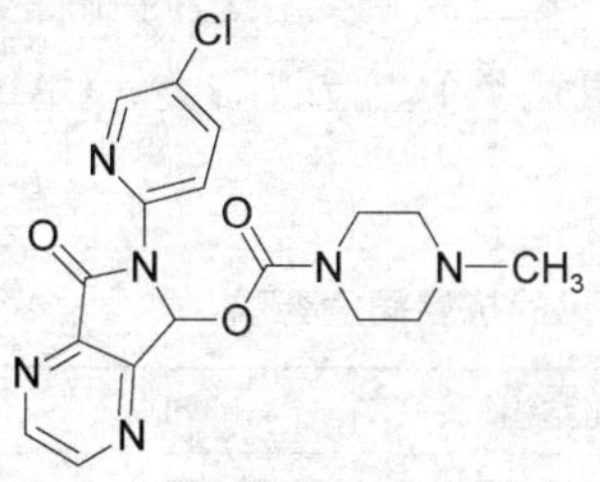

佐匹克隆 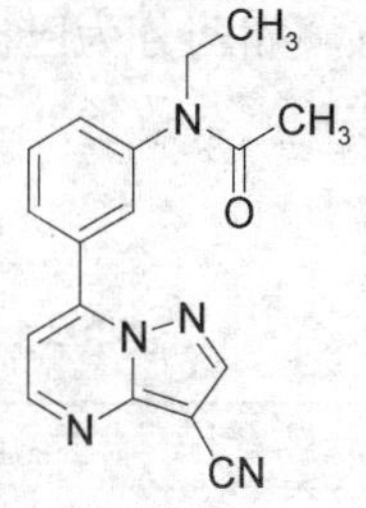　　　　　　　　　　　扎来普隆

酒石酸唑吡坦　Zolpidem Tartrate

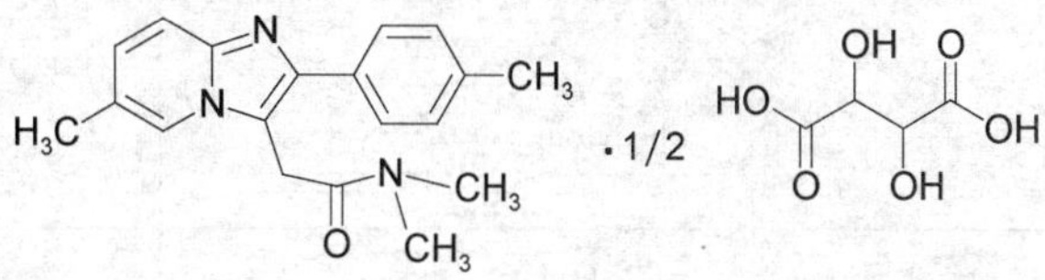

化学名为 N，N，6－三甲基－2－(4－甲基苯基)咪唑［1,2－a］并吡啶－3－乙酰胺半酒石酸盐。

本品为白色结晶，在水中溶解。熔点为 193～197℃。饱和水溶液的 pH 值为 4.2。脂水分配系数（lg$P$）（正辛醇/水）为 2.43。

本品的固体对光和热均稳定，水溶液在 pH1.5～7.4 稳定。

本品口服吸收快，在肝脏进行首过代谢，主要发生氧化反应，半衰期为 2h。

本品可选择性的激动苯二氮䓬类 ω_1 受体，与 ω_2、ω_3 受体的亚型亲和力较差，具有较强的镇静、催眠作用，抗焦虑、肌肉松弛和抗惊厥作用较弱。本品使用剂量小，作用时间短，很少产生耐受性和成瘾性，临床上用于各种失眠症的治疗。

第二节　抗癫痫药

癫痫是由大脑局部神经元过度兴奋，产生阵发性地放电，所导致的慢性、反复性和突发性的大脑功能失调。表现为不同程度的运动、感觉、意识、行为和自主神经障碍等症状。按发作时的表现又分为部分性发作和全身性发作，每一类又有不同类型，临床上又分大发作、小发作、精神运动性发作、癫痫持续状态。

知识链接

癫痫病俗称"羊痫风"，病人发病时会突然昏倒，四肢抽搐，口吐白沫，双目上视，发出如似猪羊叫的声音，所以得名。每年 2 月 14 日的情人节也是国际癫痫病日。

一、概述

抗癫痫药（antiepileptics）可抑制大脑神经的兴奋性，用于预防和控制癫痫的发作。按结构类型，抗癫痫药分为巴比妥类、苯二氮䓬类、乙内酰脲类、氢化嘧啶二酮、丁二酰亚胺类、二苯并氮杂䓬类（又称亚氨芪类）、脂肪酸类、GABA 类似物类及其他类（表3－3）。

表3－3　几类常见的抗癫痫病药物

类　别	药物名称及药物结构	作用特点及用途
乙内酰脲类	苯妥英 Phenytoin	癫痫大发作的首选药
氢化嘧啶二酮	扑米酮 Primidone	作为部分发作及继发性全面发作的治疗
丁二酰亚胺类	乙琥胺 Ethosuximide	癫痫小发作的首选药物
噁唑酮类	三甲双酮 Trimethadione	用于失神性小发作，副作用大，已少用
二苯并氮杂䓬类	卡马西平 Carbamazepine	主要用于其他药物难以控制的大发作、复杂的部分性发作或其他全身性发作
脂肪酸类	丙戊酸钠 Sodium Valproate	为广谱抗癫痫药，用于对其他抗癫痫药无效的各型癫痫

续表

类　别	药物名称及药物结构	作用特点及用途
GABA 类似物类	氨己烯酸 Vigabatrin	为 GABA 氨基转移酶抑制剂，耐受性好，用于治疗顽固性部分癫痫发作，是治疗严重癫痫患儿有效安全的抗癫痫药
	加巴喷丁 Gabapentin	具有较高的脂溶性，能透过血脑屏障，用于全身强直阵发性癫痫及癫痫小发作
其他类	托吡酯 Topiramate	属吡喃果糖衍生物，为 GABA 再摄取抑制剂，对抗癫痫药难以控制的、经常发作的部分癫痫特别有效

　　巴比妥类药物和苯二氮草类药物中的苯巴比妥和地西泮、氯硝西泮、硝西泮等药物在临床也广泛用于癫痫病的治疗。

二、典型药物

苯妥英钠　Phenytoin Sodium

　　化学名为 5,5 - 二苯基乙内酰脲钠盐，又名大伦丁钠。

　　本品为白色粉末；无臭，味苦；微有引湿性。本品在水中易溶，在乙醇中溶解，在三氯甲烷或乙醚中几乎不溶。

　　本品为强碱弱酸盐，水溶液呈碱性，在空气中渐渐吸收二氧化碳，析出苯妥英，使溶液浑浊。故本品及水溶液都应密闭保存或新鲜配制。本品注射剂为苯妥英钠 10 份与无水碳酸钠 4 份混合的灭菌粉末。

　　本品分子中具有乙内酰脲结构，在碱性溶液中受热易水解，可生成二苯基脲基乙酸，最后生成二苯基氨基乙酸，并释放出氨。故将其制成粉针剂，临用新鲜配制。

本品水溶液加二氯化汞试液，可生成白色沉淀，在氨试液中不溶。巴比妥类药物汞盐反应，所得沉淀溶于氨试液中，可用于区别两者。

课堂互动

为什么苯妥英钠注射剂需制备成粉针剂且要加入 4 份碳酸钠粉末？

本品具酰脲结构，与吡啶 - 硫酸铜试液作用显蓝色。

本品的合成方法：通常以苯甲醛为原料，经 KCN（或维生素 B_1）催化生成安息香，经硝酸（三氯化铁）氧化生成联苯甲酰，再与脲素碱性条件下环合，生成苯妥英钠。

本品具有抗癫痫和抗心律失常作用，首选用于癫痫大发作，对癫痫小发作无效。也可用于治疗三叉神经痛及某些类型的心律不齐。

卡马西平　Carbamazepine

化学名为 5H - 二苯并 [b, f] 氮杂䓬 - 5 - 甲酰胺，又名酰胺咪嗪。

本品为白色或类白色的结晶性粉末；几乎无臭。本品在三氯甲烷中易溶，在乙醇中略溶，在水或乙醚中几乎不溶。熔点为 189 ~ 193℃。

本品在干燥状态及室温下较稳定。片剂在潮湿的环境中可生成二水合物，导致片剂表面硬化，溶解和吸收困难，药效下降。

本品长时间光照，可发生聚合和氧化反应，生成橙色物，部分生成二聚体或 10、

11 - 环氧化合物，故需避光密闭保存。

本品加入硝酸后，水浴加热显橙红色。

本品在肝脏中广泛代谢，代谢物为 10,11 - 环氧卡马西平仍具活性，进一步生成反式 10、11 - 二羟基代谢物，经肾和胆汁排泄。同时本品能诱导肝药酶产生，合并用药应注意药物配伍情况。其次可以降低 25 - 羟基维生素 D 的血浆水平。

本品主要用于苯妥英钠等其他药物难以控制的大发作、复杂的部分性发作或其他全身发作。

丙戊酸钠　Sodium Valproate

化学名为 2 - 丙基戊酸钠。

本品为白色结晶性粉末或颗粒；味微涩。本品在水中极易溶解，在甲醇或乙醇中易溶，在丙酮中几乎不溶；具有强吸湿性。

本品加入醋酸氧铀试液与罗丹明的饱和苯溶液，苯液层显粉红色，在紫外灯下，显橙色荧光。

本品为广谱抗癫痫药，是全面性发作的首选药，多用于对其他抗癫痫药无效的各型癫痫。

第三节　抗精神失常药

精神失常（psychiatric disorders）是由于多种原因引起的认识、情感、意志、行为等精神活动障碍的一类疾病。抗精神失常药是用于治疗精神疾病的一类药物。根据药物的主要适应证，抗精神失常药可分为抗精神病药、抗躁狂症药、抗抑郁症药和抗焦虑药。抗焦虑症常以苯二氮䓬为首选，本节主要介绍抗精神病药和抗抑郁药。

一、抗精神病药

抗精神病药（antipsychotic drugs）可在不影响意识清醒的条件下，控制兴奋、躁动、妄想和幻觉等症状。抗精神病药主要治疗精神分裂症，故又称抗精神分裂症药、强安定药。

（一）概述

抗精神病药按照作用机制分为经典的抗精神病药和非经典抗精神病药物。经典的抗精神病药是多巴胺受体拮抗剂，能阻断中脑 - 边缘系统及中脑 - 皮质通路的多巴胺

（DA）受体，发挥抗精神病作用，但同时引起锥体外系副反应。非经典抗精神病药物对 DA 受体和 5 - 羟色胺受体呈现双重阻断作用，锥体外系副反应较轻。

抗精神病药按化学结构可分为吩噻嗪类、硫杂蒽类、丁酰苯类、苯酰胺类、其他类非典型抗精神病药等。

> **知识链接**
>
> 　　锥体外系是人体运动系统的组成部分，其主要功能是调节肌张力、肌肉的协调运动与平衡。这种调节功能有赖于其调节中枢的神经递质多巴胺和乙酰胆碱的动态平衡，当多巴胺减少或乙酰胆碱相对增多时，则可出现胆碱能神经亢进的症状，出现肌张力增高、面容呆板、动作迟缓、肌肉震颤、流涎等综合征样症状；急性肌张力障碍，出现强迫性张口、伸舌、斜颈、呼吸运动障碍及吞咽困难；静坐不能，出现坐立不安、反复徘徊；迟发性运动障碍，出现口 - 舌 - 颊三联征，如吸吮、舔舌、咀嚼等，这就是锥体外系反应。

1. 吩噻嗪类

本类药物是人们在研究吩噻嗪类抗组胺药异丙嗪的构效关系时，发现将 10 位侧链异丙基用直链的丙基替代，抗组胺作用减弱，而产生抗精神病作用，将 2 位以氯取代，抗组胺作用消失，抗精神病作用增强，得到第一个抗精神病药氯丙嗪。人们以此为先导化合物，进行大量结构改造研究，得到了一系列的吩噻嗪类药物（表 3 - 4）。

表 3 - 4　吩噻嗪类药物

药物名称	R	X	作用特点
异丙嗪 Promethazine	— CH$_2$CH — N(CH$_3$)$_2$ （CH$_3$）	— H	抗组胺兼具有镇静作用，无抗精神病样作用
氯丙嗪 Chlorpromazine	— CH$_2$CH$_2$CH$_2$N(CH$_3$)$_2$	— Cl	治疗精神分裂症和躁狂症
乙酰丙嗪 Acepromazine	— CH$_2$CH$_2$CH$_2$N(CH$_3$)$_2$	— COCH$_3$	作用弱于氯丙嗪，但毒性较低。
三氟丙嗪 Triflupromazine	— CH$_2$CH$_2$CH$_2$N(CH$_3$)$_2$	— CF$_3$	作用为氯丙嗪的 4 倍
硫利达嗪 Thioridazine	— (CH$_2$)$_2$ — 哌啶（N — CH$_3$）	— SCH$_3$	作用强于氯丙嗪，锥体外系副作用减轻
奋乃静 Perphenazine	— CH$_2$CH$_2$CH$_2$ — N(哌嗪)N — CH$_2$CH$_2$OH	— Cl	抗精神病作用比氯丙嗪强 6 ~ 8 倍

续表

药物名称	R	X	作用特点
氟奋乃静 Fluphenazine	—CH₂CH₂CH₂—N(哌嗪)N—CH₂CH₂OH	—CF₃	作用强于奋乃静，且更持久
三氟拉嗪 Trifluoperazine	—CH₂CH₂CH₂—N(哌嗪)N—CH₃	—CF₃	作用强于氯丙嗪，作用快而持久
氟奋乃静庚酸酯 Fluphenazine Enanthate	—CH₂CH₂CH₂—N(哌嗪)N—CH₂CH₂OCOC₆H₁₃	—CF₃	作用强于氯丙嗪，可制成肌内注射长效制剂，作用时间长达1~2周
氟奋乃静癸酸酯 Fluphenazine Decanoate	—CH₂CH₂CH₂—N(哌嗪)N—CH₂CH₂OCOC₉H₁₉	—CF₃	作用强于氯丙嗪，可制成供肌内注射的长效制剂，作用时间长达2~3周

在结构改造过程中，吩噻嗪环上2位的氯原子是活性必需原子，可用其他吸电子基团取代，活性强弱顺序为：—CF₃ > —Cl > —COCH₃。吩噻嗪环10位侧链为三个碳原子直链与碱性基团相连，常为叔胺，碱性杂环如哌嗪比叔胺的活性大；将侧链含有羟基的药物与长链脂肪酸成酯，改变药物脂溶性，可延长药物作用时间，作为长效的抗精神病药。

2. 硫杂蒽类（噻吨类）

硫杂蒽类是将吩噻嗪环10位上的氮原子替换成碳原子，并通过双键与侧链相连的衍生物（表3-5），本类药物10位因双键存在，因此药物分子存在顺式与反式异构体，侧链与2位取代基在同侧为顺式，反之则为反式，本类药物一般活性顺式异构体大于反式异构体。

吩噻嗪结构 → 噻吨类结构

表3-5 硫杂蒽类药物

名 称	X	R	作用特点
氯普噻吨 Chlorprothixene	—Cl	—N(CH₃)₂	作用及机制类似氯丙嗪，抗精神病作用不及氯丙嗪，但具有抗焦虑及抗抑郁作用
氟哌噻吨 Flupentixol	—CF₃	—N(哌嗪)N—CH₂CH₂OH	本品阻断多巴胺D₂受体，具有较强的抗精神病作用，同时还有抗焦虑及抗抑郁作用
珠氯噻醇 Zuclopenthixol	—Cl	—N(哌嗪)N—CH₂CH₂OH	本品为氯普噻吨的顺式异构体，适用于焦虑和幻觉症状的精神病、类妄想狂-幻觉型精神分裂症；青春期痴呆、躁狂及焦虑周期性精神病

3. 丁酰苯类

在对哌替定结构改造过程中发现丁酰苯类，除镇痛作用外，还具类似氯丙嗪样作用，该类药物较吩噻嗪类抗精神病药作用强，氟哌啶醇是最早用于临床的丁酰苯类药物，对各种精神病、躁狂症和焦虑性神经官能症有效，也可用于顽固性呃逆和呕吐。对氟哌啶醇进行结构改造，得到了其他丁酰苯类抗精神病药（表3-6）。

表3-6 丁酰苯类抗精神病药物

药物名称	药物结构	作用特点
氟哌啶醇 Haloperidol	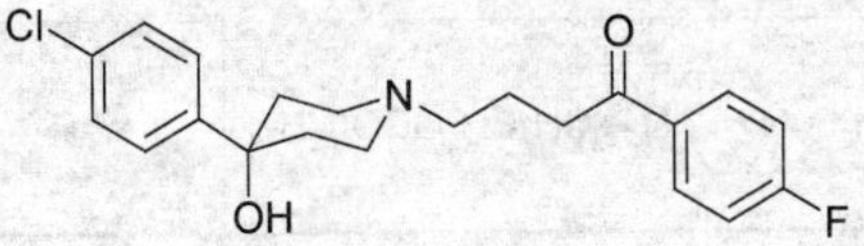	药理作用及机制类似氯丙嗪，锥体外系反应强
三氟哌多 Trifluperidol	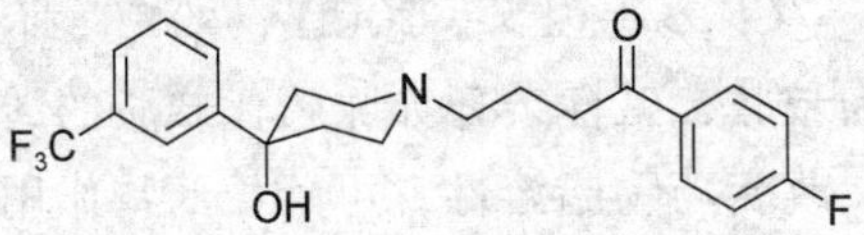	药理作用同氟哌啶醇，但作用快而强
氟哌利多 Droperidol	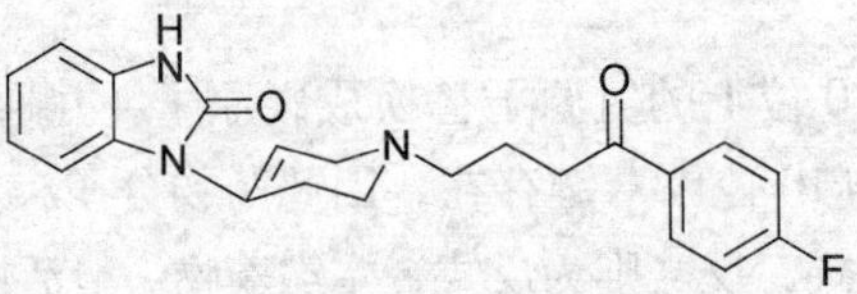	具有非常强的安定作用和镇吐作用，与镇痛药一起静脉注射，用于某些小手术的麻醉

4. 苯酰胺类

本类药物是在局部麻醉药物普鲁卡因结构改造过程中得到的一类抗精神病药物（表3-7），主要作用于多巴胺受体，在临床上应用广泛。

表3-7 苯酰胺类抗精神病药物

药物名称	药物结构	作用特点
舒必利 Sulpiride	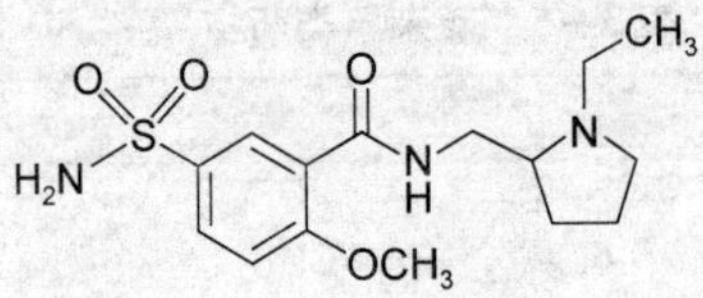	具有与氯丙嗪相似的抗精神病作用，有很强的中枢止吐作用，$S-(-)$-异构体具活性，临床用外消旋体
奈莫必利 Nemonapride	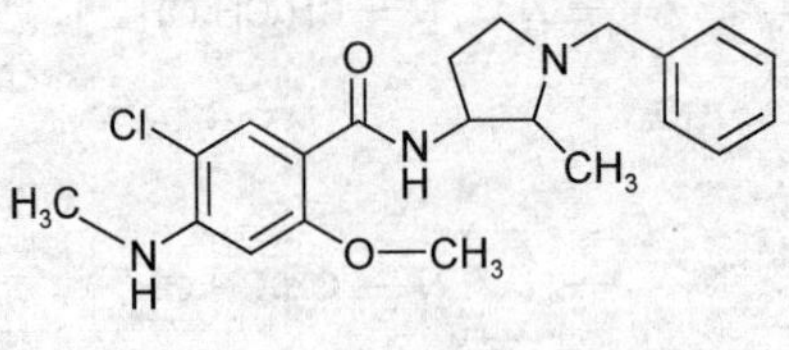	具有较强的抗精神病作用，其作用与氟哌啶醇相似，比氯丙嗪作用强

5. 其他类非典型抗精神病药

本类药物对 5 - HT 及 DA 受体具有双重阻断作用。在治疗剂量下，不产生经典抗精神病药的锥体外系副作用和血清催乳素升高的一类抗精神病药物，被称为第二代抗精神病药（表 3 - 8）。

表 3 - 8　其他类非典型抗精神病药物

药物名称	药物结构	作用特点
氯氮平 Clozapine		二苯并二氮䓬类，锥体外系反应及迟发性运动障碍等毒副作用较轻
奥氮平 Olanzapine		二苯并二氮䓬类，有较少的锥体外系反应及迟发性运动障碍等毒副作用，是抗精神病的一线药物
利培酮 Risperidone		高选择性 5 - HT$_2$/DA$_2$ 受体平衡拮抗剂，有较少的锥体外系反应及迟发性运动障碍等毒副作用

（二）典型药物

盐酸氯丙嗪　Chlorpromazine Hydrochloride

化学名为 N，N - 二甲基 - 2 - 氯 - 10H - 吩噻嗪 - 10 - 丙胺盐酸盐，又名冬眠灵。

本品为白色或乳白色结晶性粉末；有微臭，味极苦；有引湿性；遇光渐变色。在水、乙醇或三氯甲烷中易溶，在乙醚或苯中不溶。熔点为 194～198℃。

本品水溶液呈酸性反应，注射液的 pH 值为 3.0～5.0，遇碱可析出游离氯丙嗪沉淀，故本品不能与碱性药物配伍使用。

本品结构中的吩噻嗪环，易被氧化，在空气或日光中放置，逐渐变为红色。为防止变色，其注射液在生产中注射用水应用惰性气体饱和，安瓿中填充惰性气体，调节 pH，加入连二亚硫酸钠、亚硫酸氢钠或维生素 C 等抗氧剂，控制灭菌温度与时间，避光贮存。

在临床使用时，部分病人用药后，在强烈日光照射下发生严重的光化毒反应。在服药期间要避免阳光的过度照射。

本品水溶液遇氧化剂时氧化变色。加硝酸后可能形成自由基或醌式结构而显红色，渐变淡黄色。与三氯化铁试液作用，显稳定的红色。

课堂互动

盐酸氯丙嗪注射液生产贮存过程中，应采取哪些措施以增强其稳定性？

案例分析

案例： 某护士在给一精神病患者注射氯丙嗪前，发现氯丙嗪注射液已经变成红色，请问该药是否可以继续使用？试分析其原因。

分析： 不能。氯丙嗪含有吩噻嗪环，易被氧化变色。

本品临床用于治疗精神分裂症和躁狂症，大剂量时可用于镇吐、强化麻醉及人工冬眠等。主要副作用有口干、视物不清、上腹部不适、乏力、嗜睡、便秘等。对肝功能有一定影响，本品为多巴胺受体拮抗剂，长期应用可引起锥体外系反应。

氟哌啶醇　Haloperidol

化学名为 1 - (4 - 氟苯基) - 4 - [4 - (4 - 氯苯基) - 4 - 羟基 - 1 - 哌啶基] - 1 - 丁酮。

本品为白色或类白色结晶性粉末；无臭，无味。在三氯甲烷中溶解，在乙醇中略溶，在乙醚中微溶，在水中几乎不溶。熔点为 149～153℃。

本品在室温避光条件下稳定，可贮存 5 年，受光照射，颜色加深。在 105℃ 干燥时，发生部分降解，降解产物可能是脱水产物。

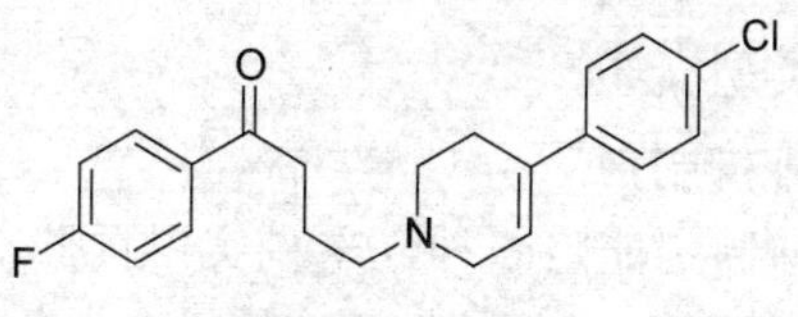

氟哌啶醇脱水物

本品的片剂处方中如有乳糖，氟哌啶醇可与乳糖中的杂质 5 – 羟甲基 – 2 – 糠醛加成。

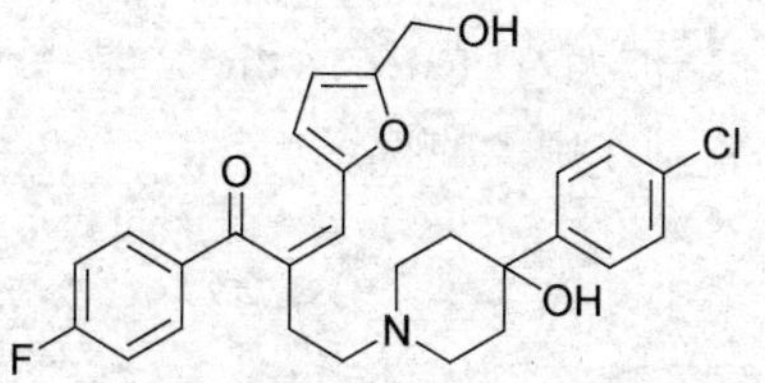

本品为含氟有机化合物，遇强氧化剂如三氧化铬的饱和硫酸溶液，微热，即产生氟化氢，能腐蚀玻璃表面，造成硫酸溶液流动不滑畅而类似油垢，不能再均匀涂于管壁。

> **课堂互动**
>
> 氟哌啶醇片剂生产辅料中若含量少量杂质 5 – 羟甲基 – 2 – 糠醛，对片剂质量是否产生影响？

本品的药理作用类似吩噻嗪类抗精神病药物，副作用以锥体外系反应最常见。临床用于治疗精神分裂症、躁狂症。

二、抗抑郁药

抑郁症属感性精神障碍，表现为情绪异常低落，常有强烈的自杀倾向，并有自主神经或躯体性伴随症状。

> **知识链接**
>
> ### 蓝色隐忧——抑郁症
>
> 抑郁症在西方被称为"蓝色隐忧"。据世界卫生组织统计分析，全球抑郁症的发生率约为 3.1%，而在发达国家发病率更是接近 6%。抑郁症目前已经成为世界第四大疾患，到 2020 年抑郁症可能成为仅次于心脏病的第二大疾患。

抑郁症的发病机制一般认为可能与脑内去甲肾上腺素（NA）和 5 – 羟色胺（5 – HT）浓度降低有关，因此现有抗抑郁药按作用机制可分为去甲肾上腺素再摄取抑制剂、5 – 羟色胺再摄取抑制剂和单胺氧化酶抑制剂。

（一）常见的抗郁药类型概述

1. 去甲肾上腺素再摄取抑制剂

去甲肾上腺素再摄取抑制剂能阻断神经末梢突触前膜对 NA 和 5 - HT 的再摄取，增加突触间隙内单胺递质的浓度而发挥抗抑郁作用。本类药物多属于三环类化合物。

丙咪嗪（Imipramine）是最早用于治疗抑郁症的三环类药物，通过对丙咪嗪进行结构改造，得到其他的三环类抗抑郁药如地昔帕明（Desipramine）、阿米替林（Amitriptyline）、氯米帕明（Clomipramine）、多塞平（Doxepin）等。本类药物是吩噻嗪类 S 被—CH₂CH₂—取代的衍生物。瑞波西汀（Reboxetine）是一个选择性的去甲肾上腺素再摄取抑制剂，具有耐受性好，副作用少的特点。

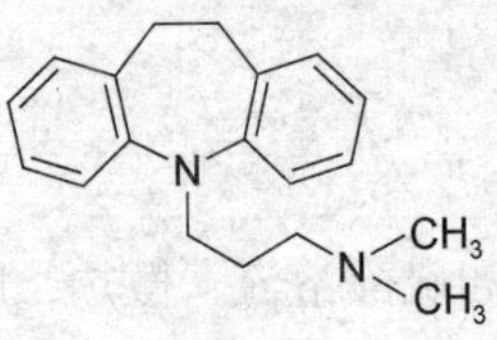

丙咪嗪 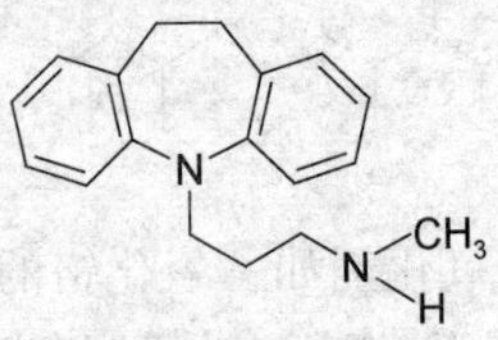　　　　地昔帕明 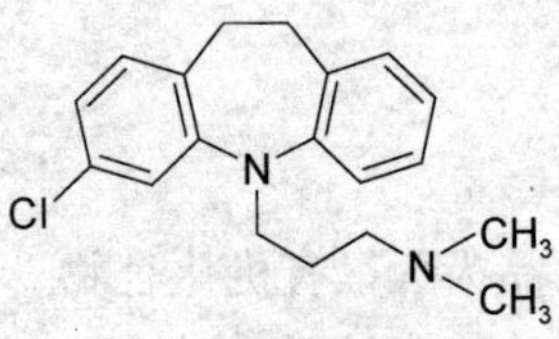　　　　氯米帕明

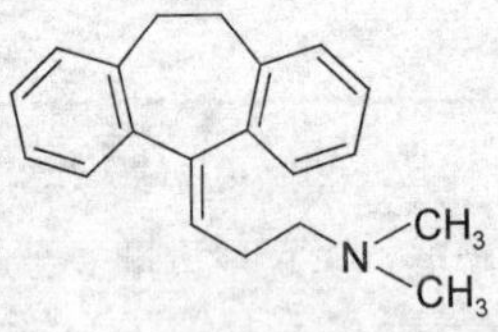

阿米替林 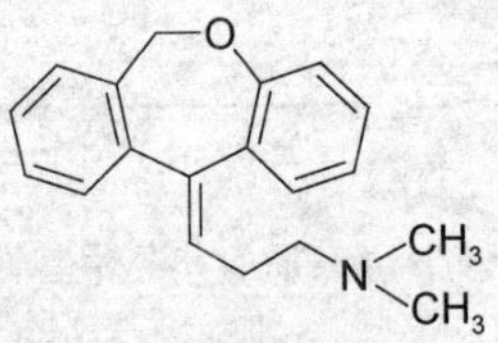　　　　多塞平 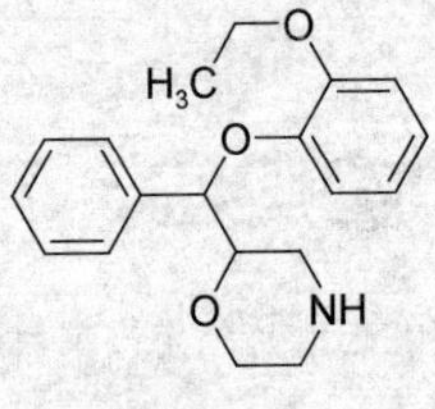　　　　瑞波西汀

2. 5 - 羟色胺再摄取抑制剂

5 - 羟色胺再摄取抑制剂可选择性抑制突触前膜对 5 - HT 再摄取，提高突触间隙中 5 - HT 的浓度，从而起到抗抑郁的作用。本类药物具有口服吸收良好，生物利用度高，耐受性好，疗效与三环类抗抑郁药相当，不良反应较三环类抗抑郁药少，现已成为临床主要应用的抗抑郁药，如氟伏沙明（Fluvoxamine）、氟西汀（Fluoxetine）、帕罗西汀（Paroxetine）、西酞普兰（Citalopram）、舍曲林（Sertraline）等。

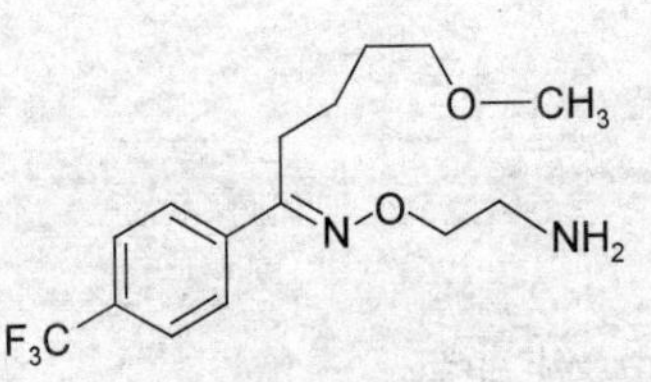

氟伏沙明 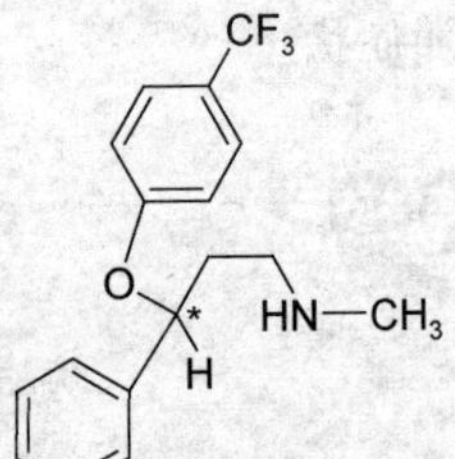　　　　氟西汀

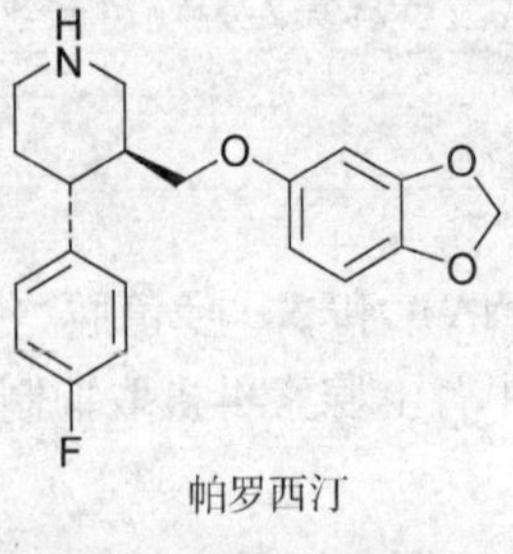

帕罗西汀 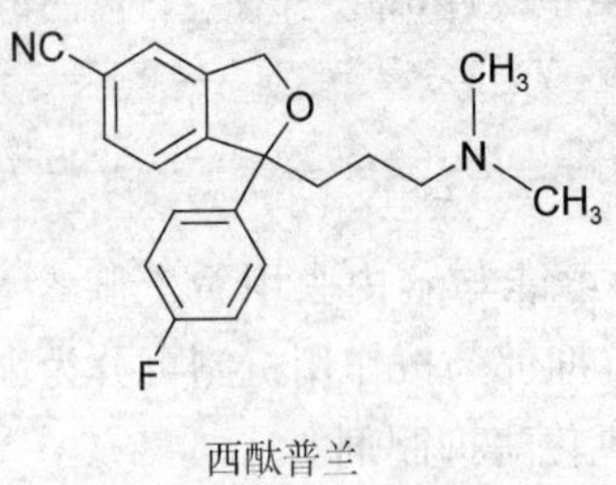　　　　西酞普兰 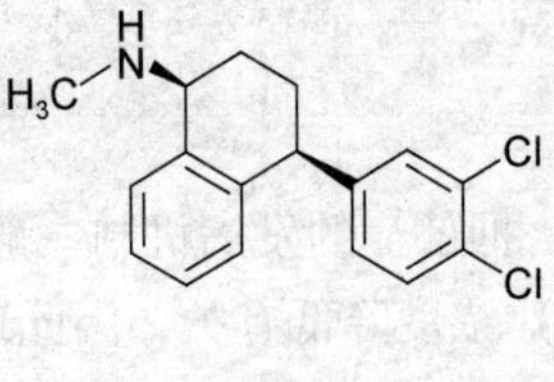　　　　舍曲林

3. 单胺氧化酶抑制剂

本类药物是 20 世纪 50 年代初在研究抗结核病药物时偶然发现的单胺氧化酶抑制剂，该类药物可避免单胺类神经递质 NA、DA、5－HT 的破坏，并延长作用，常用于对三环类药物具有耐药性的病人。如异卡波肼（Isocarboxazid）和近年来开发的选择性作用于单胺氧化酶 A 的吗氯贝胺（Moclobemide）、托洛沙酮（Toloxatone）。

异卡波肼   吗氯贝胺   托洛沙酮

4. 四环类

本类药物结构中有四个环，其作用机制也各有不同，临床应用药物有马普替林（Maprotiline，阻断 NA 的再摄取，对 5－HT 再摄取无阻断作用）、米胺色林（Mianserin，促进 NA 释放，并能阻断脑内 5－HT 的摄取）、米塔扎平（Mirtazapin，能刺激 NA 与 5－HT 的释放）。

马普替林   米胺色林   米塔扎平

（二）典型药物

盐酸阿米替林   Clomipramine Hydrochloride

化学名为 N,N－二甲基－3－（10,11－二氢－5H－二苯并 $[a,d]$ 环庚三烯－5－亚基）－1－丙胺盐酸盐。

本品为无色结晶或类白色粉末；无臭或几乎无臭，味苦，有灼热感，随后有麻木感。本品在水、甲醇、乙醇或三氯甲烷中易溶，在乙醚中几乎不溶。熔点为 195～199℃。

本品具有双苯并稠环共轭体系，同时侧链还有脂肪族的叔氮原子。本品对光线敏感，易被氧化分解，毒性增大，金属离子可催化该反应，故需避光保存。本品水溶液不稳定，常加入 0.1% EDTA－2Na，以增加药物的稳定性。

本品加硫酸溶液，溶液显红色。

本品是临床上最常用的三环类抗抑郁药，作用在于抑制 5 - HT 和 NA 的重摄取，对 5 - HT 重摄取的抑制更强，镇静和抗胆碱作用亦较强。用于治疗各型抑郁症，镇静作用较强，主要用于治疗焦虑性或激动性抑郁症。

盐酸氟西汀　Fluoxetine Hydrochloride

化学名为 N - 甲基 - 3 - 苯基 - 3 - （4 - 三氟甲基苯氧基）丙胺盐酸盐。

本品为白色或类白色结晶性粉末；在甲醇中易溶，在水中微溶。

本品分子中有一个手性碳原子，临床使用外消旋体，其中 S 异构体的活性较强。

本品为选择性 5 - HT 重摄取抑制剂，可提高 5 - HT 在突触间隙中的浓度，用于治疗各类抑郁症、强迫症、神经厌食症。

第四节　镇　痛　药

疼痛是许多疾病的一种常见症状，剧烈疼痛不仅使感觉痛苦，还会引起血压降低，呼吸衰竭，甚至导致休克等严重症状。在很多情况下都需要对患者作镇痛的治疗，常用具有镇痛作用的药物有两大类：一类是抑制前列腺素生物合成的解热镇痛药（非甾体抗炎药），通常用于外周的钝痛；另一类是选择性作用于中枢神经系统阿片受体，习惯上称麻醉性镇痛药，简称镇痛药。本类药物不合理使用或者滥用会产生身体依赖性和精神依赖性，能成瘾癖，被联合国国际麻醉药品管理局列为管制的麻醉药品。在我国也按照麻醉药品管理法进行严格管理。

知识拓展

阿片受体分为 μ、κ、δ、σ。每一种下面又分为不同亚型，吗啡类药物对不同类型的阿片受体亲和力和内在活性均不完全相同。阿片类物质激动受体后，引起膜电位超极化，使神经递质 P 物质释放减少，从而阻断痛觉冲动的传递而产生镇痛等各种效应。不同药物对各种亚型选择性不同，产生的生理活性也不同。

镇痛药按结构和来源可分为吗啡及其衍生物、合成镇痛药和内源性阿片样镇痛物质。

一、吗啡及其衍生物

（一）吗啡

吗啡具有悠久的药用历史，存在于罂粟浆果浓缩物即阿片中。阿片中至少含有 25 种生物碱，吗啡（Morphine）的含量最高可达 20% 左右。1804 年从阿片中提取分离得到纯品吗啡，1847 年确定分子式，1927 年阐明化学结构，1952 年完成全合成，1968 证明其绝对构型，20 世纪 70 年代后，逐渐揭示出其作用机制。

盐酸吗啡 Morphine Hydrochloride

化学名为 17 - 甲基 -4,5α - 环氧 -7,8 - 二脱氢吗啡喃 -3,6α - 二醇盐酸盐三水合物。

本品为白色、有丝光的针状结晶或结晶性粉末，无臭；遇光易变质；本品在水中溶解，在乙醇中略溶，在三氯甲烷或乙醚中几乎不溶。本品为左旋体，在水溶液（1g/50ml）中比旋度为 - 110.0° 至 - 115.0°。

吗啡结构中有酚羟基，又有叔胺基，故为酸碱两性化合物。药用品为盐酸盐。

吗啡及其盐类，在光照下能被空气氧化，生成毒性较大的伪吗啡（又称双吗啡）和 N - 氧化吗啡，故本品应避光，密闭保存。

伪吗啡

N-氧化吗啡

本品的水溶液在酸性条件下稳定，在中性或碱性下易被氧化。故配制吗啡注射液时，应调整 pH 值为 3 ~ 5，还可充入氮气，加入焦亚硫酸钠、亚硫酸氢钠和 EDTA - 2Na 等稳定剂。

本品在酸性溶液中加热，可脱水并进行分子重排，生成阿扑吗啡，阿扑吗啡对呕吐中枢有显著兴奋作用，临床上作为催吐药物。

$$C_{17}H_{19}NO_3 \quad + \quad K_3[Fe(CN)_6] \longrightarrow C_{34}H_{36}N_2O_6 \quad + \quad K_4[Fe(CN)_6]$$

$$K_4[Fe(CN)_6] \quad + \quad 4FeCl_3 \longrightarrow Fe_4[Fe(CN)_6] \quad + \quad KCl$$

阿扑吗啡分子具有邻苯二酚结构，极易被氧化，可用稀硝酸或碘氧化成邻苯二醌而显红色，该反应可用于吗啡中阿扑吗啡的检查。

吗啡可被铁氰化钾氧化生成伪吗啡，铁氰化钾则被还原生成亚铁氰化钾；再与三氯化铁试液反应生成亚铁氰化铁而呈蓝色，可待因无此反应。

吗啡有多种颜色反应可用作鉴别如盐酸吗啡的水溶液与中性三氯化铁试液反应显蓝色。

本品与甲醛硫酸试液反应，显蓝紫色（Marquis 反应）。

本品与钼硫酸试液反应显紫色，继而变为蓝色，最后变为绿色（Frohde 反应）。

本品具有镇痛、镇咳、镇静作用，主要用于抑制剧烈疼痛，成瘾性较强。也用于麻醉前给药。

（二）吗啡的半合成衍生物

吗啡具有优良的镇痛、镇咳和镇静作用，但最大缺点是容易成瘾和抑制呼吸中枢，为了降低或消除吗啡成瘾性、呼吸抑制等副作用，得到更好的镇痛药，对吗啡进行了结构改造，改造主要集中在 3，6，7，8，14，17 位进行，得到许多吗啡的半合成衍生物。见表 3 - 9。

吗啡

表 3 - 9　吗啡的半合成衍生物

结构改造方法	药物结构	作用特点
1. 将吗啡 3 位上的酚羟基烷基化	 可待因 Codeine	镇痛作用是吗啡的 20%，镇咳作用较好，有轻度成瘾性，为中枢性镇咳药

续表

结构改造方法	药物结构	作用特点
2. 将吗啡 3，6 位上的两个羟基乙酰化	海洛因 Heroin	镇痛作用是吗啡的 5～10 倍，但成瘾性更为严重，为禁用的毒品
3. 在 6 位、14 位之间引入桥链乙烯基，7 位引入1-羟基-1-甲基丁基，6 位引入甲氧基	埃托啡 Etorphine	镇痛作用为吗啡的2000～10000 倍，主要用于野生动物的捕捉和控制及研究阿片受体的工具药物
4. 在 17 位甲基上引入环丙基，7，8 位烯还原，7 位引入1-羟基-1,2,2-三甲基丙基，6,14-桥亚乙基	丁丙诺啡 Buprenorphine	本品为长效拮抗性镇痛药，丁丙诺啡可用于对海洛因成瘾者进行戒毒治疗。由于它极易形成依赖的特性，我国把它列为第一类精神药品进行管制
5.17 位甲基替换为烯丙基	烯丙吗啡 Nalorphine	镇痛作用极弱，有较强的阿片受体拮抗作用，几乎无成瘾性，为吗啡类镇痛药中毒时的解救药
6. 17 位甲基替换为烯丙基，14 位引入羟基，6 位羟基氧化为酮，7,8 位双键还原	纳洛酮 Naloxone	为阿片受体完全拮抗剂，是研究阿片受体的重要工具药，也可作为吗啡类镇痛药中毒时的解救药
7. 将纳洛酮结构中 17 位烯丙基置换为环丙甲基	纳曲酮 Naltrexone	为阿片受体完全拮抗剂，因而它能阻断再吸毒品时的效应，从而减弱正性强化作用和负性强化作用，在防止毒品复吸中起到良好的辅助作用

二、合成镇痛药

寻找结构简单、成瘾性和副作用小的镇痛药,对吗啡的化学结构进行简化改造工作,制得了大量合成镇痛药,这些药物按化学结构可分为吗啡喃类、苯吗喃类、哌啶类、氨基酮类及其他类等。

(一) 吗啡烃类

吗啡结构中呋喃环去掉后的母核即为吗啡喃类,对其衍生物的合成及活性进行系统研究开发得到一类镇痛药(表3-10)。

表3-10 吗啡喃类合成镇痛药

结构改造方法	药物结构	作用特点
左啡诺 Levorphanol	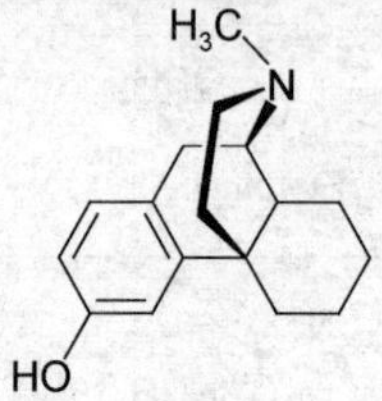	镇痛作用约为吗啡的4倍,可口服,作用时间为8h。已经用于临床
布托啡诺 Butorphanol	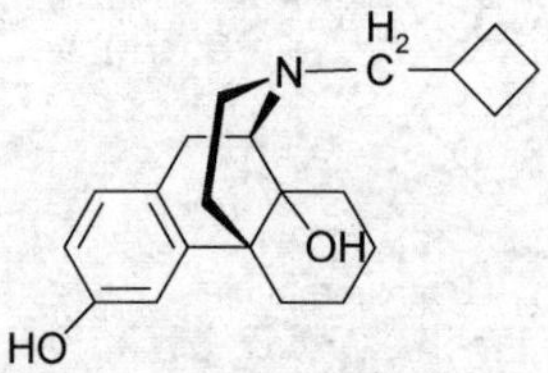	镇痛作用约为吗啡的5倍,是μ受体拮抗剂,κ受体激动剂,具有激动-拮抗双重作用,成瘾性小
右美沙芬 Dextromethorphan	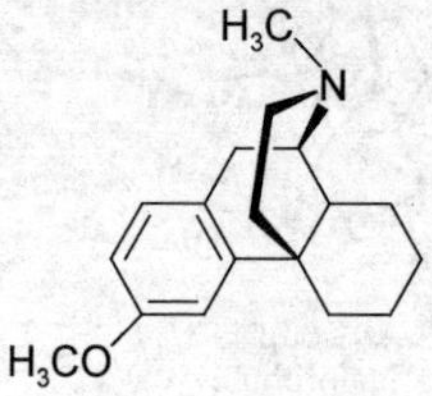	镇痛及成瘾性较小,镇咳作用强

(二) 苯吗喃类

1. 概述

将吗啡烃的结构进一步简化,打开 C 环合成了苯吗喃类药物,在对其衍生物研究中开发出多种临床应用的药物,如喷他佐辛、非那佐辛等(表3-11)。

表3-11 苯吗喃类合成镇痛药

药物名称	药物结构	作用特点
赛克洛斯 Cyclocine	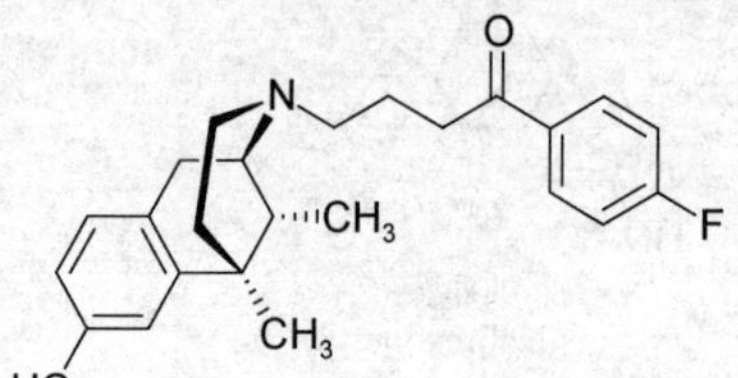	赛克洛斯又名氟痛新,镇痛作用强于喷他佐辛

续表

药物名称	药物结构	作用特点
非那佐辛 Phenazocine	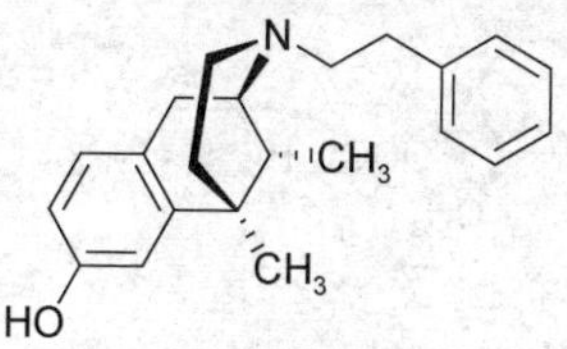	非那佐辛为 μ 受体激动剂，镇痛作用为吗啡的 10 倍
喷他佐辛 Pentazocine	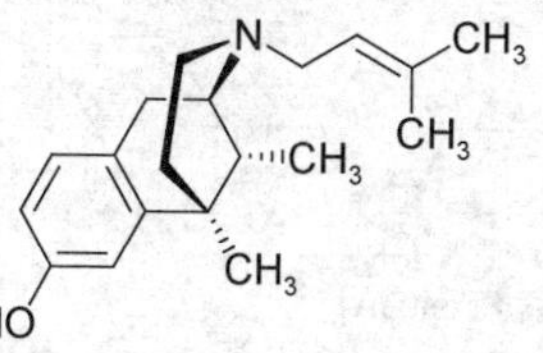	本品为阿片受体部分激动剂，无成瘾性，不良反应小，主要激动 κ 受体，对 μ 受体呈弱的拮抗作用，临床用于减轻中度至重度疼痛。亦可用于戒毒

（三）哌啶类

1. 概述

1939 年在研究解痉药阿托品类似物的过程中意外的发现了哌替啶，它不但有解痉作用，而且是临床上第一个使用的合成镇痛药。镇痛效力不及吗啡，但依赖性较吗啡小。在此基础上以哌替啶为先导化合物，合成出一系列 4 - 苯基哌啶类和 4 - 苯氨基哌啶类的镇痛药（表 3 - 12）。

表 3 - 12 哌啶类合成镇痛药

改造方法	药物结构与名称	作用特点
哌啶类先导化合物	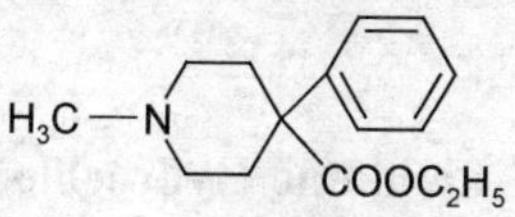 哌替啶 Pethidine	具有解痉及镇痛作用，是临床上第一个合成类镇痛药，作用为吗啡的 1/10，成瘾性小
以苯烃基取代 N - 甲基	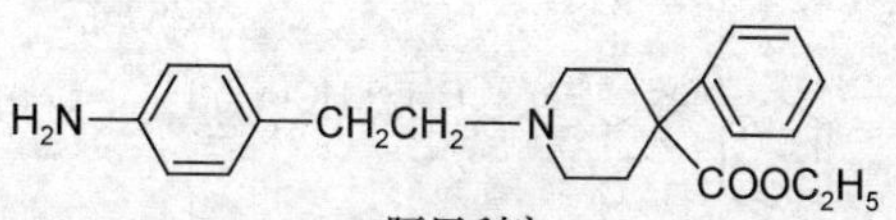 阿尼利定 Anileridine 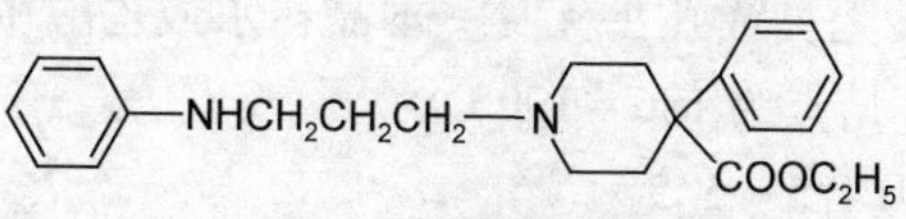 / 匹米诺定 Piminodine	镇痛活性一般都加强
4 - 位的乙氧羰基被丙酰氧基取代所形成的化合物	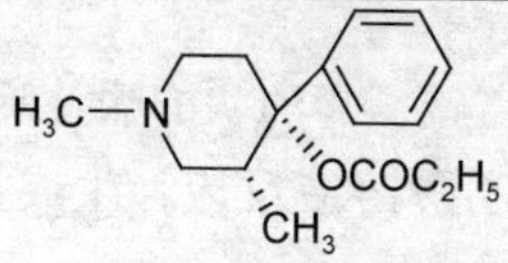 阿法罗定 Alphaprodine	镇痛作用也增强。如在哌啶环上同时引入甲基，可得到两种异构体，两者镇痛作用均强于哌替啶，β - 异构体的镇痛作用是 α - 异构体的 6 倍

改造方法	药物结构与名称	作用特点
4 - 位的乙氧羰基被丙酰氧基取代所形成的化合物	 倍他罗定 Betaprodine	镇痛作用增强。如在哌啶环上同时引入甲基,可得到两种异构体,两者镇痛作用均强于哌替定,β - 异构体的镇痛作用是 α - 异构体的 6 倍
在哌啶环与苯环之间插入 N,得到 4 - 苯胺基哌啶类	 芬太尼 Fentanyl	芬太尼为阿片受体激动剂。其药理作用与吗啡相似,镇痛作用约为吗啡的 80 倍
以杂环替代 4 - 苯胺基哌啶中苯环	 舒芬太尼 Sufentanil	舒芬太尼为阿片受体激动剂,对 μ 受体具有高度的选择性,镇痛作用比吗啡强 600 ~ 800 倍
	 阿芬太尼 Alfentanil	阿芬太尼为阿片受体激动剂,是静脉注射的速效麻醉镇痛药。本品起效快,注射 1min 即达峰值。维持时间短,约为 10min

2. 典型药物

盐酸哌替啶　Pethidine Hydrochloride

化学名为 1 - 甲基 - 4 - 苯基 - 4 - 哌啶甲酸乙酯盐酸盐,又名度冷丁。

本品为白色结晶性粉末;无臭或几乎无臭。本品在水或乙醇中易溶,在三氯甲烷中溶解,在乙醚中几乎不溶。熔点为 186 ~ 190℃。

本品 3% 水溶液,pH 值为 4.5 ~ 5.5。

本品具有酯键,但分子结构中存在空间位阻,在 pH 值为 4 时最稳定,短时间煮沸不至分解。强酸强碱下亦能发生水解。

本品与碳酸钠溶液作用,析出游离碱,为油状的哌替啶。

本品的乙醇溶液与三硝基苯酚的乙醇溶液反应,生成黄色结晶性的沉淀,熔点为 188 ~ 191℃。

本品与甲醛硫酸试液反应,显橙红色。

本品为 μ 受体激动剂，作用与吗啡相似，为强效镇痛药，起效快，作用时间短。主要用于创伤、术后及癌症晚期等各种剧烈疼痛。

枸橼酸芬太尼　Fentanyl Citrate

化学名为 N-[1-(2-苯乙基)-4-哌啶基]-N-苯基丙酰胺枸橼酸盐。

本品为白色结晶性粉末；味苦。本品在热异丙醇中易溶，在甲醇中溶解，在水或三氯甲烷中略溶。熔点为 150~153℃，熔融时同时分解。

本品的水溶液呈酸性反应。

本品的水溶液加入三硝基苯酚试液，搅拌后可析出沉淀，熔点为 173~176℃。

本品的水溶液显枸橼酸盐的鉴别反应。

本品为强效镇痛药，作用迅速，维持时间短，镇痛剂量对呼吸抑制作用轻，成瘾性较弱。临床用于外科手术中和手术后镇痛及癌症等的镇痛，还可与麻醉药合用作为辅助麻醉用药。

（四）氨基酮类

1. 概述

只保留吗啡结构中的苯环、季碳结构及碱性叔氮原子，断开其余四个环，得到的衍生物为苯基哌啶的开环物，如美沙酮（Methadone）、右丙氧芬（Dextropropoxyphene）等。右丙氧芬为 μ 型阿片受体激动剂，镇痛作用弱，但成瘾性小，用于中轻度疼痛，多与解热镇痛药制成复方制剂。用于治疗慢性风湿性关节炎、偏头痛等。其左旋体为左丙氧芬（Levopropoxyphene），无镇痛作用，是有效的镇咳药，主要用在阿司匹林、对乙酰氨基酚等解热镇痛药的复方制剂中。

美沙酮　　　　　　　　　右丙氧芬

2. 典型药物

盐酸美沙酮　Methadone Hydrochloride

化学名为 4,4 - 二苯基 - 6 - （二甲氨基） - 3 - 庚酮盐酸盐

本品为无色结晶或白色结晶性粉末；无臭。本品在乙醇或三氯甲烷中易溶，在水中溶解，在乙醚中几乎不溶。

本品分子中含有一个手性碳原子，具有旋光性。其左旋体活性比右旋体大 20 倍。临床上常用其外消旋体。

本品 pK_a 为 8.25，1% 的水溶液 pH 值为 4.5 ~ 6.5。

本品游离碱的有机溶液在 30℃ 贮存时，形成美沙酮的 N - 氧化物。

本品的羰基位阻较大，羰基化学反应活性较低，不发生一般羰基的反应如生成缩氨脲或腙。也不能被钠汞齐或异丙醇铝还原。

本品水溶液遇常见生物碱沉淀试剂，能生成沉淀，如与苦味酸试液产生沉淀；与甲基橙试液作用，生成黄色复盐沉淀；加入氢氧化钠试液呈碱性，析出游离碱，熔点为 76℃。

本品为开链哌啶化合物，通过羰基碳原子的部分正电荷与氮原子上的未共用电子对的亲核性，形成类似哌啶的环状构象，故具有吗啡类似的镇痛作用。

本品为阿片 μ 受体激动剂，作用与吗啡相当，可口服，作用时间长，耐受性和成瘾性发生较慢，戒断症状略轻，临床主要用于阿片、吗啡、海洛因成瘾者的脱毒治疗（脱瘾疗法），但毒性较大，有效剂量与中毒量比较接近，安全性小。

（五）其他类

盐酸布桂嗪（Bucinnazine Hydrochloride）又名强痛定，是阿片受体的激动 - 拮抗剂，镇痛作用约为吗啡的 1/3，起效快。临床上用于各种疼痛，如神经痛、手术后疼痛、腰痛、灼烧后疼痛、排尿痛及肿瘤痛等。盐酸曲马多（Tramadol Hydrochloride）是微弱的阿片 μ 受体激动剂，镇痛作用约为吗啡的 1/10，对呼吸抑制的作用小，成瘾性也小，主要用于中等程度的各种急性疼痛及手术后疼痛等，短时间应用时成瘾性小。

知识链接

盐酸曲马多成瘾现象在世界范围内都有发现，世界卫生组织因此将该药列入了世界第五大被滥用的药品。在国内，成瘾医学专家何日辉于 2006 年因发现青少年滥用曲马多成瘾并率先接受众多媒体采访，引发了包括新华社和中央电视台等主流媒体对曲马多成瘾事件的集中报道，是国内首次对处方药成瘾事件的密集性报道，最后引发很大社会关注，2008 年 1 月 1 日国家将曲马多列为精神药品进行管理。

盐酸布桂嗪   盐酸曲马多

三、内源性镇痛物质

1973 年科学家在动物脑内找到了阿片受体，体内既然存在阿片受体，必然有内源性的配体存在。1975 年从猪脑内提取分离得到两个具有吗啡样镇痛活性的多肽，称为脑啡肽，即亮氨酸脑啡肽和甲硫氨酸脑啡肽，是两个结构相似的五肽。它们在脑内的分布与阿片受体一致，并能与阿片受体结合产生吗啡样作用。但外源性的脑啡肽不能透过血脑屏障，而且体内易水解失效，无临床应用价值。

在脑啡肽之后，陆续发现了多种内源性肽类物质，从垂体中分离得到与镇痛及精神活动有关的多肽，称为内啡肽。

脑啡肽及内啡肽的发现为寻找既有吗啡样镇痛作用又无成瘾性的新型镇痛药提供了新的方向。

四、构效关系

1. 吗啡类药物的构效关系

N为镇痛活性的关键，甲基为烯丙基取代，产生拮抗作用

酚羟基被醚化，活性及成瘾性下降

双键加氢还原，活性及成瘾性增加

羟基被烃化、酯化、氧化成酮或去除，活性及成瘾性增加

基本结构

吗啡

2. 镇痛药物的基本结构特征

20 世纪 50 年代，根据吗啡及其衍生物和全合成镇痛药的结构进行比较分析，可以看出镇痛药基本化学结构应具备以下几个共同特点。

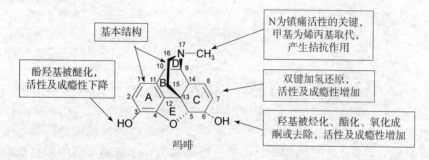

吗啡　　　哌替啶　　　喷他佐辛　　　美沙酮

①分子结构中具有一个平坦的芳环结构，与受体中的平坦部分通过范德华力相互作用。②分子中应具有一个碱性中心，在生理 pH 条件下，大部分电离为阳离子，与受体表面负电中心以静电引力相结合。③含有哌啶或类似哌啶的空间结构，而烃基部分在立体结构中凸出于平面的前方，正好和受体的凹槽相适应。吗啡及其衍生物具有这一结构特点，结构简化后的全合成镇痛药如哌替啶、喷他佐辛等可通过键的旋转，也能全部或部分满足上述构象要求。美沙酮为开链化合物，通过羰基碳原子的部分正电荷与氮原子上的未共用电子对的亲核性，形成类似哌啶的环状构象。

3. 镇痛药与受体之间的作用

在解释药物分子与受体之间的作用方式，首先根据镇痛药的立体构象，设想提出了三点论（图3-1）：①受体分子中具有一个平坦结构，可与苯环通过范德华力相结合。②具有与哌啶凸出部分相适应的凹槽。③具有一个负电中心，与药物分子中阳离子相结合。这一设想只能解释部分药物作用机制，诸如埃托啡、纳洛酮等就不能用三点论进行解释，随着药物开发的不断深入，人们又提出了四点和五点模型理论。

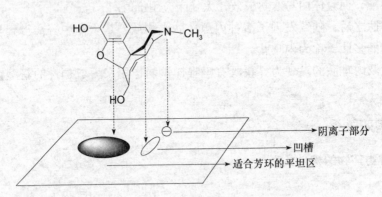

图3-1　阿片类药物三点论作用示意图

第五节　中枢兴奋药

中枢兴奋（central stimulants）药是指能提高中枢神经系统功能的药物。按药物的作用部位和效用分为：①大脑皮层兴奋药，如咖啡因；②延髓呼吸中枢兴奋药，如尼可刹米；③促进大脑功能恢复的药物，又叫促智药和老年痴呆治疗药，如吡拉西坦（Piracetam）等。按化学结构分为生物碱类、酰胺类和其他类。

一、生物碱类

（一）概述

生物碱类中枢兴奋药主要有黄嘌呤类，黄嘌呤类生物碱存在于植物中，如咖啡豆含有较多的咖啡因；茶叶中含有咖啡因和少量的茶碱及可可碱；可可豆中含有较多可可碱及少量的茶碱。现采用化学合成法生产。

黄嘌呤　　　　　咖啡因　　　　　茶碱　　　　　可可碱
　　　　　　　　Caffeine　　　　Theophylline　　Theobromine

咖啡因、茶碱和可可碱具有相似的药理作用，但作用强度不同。中枢兴奋作用：咖啡因＞可可豆碱＞茶碱；平滑肌松弛、利尿作用：咖啡因＜可可豆碱＜茶碱。现在咖啡因主要用作中枢兴奋药，茶碱主要为平滑肌松弛药，用于平喘，可可豆碱已少用。

黄嘌呤类药物酸性强度：咖啡因＜可可豆碱＜茶碱。

黄嘌呤类生物碱均具有紫脲酸铵反应。如：咖啡因与盐酸、氯酸钾置水浴上共热蒸干，所得残渣滴加氨试液即显紫色；再加氢氧化钠试液数滴，紫色即消失。

黄嘌呤类药物口服吸收好，而且结构与核苷酸及代谢产物如次黄嘌呤、黄嘌呤、尿酸的结构相似，体内易于代谢排出，毒副作用较低。

黄嘌呤衍生物的药物结构修饰中，发现了一些其他作用的药物，见表3－13。

表3－13 黄嘌呤衍生物的结构修饰药物

药物名称	药物结构	作用特点
氨茶碱 Aminophylline		为茶碱与乙二胺形成的盐，其水溶性增强。用于支气管哮喘，急性心功能不全和胆绞痛
己酮可可碱 Pentoxifylline		可改善微循环，激活脑细胞代谢，用于治疗脑血管障碍、血管性头痛、血栓闭塞性脉管炎
二羟丙茶碱 Diprophylline		作用与氨茶碱相似，支气管扩张作用为氨茶碱的1/10，毒副作用较氨茶碱小，主要用于支气管哮喘

（二）典型药物

咖啡因 Caffeine

化学名为1,3,7－三甲基－3,7－二氢－1H－嘌呤－2,6－二酮一水合物，又名咖啡碱。

本品为白色或带极微黄绿色、有丝光的针状结晶；无臭，味苦；有风化性。本品易溶于热水或三氯甲烷，略溶于水、乙醇或丙酮，极微溶于乙醚。熔点为235～238℃。

咖啡因的碱性极弱，pK_b为13.4，与强酸如盐酸、氢溴酸等也不能形成稳定的盐。为了增加咖啡因在水中的溶解度，制成注射液使用，可用有机酸的碱金属盐（如苯甲酸钠、水杨酸钠或枸橼酸钠等）与其形成复盐。安钠咖就是苯甲酸钠与咖啡因形成的复盐。

咖啡因具有酰脲结构，碱性条件下加热，可分解为咖啡亭。石灰水的碱性较弱，不会导致分解，因此提纯咖啡因时可加入生石灰，采用升华法精制咖啡因。

咖啡因　　　　　　　　　　　　　　　　　　　咖啡亭

本品为黄嘌呤类生物碱，具有紫脲酸铵反应。

本品的饱和水溶液加碘试液，不生成沉淀，再加稀盐酸即生成红棕色沉淀，并能在稍过量的氢氧化钠试液中溶解。

本品抑制磷酸二酯酶的活性，进而减少 cAMP 的分解，提高细胞内 cAMP 的含量，加强大脑皮层的兴奋过程，本品主要用于中枢性呼吸衰竭、循环衰竭、神经衰弱和精神抑制等。

课堂互动

配制咖啡因注射剂时，如何解决溶解度太小的问题？

二、酰胺类

（一）概述

酰胺类可分为环外酰胺类与环内酰胺类。环外酰胺类有尼可刹米等。环内酰胺类药物分子具有五元内酰胺类结构，为 γ - 氨基丁酸的衍生物，可直接作用于大脑皮质，激活、保护和修复神经细胞，促进大脑蛋白质的合成，提高学习和记忆能力，改善各种类型的脑缺氧和脑损伤，是目前临床上重要的治疗阿尔茨海默病与促进大脑功能恢复的药物。最早应用于临床的药物为吡拉西坦（Piracetam）。对吡拉西坦的母核 2 - 吡咯烷酮的 1、4 位进行结构修饰，得到一系列同型药物，如对记忆、思维效果优于吡拉西坦的奥拉西坦（Oxiracetam）；可促进大脑灵敏度、改善记忆的普拉西坦（Pramiracetam）；增强认识的奈非西坦（Nefiracetam）；兼有拟胆碱作用的益智药奈拉西坦（Nebracetam）；有较强的促进记忆抗脑缺氧功能的茴拉西坦（Aniracetam）。

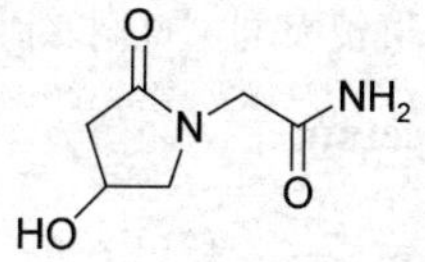

奥拉西坦 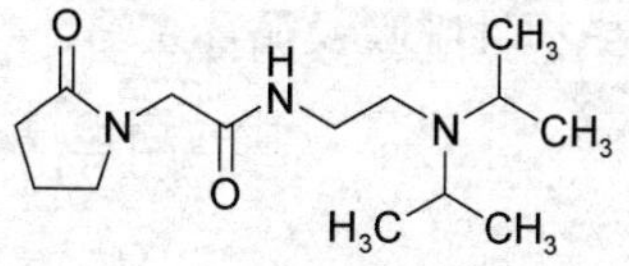   普拉西坦

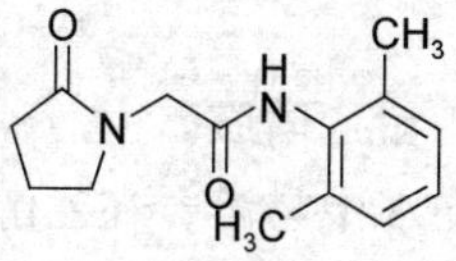

奈非西坦 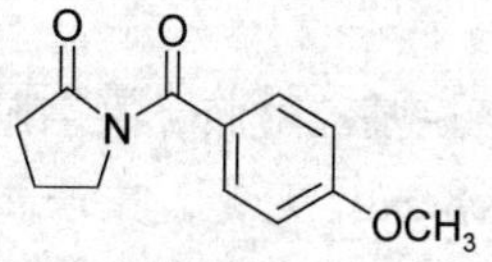   茴拉西坦 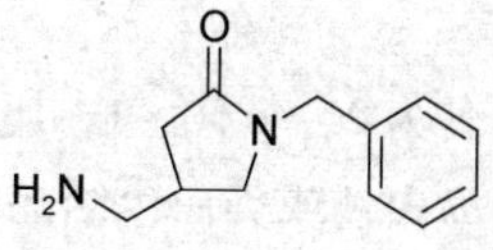   奈拉西坦

（二）典型药物

尼可刹米   Nikethamide

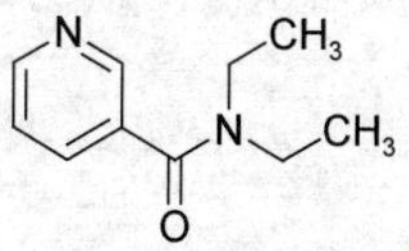

化学名为 N，N-二乙基烟酰胺，又名可拉明。

本品为无色或淡黄色的澄明油状液体，放置冷处，即成结晶；有轻微的特臭，味苦；有引湿性。本品能与水、乙醇、三氯甲烷、乙醚任意混合。在25℃相对密度为 1.058～1.066，折光率为1.522～1.524，凝点22～24℃。

本品酰胺结构具有水解性，在pH为3～7.5较稳定，在强碱性条件下可发生水解，生成碱性二乙胺，可使红色石蕊试纸变蓝。

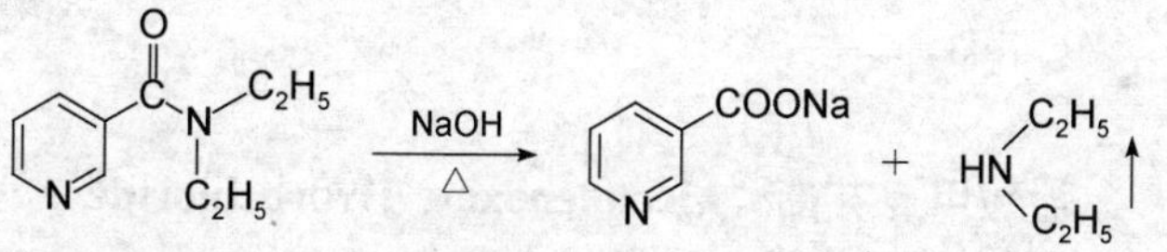

本品水溶液与碘化汞钾试液产生沉淀。

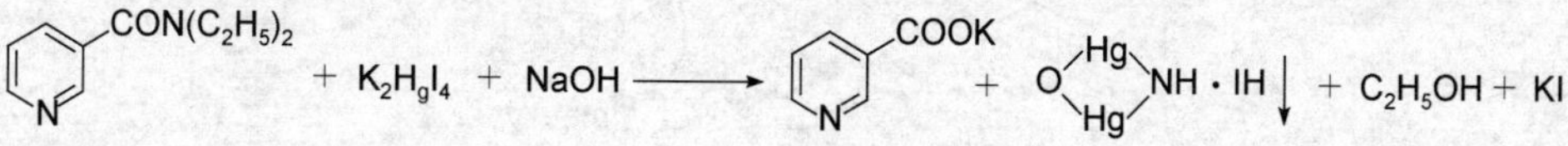

本品水溶液加硫酸铜与 NH_4SCN 试液，生成草绿色配位化合物沉淀。

本品具有戊烯二醛反应。

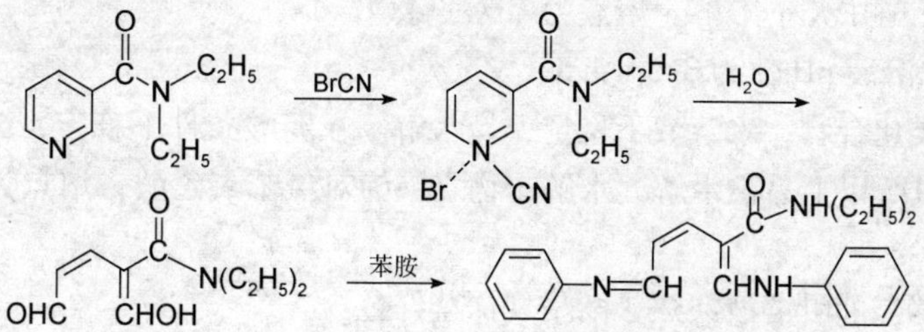

黄色戊烯二醛衍生物

本品临床用于中枢性呼吸及循环衰竭，麻醉药及其他中枢抑制药物的中毒解救。

吡拉西坦　**Piracetam**

化学名为 2 - 氧代 - 1 - 吡咯烷基乙酰胺，又名脑复康、吡乙酰胺。

本品为白色或类白色结晶性粉末；无臭，味苦。本品在水中易溶，在乙醇中略溶，在乙醚中几乎不溶。熔点为 151 ~ 154℃。

本品 5% 水溶液 pH 为 5.0 ~ 7.0。

本品水溶液加高锰酸钾试液与氢氧化钠试液，溶液呈紫色，渐变成蓝色，最后呈绿色。

临床用于老年精神衰退综合征、阿尔茨海默病，也可用于脑外伤所致记忆障碍及弱智儿童等。

三、其他类

主要有哌甲酯（Methylphenidate）、甲氯芬酯（Meclofenoxate）等。哌甲酯有两个手性碳原子，具旋光性，药用品为其外消旋体，适用于中枢抑制药中毒、轻度抑郁及小儿遗尿，对儿童多动症也有效。

哌甲酯　　　　　　　　甲氯芬酯

盐酸甲氯芬酯　**Meclofenoxate Hydrochloride**

化学名为 2 - (二甲基氨基) 乙基对氯苯氧基乙酸酯盐酸盐。

本品为白色结晶性粉末；略有特异臭，味酸苦。本品在水中极易溶解，在三氯甲烷中溶解，在乙醚中几乎不溶。熔点为 137 ~ 142℃。

本品 1% 水溶液 pH 值为 3.5 ~ 4.5。

本品为酯类化合物，水溶液不稳定，易水解。在弱酸条件下稳定，pH 值增高时水解速度加快，pH5 以上易被水解。水解产物之一为对氯苯氧乙酸，熔点为 158 ~ 160℃，可用于鉴别。

本品与枸橼酸醋酐溶液共热，渐呈现深紫红色。

本品水溶液加溴试液，即产生淡黄色沉淀或浑浊。

本品为中枢兴奋药，临床用于治疗外伤性昏迷、新生儿缺氧、儿童遗尿症及老年精神病、酒精中毒及某些中枢和周围神经症状等。

第六节 全身麻醉药

全身麻醉药指作用于中枢神经系统，使其受到可逆性抑制，引起意识、感觉和反射暂时消失的药物。全身麻醉药按用药途径分为吸入性全身麻醉药与静脉麻醉药。

一、吸入性全身麻醉药

（一）概述

吸入性全身麻醉药为一类化学性质不活泼的气体或易挥发液体。按化学结构分为卤烃类、醚类及无机化合物等。其发展历程：1842 年发现麻醉乙醚，1844 年发现氧化亚氮，1847 年发现三氯甲烷等。乙醚具有优良的全身麻醉作用，并能产生良好的镇痛与肌松作用，使用易于控制，主要缺点为易燃易爆、对呼吸道黏膜刺激性较大、诱导期较长、苏醒缓慢等。氧化亚氮作用较弱。三氯甲烷毒性太大，很快被淘汰。为克服前者的不足，因此人们开始寻找更好的全身麻醉药。在低分子量的烃类及醚类分子中引入卤素原子，药物的麻醉作用增强，但同时毒性增大，后来发现在烷烃分子中引入氟原子后，通常使药物的稳定性增加，燃烧性降低，从而发展了一类含氟全麻药，如氟烷（Halothane）、甲氧氟烷（Methoxyflurane）、恩氟烷（Enflurane）等。

甲氧氟烷　　　　　　　　恩氟烷

（二）典型药物

氟烷　Halothane

化学名为 1,1,1 - 三氟 - 2 - 氯 - 2 - 溴乙烷。

本品为无色、易流动的重质液体；有类似三氯甲烷的香气，味甜。本品能与乙醇、三氯甲烷、乙醚或非挥发性油类任意混合，在水中微溶。本品的相对密度为 1.871 ~ 1.875。

本品置试管中，加硫酸后，因其密度大于硫酸，应在硫酸层的下面。

本品性质稳定，不易燃烧，但遇光、热和湿空气能缓缓分解，生成氢卤酸（HF、HBr、HCl），常加入麝香草酚作稳定剂。

本品的麻醉作用为麻醉乙醚的 2 ~ 4 倍，对呼吸道黏膜无刺激性，麻醉诱导期短，但安全性不及麻醉乙醚，可引起肝肾损害及心律失常，常用于浅表麻醉。

二、静脉麻醉药

（一）概述

静脉麻醉药为一类静脉注射后能产生全身麻醉作用的药物。具有麻醉作用迅速、不刺激呼吸道、不良反应少、使用方便等特点。较早使用的静脉麻醉药为超短时的巴比妥类药物，如硫喷妥钠（Thiopental Sodium）、海索比妥（Hexobarbital）等，具有较高的脂水分配系数，极易透过血脑屏障达到脑组织，很快产生麻醉作用，但麻醉持续时间短，仅能维持数分钟。目前临床使用的静脉麻醉药有羟丁酸钠（Sodium Hydroxy-butyrate）、依托咪酯（Etomidate）、丙泊酚（Propofol）及氯胺酮（Ketamine）等。

丙泊酚   依托咪酯

（二）典型药物

盐酸氯胺酮　Ketamine Hydrochloride

化学名为 2 -（2 -氯苯基）- 2 -（甲氨基）环己酮盐酸盐。

本品为白色结晶性粉末；无臭。本品在水中易溶，在热乙醇中溶解，在乙醚中不溶。

本品分子中有手性碳原子，具有两种光学异构体，右旋体的止痛和安眠活性高于左旋体。药用品为外消旋体。

本品为强酸弱碱盐，在低温下与碳酸钾反应析出游离的氯胺酮，熔点为 91～94℃。

本品麻醉作用快，时间短，常用于短小手术，诊断检查操作，麻醉诱导及辅助麻醉等。本品在社会上被作为毒品 K 粉，为防止滥用，国家按一类精神药品进行严格管理。

羟丁酸钠　Sodium Hydroxybutyrate

化学名为 4 -羟基丁酸钠盐。

本品为白色结晶性粉末；微臭，味咸；有引湿性。本品在水中极易溶解，在乙醇中溶解，在乙醚或三氯甲烷中不溶。

本品的水溶液加入三氯化铁试液，即显红色。

本品加水溶解后，加入硝酸铈铵试液，显橙红色。

本品麻醉作用较弱、起效较慢，毒性较小，无镇痛作用，适用于老人、儿童及脑、神经外科手术、外伤、烧伤患者的麻醉。

学习小结

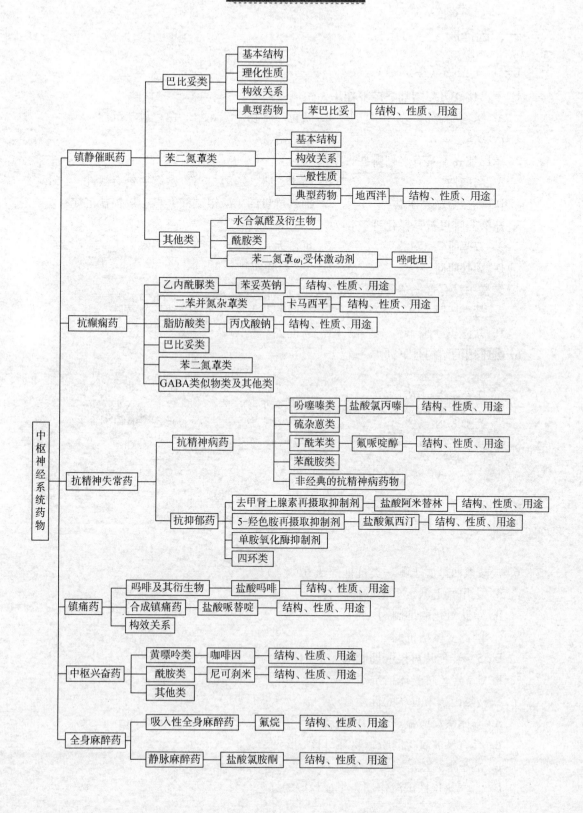

目标检测

一、选择题

(一) A 型题 (单选题)

1. 苯巴比妥可与铜吡啶试液作用，生成（　　）
   A. 绿色配合物　　　　　　B. 紫色配合物　　　　C. 白色胶状沉淀
   D. 氨气　　　　　　　　　E. 红色溶液

2. 苯巴比妥不具有下列哪些性质（　　）
   A. 弱酸性　　　　　　　　B. 溶于乙醚、乙醇　　C. 水解后仍有活性
   D. 钠盐溶液易水解　　　　E. 加入过量的硝酸银试液，可生成银盐沉淀

3. 盐酸吗啡可被铁氰化钾氧化为（　　）
   A. 双吗啡　　　　　　　　B. 可待因　　　　　　C. 苯吗喃
   D. 阿扑吗啡　　　　　　　E. N - 氧化吗啡

4. 结构中没有含氮杂环的镇痛药是（　　）
   A. 盐酸吗啡　　　　　　　B. 枸橼酸芬太尼　　　C. 盐酸哌替啶
   D. 盐酸美沙酮　　　　　　E. 喷他佐辛

5. 咖啡因的结构是下列哪一个（　　）

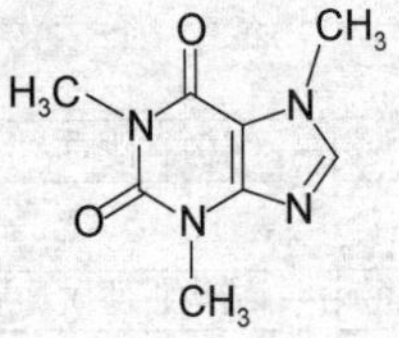

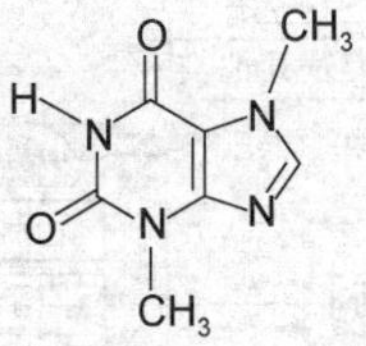

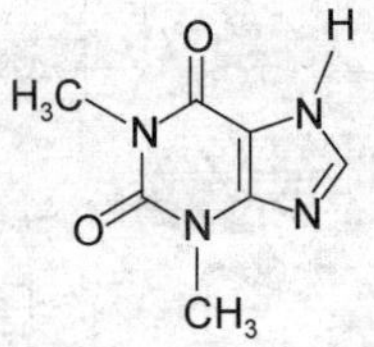

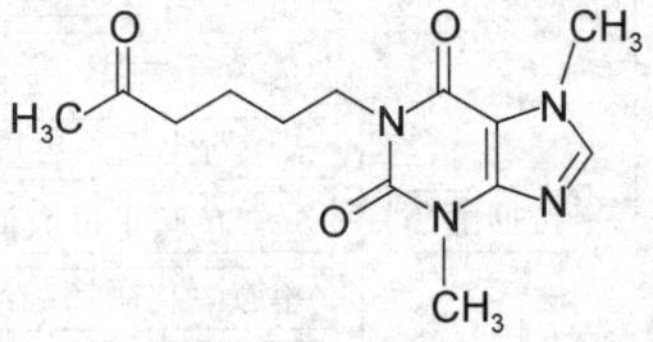

6. 盐酸氟西汀属于哪一类抗抑郁药（　　）
   A. 去甲肾上腺素重摄取抑制剂
   B. 单胺氧化酶抑制剂
   C. 阿片受体拮抗剂
   D. 5 - 羟色胺再摄取抑制剂
   E. 5 - 羟色胺受体拮抗剂

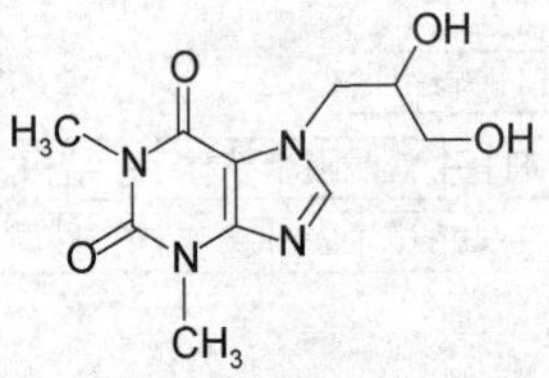

7. 盐酸氯丙嗪不具备的性质是（　　）
   A. 与硝酸反应显红色，加热后颜色消失
   B. 具有易被氧化的吩噻嗪环母核
   C. 溶于水、乙醇或三氯甲烷
   D. 与三氯化铁试液作用，生成稳定的红色

E. 对服用氯丙嗪的患者，多晒太阳有利疾病治疗

8. 下列药物中具有促智功能的药物是（　　）

    A. 尼可刹米　　　　　　　B. 咖啡因　　　　　　C. 茶碱

    D. 盐酸山梗菜碱　　　　　E. 吡拉西坦

9. 下列药物中，使用其外消旋体的是（　　）

    A. 氟烷　　　　　　　　　B. 麻醉乙醚　　　　　C. 盐酸氯胺酮

    D. 吡拉西坦　　　　　　　E. 盐酸氟哌啶醇

10. 不属于苯并二氮杂䓬类药物的是

    A. 地西泮　　　　　　　　B. 氯氮䓬　　　　　　C. 唑吡坦

    D. 三唑仑　　　　　　　　E. 美沙唑仑

（二）B 型题（每小组 5 个备选答案，备选答案可重复选，也可不选）

[1~5]

    A. 作用于阿片受体　　　　B. 作用多巴胺体　　　　C. 作用于苯二氮䓬 ω_1 受体

    D. 作用于磷酸二酯酶　　　E. 抑制 5–羟色胺和去甲肾上腺素的重摄取

1. 美沙酮（　　）

2. 氯丙嗪（　　）

3. 盐酸阿米替林（　　）

4. 咖啡因（　　）

5. 唑吡坦（　　）

[6~10]

    A. 吗啡　　　　　　　　　B. 喷他佐辛　　　　　C. 盐酸氯胺酮

    D. 地西泮　　　　　　　　E. 咖啡因

6. 可发生紫脲酸铵反应的药物是（　　）

7. 在胃酸中可发生 4，5 位开环，在肠道中又发生闭环反应的药物是（　　）

8. 临床上用于全身麻醉的药物是（　　）

9. 选择性作用于 κ 受体的药物是（　　）

10. 分子结构具有酸碱两性，在空气中极易氧化变质的药物是（　　）

（三）X 型题（多选题）

1. 影响巴比妥类药物镇静催眠作用的强弱和起效快慢的理化性质和结构因素是（　　）

    A. pK_a　　　　　　　　B. 脂溶性　　　C. 5 位取代基的氧化代谢难易程度

    D. 5 取代基碳的数目　　　E. 酰胺氮原子上是否含烃基取代

2. 巴比妥类药物的性质有（　　）

    A. 具有内酰亚胺醇–内酰胺的互变异构体

    B. 与吡啶–硫酸铜试液反应，显蓝紫色

    C. 在酸性条件下具有紫外吸收光谱，碱性条件下通常无紫外吸收

    D. 作用持续时间与代谢速率有关

    E. pK_a 值大，在生理 pH 时，未解离百分率高

3. 在进行吗啡的结构改造研究工作中，得到新的镇痛药的工作有（　　）

    A. 羟基的酰化   B. 氮原子上引入烯丙基 C. 1 位的脱氢

    D. 羟基的烷基化   E. 除去 D 环

4. 下列哪些药物作用于阿片受体（　　）

    A. 哌替啶   B. 喷他佐辛   C. 氯氮平

    D. 芬太尼   E. 氟烷

5. 中枢兴奋剂可用于（　　）

    A. 解救呼吸、循环衰竭   B. 儿童遗尿症   C. 对抗抑郁症

    D. 解救农药中毒   E. 阿尔茨海默病的治疗

6. 氟哌啶醇的主要结构片段有（　　）

    A. 对氯苯基   B. 对氟苯甲酰基   C. 对羟基哌嗪

    D. 丁酰苯   E. 哌嗪环

7. 镇静催眠药的结构类型有（　　）

    A. 巴比妥类   B. 三环类   C. 苯并氮杂䓬类

    D. 咪唑并吡啶类   E. 西坦类

8. 属于酰胺类的中枢兴奋药有（　　）

    A. 尼可刹米   B. 盐酸甲哌芬酯   C. 安钠咖

    D. 唑吡坦   E. 茴拉西坦

二、简答题

1. 根据吗啡及合成镇痛药的药效构象，讨论它们的共同结构特征及受体模型。

2. 配制盐酸氯丙嗪注射液时，为增加其稳定性要采取哪些措施？

三、实例分析

    某同学进行苯妥英钠的合成试验，将合成得到的苯妥英钠放置在 50℃烘箱内烘干，然后进行鉴定试验，化学鉴别结果显示其确实具有苯妥英钠的特征，但进行溶解试验时却总是混浊的外观，试分析可能的原因，并帮助其解决澄清度的问题。

（邹云川）

第四章 | 外周神经系统药物

学习目标

知识目标

讲出拟胆碱药和抗胆碱药、肾上腺素受体激动剂和肾上腺素受体拮抗剂的分类、组胺 H_1 受体拮抗剂和局部麻醉药的结构类型及典型药物硝酸毛果芸香碱、硫酸阿托品、肾上腺素、盐酸麻黄碱、盐酸普萘洛尔、马来酸氯苯那敏、盐酸赛庚啶、盐酸苯海拉明、盐酸普鲁卡因的化学名称、理化性质、临床用途；

说出肾上腺素能受体激动剂的构效关系、非经典的组胺 H_1 受体拮抗剂的构效关系、局部麻醉药的构效关系及典型药物的结构特点、作用特点、代谢特点及使用特点；

知道外周神经系统药物的发展。

能力要求

写出硝酸毛果芸香碱、硫酸阿托品、肾上腺素、盐酸麻黄碱、盐酸普萘洛尔、马来酸氯苯那敏、盐酸苯海拉明、盐酸普鲁卡因的化学结构；

认识溴新斯的明、去甲肾上腺素、盐酸克仑特罗、盐酸哌唑嗪、盐酸赛庚啶、盐酸西替利嗪、氯雷他定、盐酸利多卡因的化学结构；

学会典型药物的鉴别方法；会分析硫酸阿托品、肾上腺素的结构特点并推测其化学稳定性。

外周神经系统包括传入神经系统和传出神经系统。传出神经按神经末梢释放的递质不同分为胆碱能神经和肾上腺素能神经。目前临床使用的外周神经系统药物（peripheral nervous system drugs）大部分作用于传出神经系统，产生拟似或拮抗作用。按照药理作用的不同，将传出神经系统的药物分为影响胆碱能神经系统药物和影响肾上腺素能神经系统药物。

抗组胺药（antihistamine drugs）主要分为 H_1 受体拮抗剂（H_1 – receptor antagonists）和 H_2 受体拮抗剂（H_2 – receptor antagonists），前者主要用于抗过敏，后者主要用于抗消化性溃疡。本章介绍抗过敏药（antiallergic drugs）——H_1 受体拮抗剂。

局部麻醉药（local anesthetics）是一类重要的外周神经系统药物，能可逆性地阻断神经冲动的产生和传导，在意识清醒的条件下使局部痛觉消失，以便进行外科手术。

第一节　影响胆碱能神经系统药物

机体中的胆碱能神经兴奋时，其末梢释放神经递质乙酰胆碱（acetylcholine，

Ach），它与胆碱受体结合，使受体兴奋，产生多种生理反应如心脏抑制，血管扩张，胃肠、支气管平滑肌及骨骼肌收缩，瞳孔缩小和腺体分泌等。胆碱能神经功能亢进或低下都会导致疾病。影响胆碱能神经系统药物包括拟胆碱药和抗胆碱药，可通过影响乙酰胆碱与受体的相互作用和乙酰胆碱的代谢而发挥作用。

一、拟胆碱药

拟胆碱药（cholinergic drugs）是一类作用与乙酰胆碱相似的药物，根据作用机制可分为胆碱受体激动剂和乙酰胆碱酯酶抑制剂。

（一）胆碱受体激动剂

胆碱受体激动剂通过兴奋胆碱受体，产生类似乙酰胆碱的作用，是一类直接作用的拟胆碱药。胆碱受体激动剂分为天然的生物碱类和合成的胆碱酯类药物。

1. 天然的生物碱类

从植物中提取分离得到的一些生物碱，如毛果芸香碱（pilocarpine）、毒蕈碱（muscarine）等，它们的结构虽与乙酰胆碱有较大差别，但都具有拟胆碱作用，均为 M 受体激动剂，无 N 样作用。

知识拓展

乙酰胆碱的作用

胆碱受体分为毒蕈碱（muscarine）型受体（简称 M 受体）和烟碱（nicotine）型受体（简称 N 受体）两大类。M 受体对毒蕈碱较为敏感，M 受体兴奋时，出现心脏抑制、血管扩张、（胃、肠、支气管）平滑肌收缩、瞳孔缩小和汗腺分泌等。N 受体对烟碱较为敏感，分为 N_1 和 N_2 受体，N_1 受体兴奋时，自主神经节兴奋，肾上腺释放肾上腺素；N_2 受体兴奋时，骨骼肌收缩。当中枢神经系统的 M 受体和 N 受体与乙酰胆碱结合而兴奋时，则出现兴奋、不安、震颤，甚至惊厥。

---

2. 合成的胆碱酯类

乙酰胆碱是胆碱受体的天然激动剂，因分子内有酯键，性质不稳定，在体内极易水解，且其作用对胆碱受体无选择性，故无临床实用价值。合成的胆碱酯类药物是对乙酰胆碱的结构进行必要的改造以增加其稳定性，提高其选择性，并能与胆碱受体结合产生生理效应的药物。将乙酰胆碱的乙酰基部分、季铵氮原子的 β 位修饰得到了用于临床的胆碱受体激动剂，如卡巴胆碱（Carbachol）、氯贝胆碱（Bethanechol Chloride）等。卡巴胆碱作用强且较持久，对乙酰胆碱酯酶较 ACh 稳定，可以口服，具有 M 样和 N 样作用，选择性差，毒副反应较大，临床仅用于治疗青光眼。氯贝胆碱为选择性 M 胆碱受体激动剂，由于甲基的空间位阻作用，几无 N 样作用，$S-(+)-$异构体活性显著大于 $R-(-)-$异构体，主要用于术后腹气胀、尿潴留以及各种原因导致的胃肠道或膀胱功能异常。

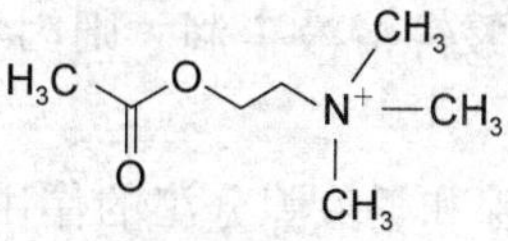

乙酰胆碱 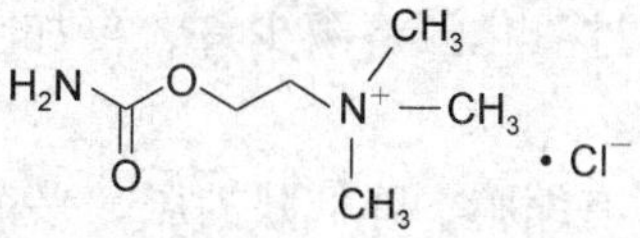   卡巴胆碱 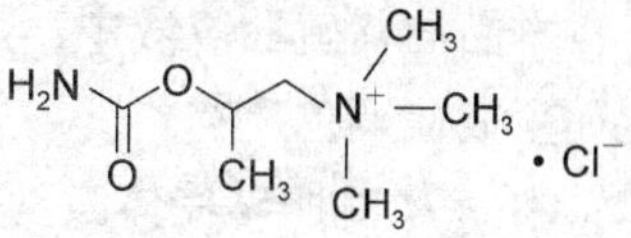   氯贝胆碱

硝酸毛果芸香碱　Pilocarpine Nitrate

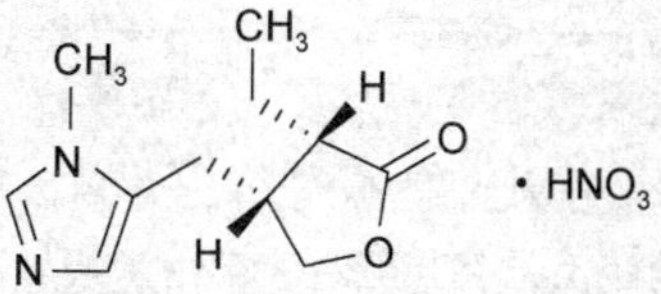

化学名为 4 - [(1 - 甲基 - 1H - 咪唑 - 5 - 基)甲基] - 3 - 乙基二氢 - 2(3H) - 呋喃酮硝酸盐，又名匹鲁卡品。

课堂互动

　　易水解或易氧化的药物往往都有一个相对稳定的 pH 值，但制备制剂时，还需考虑与生理 pH 值的差别而引起对机体的影响，如产生刺激性。综合化学稳定性、生理条件和药效等各方面因素，配制硝酸毛果芸香碱滴眼剂时，其 pH 值应调节为多少？为什么？

　　本品为无色结晶或白色结晶性粉末；无臭；遇光易变质。本品在水中易溶，在乙醇中微溶，在三氯甲烷或乙醚中不溶。熔点为 174～178℃，熔融时同时分解。在水溶液（0.10g/ml）中比旋度为 +80°～ +83°。

　　本品药用品为硝酸盐，显弱酸性（强酸弱碱盐）。毛果芸香碱含咪唑环，具有碱性，N - 3 和 N - 1 上的 pK_a 为 7.15 和 12.57。

　　毛果芸香碱分子中含有一个羧酸内酯环，在 pH 4.0～5.0 时比较稳定，在碱性条件下，可以水解生成毛果芸香酸钠盐而溶解失活。

　　本品含两个手性中心，具旋光性。在碱性条件下，其 C - 3 位发生差向异构化，生成无活性的异毛果芸香碱。

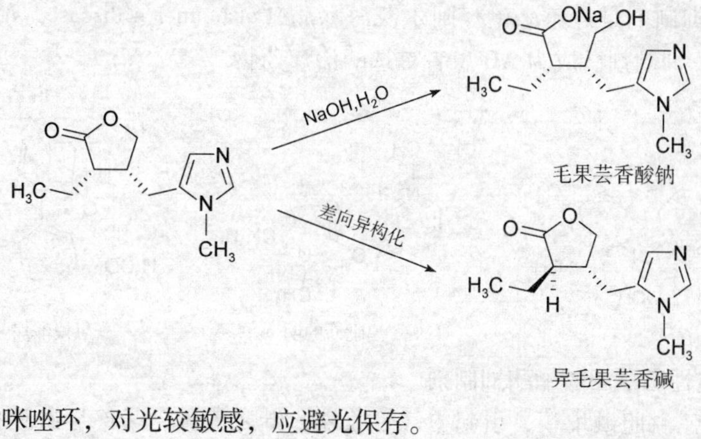

毛果芸香酸钠

异毛果芸香碱

本品因含咪唑环，对光较敏感，应避光保存。

本品的稀硫酸溶液中，加入过氧化氢溶液少许，再加重铬酸钾溶液 1 滴，则因氧化而生成蓝紫色产物。

本品为 M 胆碱受体激动剂，有缩瞳、降低眼内压、兴奋汗腺和唾液腺分泌的作用。临床主要用于眼科，一般使用 0.5% ~ 2% 的硝酸毛果芸香碱溶液滴眼，治疗青光眼。

本品过量可导致中毒，出现胆碱能神经过度兴奋症状，可用足量阿托品解毒。

案例分析

案例：硝酸毛果芸香碱溶液作为滴眼剂，若单从水解因素考虑，其最稳定 pH 为 4.0；但临床使用的 0.5% ~ 2% 的硝酸毛果芸香碱溶液常用磷酸缓冲液调节其 pH6.0。试分析原因。对你有何启发？

分析：正常眼可耐受的 pH 为 5.0 ~ 9.0，pH 为 6 ~ 8 时无不舒适感觉。综合化学稳定性、对眼的刺激性和疗效（游离本品才易透过组织起作用）等各方面因素配制。

（二）乙酰胆碱酯酶抑制剂及复活剂

乙酰胆碱酯酶抑制剂（acetylcholinesterase inhibitors）又称抗胆碱酯酶药（anticholinesterases），是一类间接的拟胆碱药，通过对乙酰胆碱酯酶的抑制，使乙酰胆碱（ACh）在突触处的浓度增高，延长并且增加了乙酰胆碱的作用。临床主要用于治疗重症肌无力、青光眼、阿尔茨海默病。乙酰胆碱酯酶抑制剂按其与胆碱酯酶结合程度不同分为可逆性抗胆碱酯酶药和不可逆性抗胆碱酯酶药两类。

1. 可逆性乙酰胆碱酯酶抑制剂

能与乙酰胆碱竞争胆碱酯酶的活性中心，使胆碱酯酶暂时失活，但因其结合得并不牢固，经过一段时间后，胆碱酯酶可恢复活性。主要药物有毒扁豆碱（Physostigmine）、溴新斯的明（Neostigmine Bromide）、溴吡斯的明（Pyridostigmine Bromide）、氢溴酸加兰他敏（Galantamine Hydrobromide Lycoremine）等。毒扁豆碱是从西非洲出产的毒扁豆中提取的一种生物碱，是临床上第一个胆碱酯酶抑制剂，曾在眼科使用多年，治疗青光眼。但因作用选择性低，毒性较大，现已少用。溴吡斯的明的毒性只有溴新斯的明的 1/5，已成为治疗重症肌无力使用最多的药物，还可预防战争毒剂中毒。加兰他敏等 AChE 抑制剂是近年来治疗阿尔茨海默病（alzheimer's disease，AD）的热点研究领域，AChE 抑制剂已成为 AD 患者首选的治疗药物。

毒扁豆碱　　　　　　　　溴吡斯的明　　　　　　　　氢溴酸加兰他敏

2. 不可逆性乙酰胆碱酯酶抑制剂

能使体内乙酰胆碱堆积，引起支气管收缩，继之惊厥，最终导致死亡，如有机磷农药，多用作杀虫剂或战争毒剂。

3. 乙酰胆碱酯酶复活剂

能水解磷酸酯键，使中毒的胆碱酯酶恢复活性，可用于有机磷农药中毒的解救。如碘解磷定（Pralidoxime Iodide）和氯解磷定（Pyraloxime Methylchloride）等。

碘解磷定   氯解磷定

案例分析

案例：患者×××，男，46岁，农民，入院前患者使用有机磷农药 1605 液喷洒农作物，未加防护。当晚头痛、头晕、厌食，继而呕吐、流涎、腹痛、腹泻，呼吸困难，立即送医院急诊。上述患者的抢救措施及应选用的药物有哪些？

分析：① 清除毒物：口服中毒——洗胃导泻；首先抽出胃液和毒物，并立即用微温的 2% 碳酸氢钠溶液或 1% 食盐水反复洗胃，直至洗出液不再有有机磷农药的特殊气味为止。然后给硫酸镁导泻；皮肤渗入——清洗皮肤（温水）。

② 特异性解毒药：M 受体拮抗剂——阿托品。

③ 胆碱酯酶抑制剂：碘解磷定。

溴新斯的明　Neostigmine Bromide

化学名为溴化 $-N,N,N-$ 三甲基 $-3-$ [（二甲氨基）甲酰氧基] 苯铵。

本品为白色结晶性粉末；无臭；味苦。本品在水中极易溶解，在乙醇或三氯甲烷中易溶，在乙醚中几乎不溶。熔点为 171~176℃。

本品为季铵型生物碱，有一个叔胺和一个季铵，碱性较强，能与酸生成稳定的盐。

本品含有酯键结构，一般条件下较稳定，受热并与氢氧化钠共存时可水解，活性消失。水解产生二甲氨基甲酸及间二甲氨基酚。前者可进一步水解成具有氨臭的二甲胺，且使湿润的红色石蕊试纸变蓝；后者可作为偶合试剂与重氮苯磺酸试液作用生成红色偶氮化合物。

本品与硝酸银试液反应可生成淡黄色沉淀，微溶于氨水，不溶于硝酸。

本品为季铵类化合物，口服吸收少，在肠内有一部分被破坏，故口服剂量远大于注射剂量。临床常用溴新斯的明供口服用，甲硫酸新斯的明供注射用，用于重症肌无力、手术后腹气胀及尿潴留。大剂量时可引起恶心、呕吐、腹泻、流泪、流涎等，可用阿托品对抗。

二、抗胆碱药

抗胆碱药（anticholinergic drugs）是一类能与胆碱受体结合，但不兴奋受体，即拮抗乙酰胆碱与受体的结合，而产生抗胆碱作用的胆碱受体拮抗剂。按照药物的作用部位及对胆碱受体亚型选择性的不同，抗胆碱药通常分为 M 胆碱受体拮抗剂和 N 胆碱受体拮抗剂。

（一）M 胆碱受体拮抗剂

M 胆碱受体拮抗剂（M – cholinoceptor antagonist）能选择性阻断乙酰胆碱与节后胆碱能神经支配的效应器上的 M 受体的相互作用，产生松弛（胃肠道、支气管）平滑肌、抑制腺体（唾液腺、汗腺等）分泌、加快心率、扩大瞳孔等作用。临床主要用于解痉止痛和散瞳，故也称为解痉药。按化学结构可分为颠茄生物碱类和人工全合成类。

知识链接

颠茄的名字

颠茄，是生长在欧洲南部和中东的一种植物。瑞典植物学家林奈根据它的毒性将其学名定为"Atropa belladonna"。Atropa 是希腊神话中命运三女神之一，她能割断生命之线，可见其毒性之大。颠茄根的煎煮物能扩瞳，古代西班牙姑娘爱用颠茄滴眼，美化她们的眼睛，由此得到"belladonna"这一俗称。belladonna 源于意大利语的 bella donna，意为"漂亮女人"。

颠茄生物碱类是最早应用于临床的抗胆碱药，其中供药用的主要有阿托品（Atropine）、山莨菪碱（Anisodamine）、东莨菪碱（Scopolamine）和樟柳碱（Anisodine）等。它们均为二环氨基醇（也称莨菪醇）和有机酸（莨菪酸）组成的酯。药物分子结构中的 6、7 位之间的氧桥及 6 位或莨菪酸 α 羟基的存在与否，对药物的中枢作用有很大的影响，氧桥的存在增加分子的亲脂性，使中枢作用增强，而羟基的存在对中枢作用减弱。中枢作用的顺序为：东莨菪碱 > 阿托品 > 樟柳碱 > 山莨菪碱。

山莨菪碱　　　　　东莨菪碱　　　　　樟柳碱

颠茄类生物碱虽然是有效的抗胆碱药，但由于它们药理作用广泛，在应用时常引起口干、心悸、视力模糊等不良反应，因此对阿托品进行了一系列的结构改造，目的是寻找选择性高、作用强、毒性低的新型合成类抗胆碱药。将阿托品的结构进行简化、衍化，设计合成了多种季铵类或叔胺类的 M 胆碱受体拮抗剂。如季铵类药物溴丙胺太林（Propantheline Bromide，普鲁本辛）、格隆溴铵（Glycopyrronium Bromide）。叔胺类药物由于脂溶性较大，易进入中枢，属于中枢抗胆碱药，临床用于抗震颤麻痹。哌仑西平（Pirenzepine）为 M_1 受体拮抗剂，选择性作用于胃肠道 M_1 受体，副作用少，能减少胃酸分泌，用于治疗胃及十二指肠溃疡。

格隆溴铵　　　　　　　　　哌仑西平

硫酸阿托品　Atropine Sulfate

化学名为（±）-α-（羟甲基）苯乙酸-8-甲基-8-氮杂双环〔3.2.1〕-3-辛酯硫酸盐一水合物。

本品是由存在植物体内的(-)-莨菪碱，在提取过程中遇酸或碱发生消旋化反应转变为外消旋体即为阿托品。阿托品的活性为左旋莨菪碱的50%，毒性也小一倍，使用较安全。临床上使用其硫酸盐，阿托品已可用全合成方法制备。

本品为无色结晶或白色结晶性粉末；无臭。本品在水中极易溶解，在乙醇中易溶。熔点不得低于189℃，熔融时同时分解。

本品分子具有叔胺结构，碱性较强，在水溶液中能使酚酞呈红色，可以与酸形成稳定的中性盐，如盐酸盐、硫酸盐，常用硫酸盐。

本品含有酯键易被水解，在弱酸性、近中性条件下较稳定，pH3.5～4.0最稳定，但酸碱都能催化水解，生成莨菪醇和消旋莨菪酸。制备其注射液时应注意调整 pH，加1%氯化钠做稳定剂，采用硬质中性玻璃安瓿，注意灭菌温度。

莨菪醇　　　　　　消旋莨菪酸

本品与发烟硝酸共热，生成的莨菪酸发生硝化反应，生成黄色的三硝基衍生物，再加入醇制氢氧化钾试液，则生成深紫色的醌型化合物，此反应称维他立（Vitali）反应，为莨菪酸的专属反应。

课堂互动

根据阿托品的稳定性，分析在制备硫酸阿托品注射液时应采取哪些防水解的措施？

本品游离体因碱性较强，与氯化汞作用，可析出黄色氧化汞沉淀。

本品能与碘-碘化铋钾、氯化金等多种生物碱沉淀试剂发生显色反应和沉淀反应。

本品具有外周及中枢 M 胆碱受体拮抗作用，临床常用于治疗各种内脏绞痛、麻醉前给药、盗汗、心动过缓、多种感染、中毒性休克，也可用于有机磷中毒的解救、眼科诊疗（如散瞳）等。

溴丙胺太林　Propantheline Bromide

化学名为溴化 N-甲基-N-（1-甲基乙基）-N-[2-（9H-呫吨-9-甲酰氧基）乙基]-2-丙铵，又名普鲁本辛。

本品为白色或类白色的结晶性粉末；无臭，味极苦；微有引湿性。本品在水、乙醇或三氯甲烷中极易溶解，在乙醚中不溶。熔点为 157～164℃，熔融时同时分解。

本品含有酯键可发生水解，产生呫吨酸。后者遇硫酸显亮黄色或橙黄色，有微绿色荧光。

本品为季铵化合物，不易透过血脑屏障，中枢副作用小，外周 M 胆碱受体拮抗作用与阿托品类似。对胃肠道平滑肌有选择性，主要用于胃肠道痉挛、胃及十二指肠溃疡、胃炎、胰腺炎等疾病的治疗。

（二）N 胆碱受体拮抗剂

N 胆碱受体拮抗剂按其对 N 胆碱受体亚型的选择性差异而分为 N_1 受体拮抗剂和 N_2 受体拮抗剂。N_1 受体拮抗剂又称神经节阻断剂，早期用于治疗重症高血压，但因作用广泛，不良反应多，现已少用。N_2 受体拮抗剂又称神经肌肉阻断剂，可以使骨骼肌松弛，临床作为肌松药用于辅助麻醉。该类药物按照作用机制可分为去极化型肌松药和非去极化型肌松药。

去极化型肌松药与 N_2 胆碱受体结合并激动受体，导致骨骼肌松弛，如氯化琥珀胆碱（Suxamethonium Chloride）。非去极化型肌松药和乙酰胆碱竞争，与 N_2 胆碱受体结合，不能激活受体，拮抗了乙酰胆碱与 N_2 胆碱受体的结合，使骨骼肌松弛，因此又称为竞争性肌松药。如氯化筒箭毒碱（Tubocurarine Chloride）、泮库溴铵（Pancuronium

Bromide）。

氯化筒箭毒碱   泮库溴铵

氯化琥珀胆碱   Suxamethonium Chloride

化学名为二氯化 2,2′ – [（1,4 – 二氧代 – 1,4 – 亚丁基）双（氧）]双[N,N,N – 三甲基乙铵]二水合物。

本品为白色或几乎白色的结晶性粉末；无臭，味咸。本品在水中极易溶解，在乙醇或三氯甲烷中微溶，在乙醚中不溶。熔点为 157 ~ 163℃。

本品结构中有酯键，水溶液不稳定，易发生水解反应，pH 和温度是主要影响因素。pH3 ~ 5 时较稳定，pH7.4 时缓慢水解，碱性条件下很快被水解、温度升高，水解速率加快，制备注射剂时应调 pH 为 5，并于 4℃ 冷藏，用丙二醇作溶剂可以延缓水解或制成粉针。氯化琥珀胆碱为二元羧酸酯。水解时分步进行，最后分解成 2 分子氯化胆碱和 1 分子琥珀酸。

本品生产过程中或贮存过久，可能带入或产生胆碱、琥珀酸、琥珀酸单酯等杂质，故药典规定检查其限量。

本品为季铵类化合物，与氢氧化钠溶液一起加热时，发生霍夫曼消除反应，产生三甲胺臭味。

本品在酸性溶液中与硫氰酸铬铵反应，产生淡红色的复盐沉淀。本品的水溶液与氯化钴溶液和亚铁氰化钾试液反应显持久的翠绿色。

课堂互动

根据氯化琥珀胆碱的结构特点,分析在制备其注射液时应采取哪些防水解的措施?

本品为去极化型肌松药,起效快(1min),持续时间短(5min),易于控制。临床用于全身麻醉的辅助药,还用于需肌肉松弛的外科小手术和气管插管术。

第二节　影响肾上腺素能神经系统药物

肾上腺素能药物是一类作用于肾上腺素能受体的药物,包括肾上腺素受体激动剂和肾上腺素受体拮抗剂两大类。当药物与相应的受体结合时,产生与去甲肾上腺素相似作用,称为激动剂,也称为拟肾上腺素药;而当药物与受体结合时不产生或较少产生去甲肾上腺素的作用,或产生与去甲肾上腺素作用相反的活性,称为拮抗剂,也称为抗肾上腺素药。

知识链接

去甲肾上腺素的发现

1904 年,英国剑桥大学的一位年轻生理学工作者 Thomas Renton Elliott 在研究动物膀胱和尿道的神经支配时,提出一个设想,肾上腺素可能是交感神经末梢释放的化学刺激物。奇迹出现在 1921 年的一个夜晚,德国的青年科学家 Otto Loewi 在梦中获得了实验设计方案,醒来以后,立即奔赴实验室进行实验,竟然成功地证明了原来的设想,他把迷走神经释放的这个特殊物质称为迷走物质。直到 1946 年,瑞典生理学家 Ulf von Euler 才成功地分离出这个拟交感物质,他认为无论从生物学作用上,还是化学结构上它都不是肾上腺素,而是与肾上腺素最接近的去甲肾上腺素(noradrenaline)。Euler 的这一出色工作使他在 1970 年与德国的 Bernard Katz 和美国的 Julius Axelrod 共享了诺贝尔生理学或医学奖。

一、肾上腺素受体激动剂

(一)概述

肾上腺素受体激动剂是通过直接与肾上腺素受体结合或促进肾上腺素能神经释放介质,激动受体,产生与肾上腺素相似的作用,故又称拟肾上腺素药;因它们属于胺类而作用又与交感神经兴奋的效应相似,故也称拟交感胺类。

知识拓展

肾上腺素受体按照其对肾上腺素、去甲肾上腺素和异丙肾上腺素（Isoprenaline）作用所产生的生物效应不同分为 α 受体和 β 受体。去甲肾上腺素与其受体结合后，α_1 受体兴奋时，心肌收缩力和自主活动增强；α_2 受体兴奋时可抑制心血管活动，抑制去甲肾上腺素、乙酰胆碱和胰岛素的释放，减少去甲肾上腺素更新及使血小板聚集；β_1 受体兴奋时，心肌收缩力增强，冠状动脉扩张和肠平滑肌松弛。β_2 受体兴奋时，血管和支气管扩张，子宫松弛。因此 α_1 受体激动剂临床用于高血压和抗休克；α_2 受体激动剂用于治疗鼻黏膜充血和降低眼压；中枢 α_2 受体激动剂用于降血压；β_1 受体激动剂用于强心及抗休克；β_2 受体激动剂用于平喘和改善微循环及防止早产。

拟肾上腺素药的基本化学结构为 β-苯乙胺，在苯环的 3,4 位上有羟基，称为儿茶酚胺。儿茶酚胺的极性较大，外周作用较中枢作用强，在体内经儿茶酚氧甲基转移酶（catechol-O-methyltransferase，COMT）代谢失活，作用时间短暂。常见药物如肾上腺素、去甲肾上腺素、异丙肾上腺素、多巴胺、多巴酚丁胺等。当将儿茶酚胺结构的苯环上去掉一个羟基，得到间羟胺结构的化合物，其外周作用减弱，作用时间延长。若去掉苯环上二个羟基，如植物来源的麻黄碱，中枢作用增强，外周作用相应减弱，且不被体内 COMT 所代谢，作用时间延长。常见药物如麻黄碱、间羟胺、沙丁胺醇、克仑特罗、特布他林等。麻黄碱及类似物在结构上又称为苯异丙胺类。常见的拟肾上腺素药见表 4-3。

表 4-3 常见的拟肾上腺素药

药物名称	X	R_1	R_2	R_3	受体选择性
去甲肾上腺素 Norepinephrine	3'—OH, 4'—OH	—OH	—H	—H	α
去氧肾上腺素 Phenylephrine	3'—OH	—OH	—H	—CH₃	α
间羟胺 Metaraminol	3'—OH	—OH	—CH₃	—H	α
肾上腺素 Epinephrine	3'—OH, 4'—OH	—OH	—H	—CH₃	α, β
多巴胺 Dopamine	3'—OH, 4'—OH	—H	—H	—H	α, β
麻黄碱 Ephedrine		—OH	—CH₃	—CH₃	α, β

续表

药物名称	X	R_1	R_2	R_3	受体选择性
异丙肾上腺素 Isoprenaline	$3'—OH, 4'—OH$	$—OH$	$—H$	$—CH(CH_3)_2$	β
沙丁胺醇 Salbutamol	$3'—CH_2OH, 4'—OH$	$—OH$	$—H$	$—CH(CH_3)_3$	β_2
特布他林 Terbutaline	$3'—OH, 5'—OH$	$—OH$	$—H$	$—CH(CH_3)_3$	β_2
克仑特罗 Clenbuterol	$3'—Cl, 5'—OH, 4'—NH_2$	$—OH$	$—H$	$—CH(CH_3)_3$	β_2

知识拓展

肾上腺素能受体激动剂口服及注射剂应用时的注意事项

儿茶酚胺类药物口服吸收不好。该类药物具有酸碱两性，易在胃肠道解离，不易吸收；又因在肠道中能迅速被碱性肠液所破坏，故口服无效。

苯乙胺类肾上腺素能受体激动剂一般制备成注射剂。注射剂应用时需注意：因为其具有强烈收缩血管的作用，能使肌肉或皮下血管收缩，一方面不利于吸收，另一方面会使局部组织缺血坏死，故应静脉注射；且注射时不能将药液漏出血管外，要随时观察皮肤变化，皮肤变白应更换注射部位，并对用药部位进行热敷或应用 α 受体拮抗剂做局部浸润注射，以对抗缩血管作用。

（二）典型药物

肾上腺素　Epinephrine

化学名为$(R)-4-[2-(甲氨基)-1-羟基乙基]-1,2-苯二酚$，又名副肾碱。

课堂互动

医院里盐酸肾上腺素注射剂放置一段时间后颜色变为淡粉色是什么原因？影响肾上腺素稳定性的因素有哪些？制备其注射剂时，应采取哪些增加稳定性的措施？

本品为白色或类白色结晶性粉末；无臭，味苦。本品在水中极微溶解，在乙醇、三氯甲烷、乙醚、脂肪油或挥发油中不溶；在无机酸或氢氧化钠溶液中易溶，在氨溶液或碳酸钠溶液中不溶。熔点为 $206 \sim 212℃$，熔融时同时分解。在盐酸溶液（$9 \rightarrow 200$）（$20mg/ml$）中比旋度为 $-50.0° \sim -53.5°$。

本品含有一个手性碳，有旋光性，药用品为 $R-$ 构型，具左旋性，左旋体的药效比右旋体大 12 倍，消旋体的活性只有左旋体的一半。

左旋的肾上腺素水溶液加热或室温放置后，可发生外消旋化，而使活性降低。在pH4 以下，消旋的速度较快，故在配制时要注意溶液的 pH。

本品具有邻苯二酚结构，具有较强的还原性。在酸性介质中相对较稳定，在中性或碱性溶液中不稳定，遇某些弱氧化剂（二氧化锰、升汞、过氧化氢、碘等）或空气中的氧，均能使其氧化，生成肾上腺素红呈红色，并可进一步聚合生成棕色多聚物。本品水溶液与 $FeCl_3$ 试液反应显翠绿色，加氨试液变紫红色；本品遇 H_2O_2 试液呈酒红色。

光照、加热、pH 升高及微量金属离子均可加速上述反应的发生。为了延缓本品氧化变质，药典规定本品注射液 pH $2.5 \sim 5.0$；加金属离子配合剂乙二胺四醋酸二钠（$EDTA-2Na$）；加抗氧剂焦亚硫酸钠；注射用水经惰性气体二氧化碳或氮气饱和，安瓿内同时充入上述气体；$100℃$ 流通蒸气灭菌 15 分钟；并且遮光，减压严封，置阴凉处存放。

知识拓展

盐酸肾上腺素注射液不能用亚硫酸氢钠作抗氧剂

盐酸肾上腺素水溶液同其他苯乙胺类肾上腺素能受体激动剂一样，在室温放置或加热后，易发生消旋化反应，使活性降低，pH 4 以下消旋化反应速度较快。当盐酸肾上腺素注射液中加亚硫酸氢钠作抗氧剂时，HSO_3^- 可以同样方式进行亲核进攻，而使效价降低，故不可以用亚硫酸氢钠做抗氧剂。

本品口服无效，常用剂型为盐酸肾上腺素注射液。对 α 和 β 受体均有较强的激动作用，使心肌收缩力加强，心率加快，心肌耗氧量增加。临床主要用于治疗过敏性休克、支气管哮喘及心脏骤停的急救，还可治疗鼻黏膜及牙龈出血。与局麻药合用可减少其毒副作用，减少手术部位的出血。

盐酸麻黄碱 Ephedrine Hydrochloride

化学名为 $[R-(R^*,S^*)]-\alpha-[1-($甲氨基$)$乙基$]-1-$苯甲醇盐酸盐,又名麻黄素。

本品为白色针状结晶或结晶性粉末;无臭,味苦。本品在水中易溶,在乙醇中溶解,在三氯甲烷或乙醚中不溶。熔点为 $217\sim220℃$。在水溶液($50mg/ml$)中比旋度为 $-33°$至 $-35.5°$。

本品结构中有两个手性碳原子,有四个光学异构体。只有($1R$, $2S$)($-$)-麻黄碱有显著活性。($1S$, $2S$)($+$)-伪麻黄碱的作用比麻黄碱弱,常于复方感冒药中用于减轻鼻充血等。

知识链接

麻黄碱的非法应用

它是合成苯丙胺类毒品也就是制作冰毒最主要的原料。由于大部分感冒药中含有麻黄碱成分,可能被不法分子大量购买用于提炼制造毒品。各药店对含麻黄碱成分的新康泰克、白加黑、日夜百服咛等数十种常用感冒、止咳平喘药限量销售,每人每次购买量不得超过 5 个最小零售包装。

($1R$, $2S$)($-$)-麻黄碱   ($1S$, $2R$)($+$)-麻黄碱   ($1R$, $2R$)($-$)-伪麻黄碱   ($1S$, $2S$)($+$)-伪麻黄碱

本品分子中不含儿茶酚结构,性质较稳定,在空气中不易被氧化。

本品侧链具有 α - 羟基 - β - 氨基结构,可被高锰酸钾、铁氰化钾等氧化,产生苯甲醛和甲胺,后者可使红色石蕊试纸变蓝。

本品水溶液与碱性硫酸铜试液作用,产生蓝紫色配合物。

知识拓展

麻黄碱易进入中枢神经系统,具有较强的中枢兴奋作用。该药物及其异构体和类似物与其他苯丙胺类化合物一样,有滥用危险,有些甚至为毒品。如去氧麻黄碱(Metamfetamine,俗称冰毒)和二亚甲基双氧安非他明(MDMA)及其类似物(统称摇头丸),国家按一类精神药品管理,去甲伪麻黄碱按第二类精神药品进行管理。

去氧麻黄碱　　　　　二亚甲基双氧安非他明　　　　　去甲伪麻黄碱

麻黄碱和伪麻黄碱还是制备冰毒和摇头丸等许多毒品的合成中间体，麻黄碱类化合物及其单方制剂被列为国家第一类易制毒化学品，因此对其生产和处方剂量均有特殊管理要求。

本品可口服，在肠内易吸收，并可进入脑脊液。吸收后极少量脱氨氧化或 N - 去甲基化，79% 以原型经尿排泄。因代谢、排泄较慢，故作用较持久，半衰期为 3~4h。

本品属于混和作用型药物，既与肾上腺素受体结合，又能促进肾上腺素能神经末梢释放递质。其对 α 和 β 受体都有激动作用，呈现出松弛支气管平滑肌、收缩血管、兴奋心脏等作用。临床主要用于支气管哮喘、过敏性反应、低血压及鼻黏膜出血肿胀引起的鼻塞等。

重酒石酸去甲肾上腺素　Norepinephrine Bitartrate

化学名为 (R) - 4 - (2 - 氨基 - 1 - 羟基乙基) - 1,2 - 苯二酚重酒石酸盐一水合物，又名重酒石酸正肾上腺素。

本品为白色或类白色结晶性粉末；无臭，味苦。本品在水中易溶，在乙醇中微溶，在三氯甲烷或乙醚中不溶。熔点为 100~106℃，熔融时同时分解并显浑浊。在水溶液（50mg/ml）中比旋度为 - 10.0° 至 - 12.0°。

本品含有一个手性碳，有旋光性。左旋体的药效比右旋体大 27 倍，因生产中是从消旋体拆分而来，故需检查比旋度。本品在 120℃ 加热 3min 或在 80~90℃ 与浓硫酸共热 2h，均发生消旋化，pH4 以下消旋速度更快。在注射液的配制和贮存过程中应避免加热，防止药品消旋化使药效降低。

本品含有邻苯二酚结构，具有较强的还原性，遇光和空气易变质。故注射液加抗氧剂焦亚硫酸钠，并闭光保存，避免与空气接触。

本品的水溶液，加三氯化铁试液即显翠绿色；再缓缓加碳酸氢钠试液，即显蓝色，最后变成红色。

本品加酒石酸氢钾的饱和溶液溶解后，加碘试液，放置后，加硫代硫酸钠试液，溶液为无色或仅显微红色或淡紫色（与肾上腺素或异丙肾上腺素的区别）。

本品含有酒石酸，加 10% 氯化钾溶液析出酒石酸氢钾结晶性沉淀。

本品主要兴奋 $α_1$ 受体，具有很强的血管收缩作用。临床上主要利用它的升压作用，静脉滴注用于治疗各种休克，口服用于治疗消化道出血。

盐酸克仑特罗　Clenbuterol Hydrochloride

化学名为 α-[(叔丁氨基)甲基]-4-氨基-3,5-二氯苯甲醇盐酸盐，又称瘦肉精。

本品为白色或类白色的结晶性粉末；无臭，味略苦。本品在水或乙醇中溶解，在三氯甲烷或丙酮中微溶，在乙醚中不溶。熔点为 172～176℃。熔融时同时分解。

知识链接

瘦肉精的危害

瘦肉精是 20 世纪 80 年代初，美国一家公司意外发现在动物的饲料中添加适量的盐酸克仑特罗，可使猪等畜禽生长速率、饲料转化率、胴体瘦肉率提高 10% 以上。但作为饲料添加剂，使用剂量是人用药剂量的 10 倍以上，才能达到提高瘦肉率的效果。它用量大、使用的时间长、代谢慢，所以在屠宰前到上市，在猪体内的残留量都很大。这个残留量通过食物进入人体，在人体内蓄积中毒。如果一次摄入量过大，会有心悸，面颈、四肢肌肉颤动，手抖甚至不能站立，头晕，乏力，原有心律失常的患者更容易发生心动过速，室性早搏等毒副作用。

本品含有一个手性碳原子，临床使用其外消旋体。

本品具有芳香第一胺，可发生重氮化-偶合反应，以此与其他药物区别。

本品的苯环上 3 位和 5 位被氯原子取代，不被 COMT 甲基化，故口服有效。大部分以原形从尿中排泄。

本品为强效的选择性 β_2 受体激动剂，其松弛支气管平滑肌作用强而持久，但对心血管系统影响较少。其支气管扩张作用约为沙丁胺醇的 100 倍，故用药量极小。本品用于防治支气管哮喘以及哮喘型慢性支气管炎，肺气肿等呼吸系统疾病所致的支气管痉挛。心律失常、高血压和甲状腺功能亢进患者慎用。

(三) 构效关系

常用拟肾上腺素药的基本结构如下：

1. 苯环与侧链氨基之间隔两个碳原子时作用最强，碳链增长为三个碳原子，活性下降。

2. X 多为一个或两个酚羟基，羟基的存在可使作用增强，但易受体内酶的影响，口服后迅速代谢失活。如果去掉 X，稳定性增加，作用时间延长，但中枢作用增强，外周作用减弱。

3. R_1 多为仲醇基，通常左旋体（绝对构型为 R 构型）活性大于右旋体。

4. R_2 为甲基时，时效延长，但强度减弱，毒性增加。如麻黄碱。

5. R_3 的大小可显著影响 α 和 β 受体效应。随着烃基的增大，α 受体效应作用逐渐减弱，β 受体的作用效应逐渐增强。

二、肾上腺素受体拮抗剂

肾上腺素受体拮抗剂（adrenoceptor antagonists）能通过阻断肾上腺素能神经递质或外源性肾上腺素受体激动剂与肾上腺素受体的相互作用，产生与肾上腺素能神经递质作用相反的生物活性，又称抗肾上腺素药。根据肾上腺素受体拮抗剂对 α、β 受体选择性的不同，可分为 α 肾上腺素受体拮抗剂和 β 肾上腺素受体拮抗剂。

（一）α 肾上腺素受体拮抗剂

α 肾上腺素受体拮抗剂根据对受体的选择性不同，可分为选择性（受体拮抗剂和非选择性 α 受体拮抗剂。

选择性 α 受体拮抗剂能选择性与 α_1 受体结合，对 α_2 受体无影响，松弛血管平滑肌，使血压下降，用于高血压的治疗。通过拮抗分布在前列腺和膀胱颈平滑肌表面的 α 受体而松弛平滑肌，解除前列腺增生时由于平滑肌张力引起的排尿困难，临床上用于前列腺增生症。主要药物有哌唑嗪（Prazosin）、特拉唑嗪（Terazosin）和多沙唑嗪（Doxazosin）等。

非选择性 α 受体拮抗剂可同时拮抗 α_1 和 α_2 受体，与激动剂产生竞争性作用，在临床上这类药物主要用于改善微循环，治疗外周血管痉挛性疾病及血栓闭塞性脉管炎等。代表药物有短效的酚妥拉明（Phentolamine）和妥拉唑林（Tolazoline），以及长效的酚苄明（Phenoxybenzamine）。

妥拉唑林　　　　　　　酚苄明

盐酸哌唑嗪 Prazosin Hydrochloride

化学名为 1 - (4 - 氨基 - 6,7 - 二甲氧基 - 2 - 喹唑啉基) - 4 - (2 - 呋喃甲酰)哌嗪盐酸盐。

本品为白色或类白色结晶性粉末；无臭，无味。本品在乙醇中微溶，在水中几乎不溶。

本品加碳酸钠等量，拌匀，置干燥试管中。管口覆以用1% 1,2 - 萘醌 - 4 - 磺酸钠溶液湿润的试纸，在试管底部灼烧后，试纸应显紫堇色。

本品为第一个选择性 α_1 受体拮抗剂，临床上用于前列腺增生症，也可用于轻度、中度的原发性高血压，常与利尿药合用，还可用于充血性心力衰竭、麦角胺过量。

甲磺酸酚妥拉明 Phentolamine Mesylate

化学名为 3 - [[(4,5 - 二氢咪唑 - 2 - 基)甲基](4 - 甲苯基)氨基]苯酚甲磺酸盐。

本品为白色或类白色的结晶性粉末；无臭，味苦。本品在水或乙醇中易溶，在三氯甲烷中微溶。熔点为 176 ~ 181℃，熔融时同时分解。避光、密封保存。

本品加水溶解后，分成 3 份，分别加碘试液、碘化汞钾试液与三硝基苯酚试液，分别产生棕黄色沉淀、白色沉淀与黄色沉淀。

本品与氢氧化钠加水数滴溶解后，小火蒸干，再缓缓加热至熔融，继续加热数分钟，放冷，加水与稍过量的稀盐酸，即发生二氧化硫气体的臭气。

本品为非选择性的短效 α 受体拮抗剂，临床用于治疗外周血管痉挛性疾病，如肢端静脉痉挛、手足发绀等。目前主要用于治疗男性勃起功能障碍。

(二) β肾上腺素受体拮抗剂

1. 概述

β肾上腺素受体拮抗剂可竞争性地与 β 受体结合，产生对心脏兴奋的抑制作用和对支气管及血管平滑肌的舒张作用，可使心率减慢，心收缩力减弱，心输出量减少，心肌耗氧量下降，还能延缓心房和房室结的传导。临床上广泛用于对心绞痛、心肌梗死、高血压、心律失常等疾病的治疗，也可用于治疗偏头痛、青光眼。

β受体拮抗剂按照对 β_1 和 β_2 受体亚型的亲和力的差异分为非选择性 β 受体拮抗剂，如普萘洛尔（Propranolol）、噻吗洛尔（Timolol）等；选择性 β_1 受体拮抗剂，如阿替洛尔（Atenolol）、美托洛尔（Metoprolol）、艾司洛尔（Esmolol）、比索洛尔（Bisoprolol）等；兼有 α_1 和 β 受体拮抗作用的非典型 β 受体拮抗剂，如卡维地洛（Carvedilol）。

按化学结构可分为芳基乙醇胺类和芳氧丙醇胺类。临床常用的新型芳氧丙醇胺类 β 受体拮抗剂见表 4-4。

表 4-4 新型 β 受体拮抗剂

药物名称	药物结构	作用特点
噻吗洛尔 Timolol		为非选择性 β 肾上腺素受体拮抗剂,作用强度为普萘洛尔的 8 倍,无膜稳定作用,无内在拟交感活性,无直接抑制心脏作用,无局部麻醉作用。临床用于降低青光眼患者的眼内压
美托洛尔 Metoprolol		为对 β_1 受体拮抗作用较强的药物,无膜稳定作用,能减慢心率,对血管和支气管平滑肌的收缩作用较弱,用于高血压、心绞痛、心律失常的治疗
艾司洛尔 Esmolol		为超短效的选择性 β_1 受体拮抗剂,分子中含甲酯结构,在体内易被血清酯酶代谢水解失活,因此,作用迅速短暂,其半衰期仅 8min,适用于室上性心律失常的紧急状态的治疗,一旦发现不良反应,停药后立即消失
比索洛尔 Bisoprolol		为特异性最高的 β_1 受体拮抗剂之一,它与 β_1 受体的亲和力比 β_2 受体大 11~34 倍,对 β_1 受体的选择性是阿替洛尔的 4 倍,为强效、长效的 β_1 受体拮抗剂,作用为普萘洛尔的 4 倍,美托洛尔的 5~10 倍。特别适合用于糖尿病患者的高血压
卡维地洛 Carvedilol		为非选择性 α_1、β_1、β_2 受体拮抗剂,对 β 受体的拮抗活性比 β_1 的拮抗作用强 10~100 倍,药用为外消旋体。能抑制交感神经兴奋和儿茶酚胺释放,还能扩张血管,也可作为钙离子通道拮抗剂,用于高血压的治疗

2. 典型药物

盐酸普萘洛尔　Propranolol Hydrochloride

化学名为1 – 异丙氨基 – 3 – (1 – 萘氧基) – 2 – 丙醇盐酸盐，又名心得安、萘心安。

本品为白色或类白色的结晶性粉末；无臭，味微甜后苦。本品在水或乙醇中溶解，在三氯甲烷中微溶。熔点为162~165℃。

本品的水溶液为酸性，1%水溶液的pH5.0~6.5。

本品分子结构中有一个手性碳原子，$S(-)$ – 异构体活性强，目前药用品为其外消旋体。

本品在稀酸中易分解，碱性时较稳定，遇光易变质。

本品与硅钨酸试液作用生成淡红色沉淀。

本品为非选择性β受体拮抗剂，口服吸收率在90%以上，主要在肝脏代谢，有首过效应。拮抗心肌β受体，减慢心率，抑制心脏收缩力与传导，使循环量减少，心肌耗氧量降低。本品脂溶性大，易透过血脑屏障，产生中枢作用；还可引起支气管痉挛和哮喘，故支气管哮喘的病人禁用。临床上用于治疗心绞痛、高血压、早搏、窦性心动过速、心房扑动及颤动等。

阿替洛尔　Atenolol

化学名为4 – [3 – (2 – 羟基 – 3 – 异丙氨基)丙氧基] 苯乙酰胺。

本品为白色粉末；无臭或微臭。本品在乙醇中溶解，在三氯甲烷或水中微溶，在乙醚中几乎不溶。熔点为151~155℃。

本品口服吸收仅50%，生物利用度较低，服后1~3h血药浓度达峰值，主要以原型随尿液排出，血浆半衰期6~9h，作用持续时间较长，比较安全。

本品结构中苯环对位取代，使其成为选择性较好的β₁受体拮抗剂，对血管和支气管的作用很小，对心脏的β₁受体有较强的选择性，适用于支气管哮喘的病人。临床用于治疗高血压、心绞痛和心律失常。

3. 构效关系

β受体拮抗剂基本结构为：

苯乙醇胺类　　　　　　　　　芳氧丙醇胺类

(1) 芳环部分　可以是苯、萘、芳杂环和稠环等。环的大小、环上取代基的数目

和位置对 β 受体拮抗活性的关系较为复杂，在芳氧丙醇胺类中，芳环为萘基或类似于萘的邻位取代苯基化合物，对 β_1、β_2 受体的选择性较低，为非选择性 β 受体拮抗剂。苯环对位取代的化合物，通常对 β_1 受体具有较好的选择性。

（2）侧链手性中心的活性构型 苯乙醇胺类与 β 受体激动剂的一致，即 R 构型左旋体为活性构型。在芳氧丙醇胺类中，S 构型（左旋体）拮抗剂的作用大于其 R 对映体。

（3）氨基上的取代基 N 原子上有较大体积的取代基，常为仲胺结构，其中以异丙基或叔丁基取代效果较好。

第三节 抗过敏药

过敏性疾病是人类的常见病、多发病，与体内的过敏介质——组胺、白三烯、缓激肽等有直接关系。因此抗过敏药分为组胺 H_1 受体拮抗剂、过敏介质释放抑制剂、白三烯拮抗剂、缓激肽拮抗剂。本节重点介绍组胺 H_1 受体拮抗剂。

知识链接

世界过敏日

2011 年 7 月 8 日是第七个世界过敏性疾病日，主题是"摆脱过敏、控制鼻炎、远离哮喘、自在人生"。

一、H_1 受体拮抗剂的类型及典型药物

H_1 受体拮抗剂包括经典的 H_1 受体拮抗剂和非镇静 H_1 受体拮抗剂。按化学结构分为乙二胺类、氨烷基醚类、丙胺类、三环类、哌啶类和哌嗪类等。

1. 乙二胺类 H_1 受体拮抗剂

乙二胺类 H_1 受体拮抗剂的抗组胺作用弱于其他结构类型，并有中等程度的中枢抑制作用。1946 年发现的曲吡那敏（Tripelennamine）作用强而持久，不良反应小，至今临床仍用于治疗过敏性皮炎、湿疹、过敏性鼻炎、哮喘等变态反应性疾病。将乙二胺的两个氮原子分别构成杂环，仍为有效的抗组胺药，如安他唑啉（Antazoline）。

曲吡那敏　　　　安他唑啉

2. 氨基醚类 H_1 受体拮抗剂

将乙二胺类药物结构中的 N 原子换成—CHO 得氨基醚类药物，如苯海拉明

（Diphenhydramine）。氯马斯汀（Clemastine）是氨烷基醚类中第一个非镇静 H_1 受体拮抗剂，其作用强，起效快，作用可持续 12 小时，中枢副作用轻，临床用其富马酸盐治疗过敏性鼻炎及荨麻疹、湿疹等过敏性皮肤病，也可用于支气管哮喘的治疗。

苯海拉明　　　　　　　　　氯马斯汀

盐酸苯海拉明　Diphenhydramine Hydrochloride

化学名为 N,N - 二甲基 - 2 -（二苯基甲氧基）乙胺盐酸盐，又名苯那君。

本品为白色结晶性粉末；无臭，味苦，随后有麻痹感。本品在水中极易溶解，在乙醇或三氯甲烷中易溶，在丙酮中略溶，在乙醚中极微溶解。熔点为 167 ~ 171℃。

本品纯品对光稳定，当含有二苯甲醇等杂质遇光不稳定，可被氧化变色。杂质二苯甲醇可从合成过程带入，也可能因贮存时分解产生，由于二苯甲醇的水溶性小，冷却凝固为白色蜡状，本品水溶液的澄明度也会受到影响。

课堂互动

分析苯海拉明虽为醚类化合物，但在酸性条件下易被水解破坏的原因是什么？另盐酸苯海拉明注射剂在放置一段时间后，发生浑浊，是什么原因？

本品为醚类化合物，受共轭效应的影响，在碱性溶液中稳定，酸性条件下易被水解，生成二苯甲醇和 β - 二甲氨基乙醇。

本品具有叔胺结构，有类似生物碱的颜色反应和沉淀反应，可用于鉴别。

本品加少许硫酸，初显黄色，随即变为橙红色，再滴加水，又变为白色乳浊液。

本品能竞争性拮抗组胺 H_1 受体而产生抗组胺作用，中枢抑制作用显著。有镇静、防晕动、止吐作用，可缓解支气管平滑肌痉挛。临床上主要用于荨麻疹、枯草热、过敏性鼻炎和皮肤瘙痒等皮肤黏膜变态性疾病，预防晕动症，治疗妊娠呕吐。

知识拓展

　　苯海拉明为临床常用的 H_1 受体拮抗剂，除用作抗过敏药外，也用于抗晕动病。为克服其嗜睡和中枢抑制副作用，将苯海拉明与中枢兴奋药 8 - 氯茶碱成盐，称作茶苯海明（dimenhydriate，乘晕宁）是常用的抗晕动病药物。

3. 丙胺类 H_1 受体拮抗剂

　　将乙二胺类结构中的—N—和氨烷基醚类结构中的—O—，用—CH_2—替代，得到一系列芳基取代的丙胺类似物。该类 H_1 受体拮抗剂的抗组胺作用较强而中枢镇静作用较弱，嗜睡副作用较轻，如氯苯那敏（Chlorphenamine）。对该类药物的结构改造中，发现在丙胺链中引入不饱和双键，同样具有很好的抗组胺活性，如曲普利啶（Triprolidine）。在曲普利啶的吡啶环上增加一个亲水的基团，即为阿伐斯汀（Acrivastine），阿伐斯汀不易通过血脑屏障，减少了中枢副作用，是非镇静 H_1 受体拮抗剂。

曲普利啶　　　　　　　　　　　阿伐斯汀

马来酸氯苯那敏　Chlorphenamine Maleate

　　化学名为 2 - [对 - 氯 - α - [2 - (二甲氨基)乙基]苯基]吡啶马来酸盐。

　　本品为白色结晶性粉末；无臭，味苦。本品在水、乙醇或三氯甲烷中易溶，在乙醚中微溶。游离碱为油状物，马来酸酸性较强，使本品水溶液呈酸性。熔点为 131.5～135℃。

　　本品分子结构中有一个手性碳原子，其 S 构型右旋体的活性强于 R 构型左旋体，药用为其外消旋体。

　　本品结构中的马来酸有不饱和双键，加稀硫酸及高锰酸钾试液，红色褪去，可用于鉴别。

　　本品分子中有一叔胺结构，故有叔胺的特征性反应，与枸橼酸 - 醋酐试液在水浴上加热，即能产生红紫色；与苦味酸生成黄色沉淀。

　　本品对中枢抑制作用较轻，嗜睡副作用较小，适用于日间服用。用于治疗枯草热、荨麻疹、过敏性鼻炎及结膜炎等，也用在多种复方制剂和化妆品中。由于易致中枢兴奋，可诱发癫痫，故癫痫患者禁用。

4. 三环类 H_1 受体拮抗剂

将乙二胺类、氨烷基醚类、丙胺类药物的两个芳香环通过一个或两个原子连接即得到三环类 H_1 受体拮抗剂，如赛庚啶（Cryproheptadine）、氯雷他定（Loratadine）、酮替芬（Ketotifen）等均具有良好的拮抗组胺 H_1 受体活性。

盐酸赛庚啶　Cyproheptadine Hydrochloride

$\cdot$ HCl $\cdot$ 3/2H_2O

化学名为 1 - 甲基 - 4 - (5H - 二苯并[a,d]环庚三烯 - 5 - 亚基)哌啶盐酸盐倍半水合物。

本品为白色至微黄色的结晶性粉末；几乎无臭，味微苦。本品在甲醇中易溶，在三氯甲烷中溶解，在乙醇中略溶，在水中微溶，在乙醚中几乎不溶。

本品分子中具有的双键结构、吡啶环对光不稳定（干燥品对光较稳定，但长时间空气中放置必须避光）。

本品分子中具有双键，可使 $KMnO_4$、Br_2 水褪色。

本品分子结构中有哌啶环，故有叔胺的特征性反应，与生物碱沉淀剂生成沉淀。

本品与甲醛 - 浓硫酸试液在水浴上加热，即能产生灰色；遇钒酸铵试液呈紫棕色；遇钼酸铵试液反应呈蓝绿色或绿色。

本品可看成是吩噻嗪环的 S 和 N 分别以电子等排体乙烯基和甲叉基代替的三环化合物。临床用于荨麻疹、血管性水肿、过敏性鼻炎、过敏性结膜炎及其他过敏性瘙痒性皮肤病。

富马酸酮替芬　Ketotifen Fumarate

化学名为 4,9 - 二氢 - 4 - (1 - 甲基 - 4 - 亚哌啶基) - 10H - 苯并[4,5]环庚[1,2 - b]噻吩 - 10 - 酮反丁烯二酸盐。

本品为类白色结晶性粉末；无臭，味苦。本品在甲醇中溶解，在水或乙醇中微溶，在丙酮或三氯甲烷中极微溶解。熔点为 191～195℃，熔融时同时分解。

本品通常与富马酸成盐供药用，该盐稳定，在温度为60℃，相对湿度50%的条件下，放置7天仅有少许颜色变化。

本品与硫酸作用，即显橙黄色，加水后，橙黄色消失。

本品分子中的富马酸为不饱和酸，双键可被高锰酸钾氧化，使高锰酸钾溶液褪色并生成二氧化锰棕色沉淀。

本品分子结构中含有酮基，加2,4-二硝基苯肼试液后，即生成相应的腙，呈红棕色絮状沉淀。

本品既是 H_1 受体拮抗剂，又是过敏介质释放抑制剂，具有很强的抗过敏作用。对过敏性哮喘尤为适用，作用强而持久。但本品有较强的中枢抑制-嗜睡副作用。临床用于预防成人及小儿支气管哮喘发作，也用于治疗过敏鼻炎、荨麻疹及其他过敏性瘙痒性皮肤病。

氯雷他定　Loratadine

化学名为4-(8-氯-5,6-二氢-11H-苯并[5,6]-环庚烷-[1,2-b]吡啶-11-亚基)-1-哌啶羧酸乙酯，又称开瑞坦。

本品为白色或微黄色粉末。在丙酮、乙醇或三氯甲烷中易溶，在水中不溶。熔点为134~136℃。

本品空腹口服吸收迅速，其代谢产物地氯雷他定，也是 H_1 受体拮抗剂，作用持久。

本品为强效选择性 H_1 受体拮抗剂，没有抗胆碱能活性和中枢神经系统抑制作用。临床减轻过敏性鼻炎症状，治疗荨麻疹和过敏性关节炎。

5. 哌嗪类 H_1 受体拮抗剂

哌嗪类 H_1 受体拮抗剂可以看作是乙二胺类化合物中两个开链的 N 原子环合而成。自1987年西替利嗪（Cetirizine）上市以来，该药即以高效、长效、低毒、非镇静等特点成为哌嗪类 H_1 受体拮抗剂的典型代表。

盐酸西替利嗪　Cetirizine Hydrochloride

化学名为(±)2-[2-[4-[(4-氯苯基)苯甲基]-1-哌嗪基]乙氧基]乙酸二盐酸盐，又名仙特明。

本品为白色或几乎白色粉末。本品在水中溶解，在丙酮或二氯甲烷中几乎不溶。熔点为225℃。

本品可选择性作用于 H_1 受体，作用强而持久，对 M 胆碱受体和 5 – HT 受体的作用极小。本品是安定药羟嗪的主要代谢产物，由于分子中存在羧基易离子化，不易透过血脑屏障，进入中枢神经系统的量极少，无镇静作用，因而属于非镇静类 H_1 受体拮抗剂。临床用于过敏鼻炎、过敏性结膜炎、荨麻疹及各种过敏性瘙痒性皮肤病。

知识拓展

左旋西替利嗪（Levocetirizine）是由比利时 UCB 公司开发的，与非索非那定（Desloratadine）、乙氟利嗪等被列为第三代抗过敏药物，于 2001 年 2 月上市，为第三代抗组胺药，是第二代抗组胺药西替利嗪的单一光学异构体，口服吸收入血后与血浆蛋白的结合率高，口服左旋西替利嗪 1h 后的作用较明显，持续时间达 24.4h，服药后 6h 内的药效达峰值。左旋西替利嗪药代动力学研究证实，左旋西替利嗪由两种等量对映结构体组成的外消旋西替利嗪在体内的代谢无需经过肝脏，口服左旋西替利嗪 4h 和 8h 后血浆浓度几乎是右旋西替利嗪的两倍，左旋西替利嗪其代谢产物主要从尿液排出，口服 32h 后 50% ~60% 的药物经尿液排泄，少量随粪便排出。

6. 哌啶类 H_1 受体拮抗剂

哌啶类是无嗜睡作用的 H_1 受体拮抗剂的主要类型。特非那定（Terfenadine）、阿司咪唑（Astemizole，息斯敏）可选择性拮抗 H_1 受体，效应强，作用时间长，无中枢抑制、局麻等副作用，临床主要用于治疗枯草热、荨麻疹、过敏性鼻炎和过敏性结膜炎等。诺阿司咪唑（Norastemizole）是阿司咪唑的活性代谢物，其作用强度是阿司咪唑的 40 倍，副作用小。咪唑斯汀（Mizolastine）是在阿司咪唑的基础上发展起来的 H_1 受体拮抗剂，对 H_1 受体选择性强、起效快，作用维持时间长，静脉给药时，抑制 H_1 受体兴奋引起的血管通透性增强作用较阿司咪唑强 3 倍。

特非那定

阿司咪唑

诺阿司咪唑

咪唑斯汀

案例分析

案例：服用抗过敏药苯海拉明和扑尔敏的司机为什么暂时不能驾驶车辆？如果司机要驾驶车辆，应选用哪种药物比较合适？

分析：因为苯海拉明和扑尔敏除了拮抗组胺 H_1 受体产生抗过敏作用外，同时具有较强的镇静作用。其结构含有具较大脂溶性的基团，易于通过血脑屏障而进入中枢，产生中枢抑制作用，所以服药后易产生困倦，影响驾车。如果要驾车，可选择非镇静的 H_1 受体拮抗剂，如西替利嗪和氯雷他定等。这些药物在化学结构上已与经典的 H_1 受体拮抗剂有所不同，通过引入亲水性基团，使药物难以通过血脑屏障，克服了中枢镇静的副作用。

二、构效关系

H_1 受体拮抗剂属竞争性拮抗剂，具有以下基本结构：

$$\begin{array}{c} Ar_1 \\ \diagdown \\ \diagup \\ Ar_2 \end{array} X - (CH_2)_n - N \begin{array}{c} R_1 \\ \diagup \\ \diagdown \\ R_2 \end{array}$$

1. Ar_1 为苯环、杂环或取代杂环，Ar_2 为另一个芳环或芳甲基，Ar_1 和 Ar_2 可桥连成三环化合物。Ar_1 和 Ar_2 的亲脂性及它们的空间排列与活性有关。

2. X 分别为 N、CHO 或 CH 等，$n = 2 \sim 3$，通常为 $n = 2$。即芳环与叔氮原子距离约为 $0.5 \sim 0.6$nm，呈现较好活性。

3. NR_1R_2 一般是叔胺，也可以是环系统的一部分，常见的是二甲氨基和四氢吡咯基。

第四节 局部麻醉药

局部麻醉药是能暂时拮抗感觉神经末梢和纤维对冲动的传导，使用药部位的感觉暂时消失的药物。局麻药按化学结构可分为苯甲酸酯类、酰胺类及其他类。

一、苯甲酸酯类

最早应用的局麻药为由南美洲古柯树叶中分离出的一种生物碱——古柯碱，即可卡因（Cocaine），于 1884 年首先应用于临床。

由于可卡因毒性较大、有成瘾性及水溶液不稳定、高压灭菌时易分解等缺点，且资源有限。因此，可卡因的临床应用受到了限制，从而使人们对可卡因的结构进行研究和改造，以寻找更好的局部麻醉药。后来人们发现苯甲酸酯是可卡因局麻作用的必要结构，终于在 1904 年合成了局部麻醉作用优良的普鲁卡因（Procaine），是目前常用的局麻药之一。从可卡因到普鲁卡因的发展过程，启示人们可以从简化天然产物的结构来寻找新药。

以后在普鲁卡因的基础上发展了一批苯甲酸酯类局麻药。如氯普鲁卡因（Chloroprocaine)、硫卡因（Thiocaine）、丁卡因（Tetracaine）等。与普鲁卡因相比，这些药物在作用强度、显效时间等方面有其特点，可用于不同的麻醉情况。

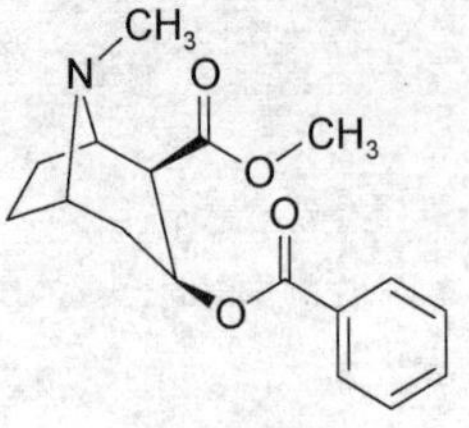

可卡因 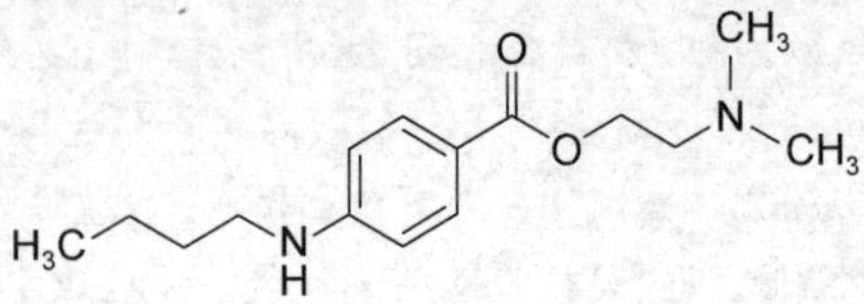　　　　　　　　　　丁卡因

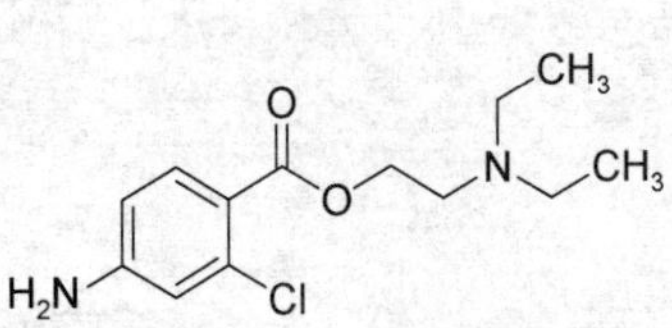

氯普鲁卡因 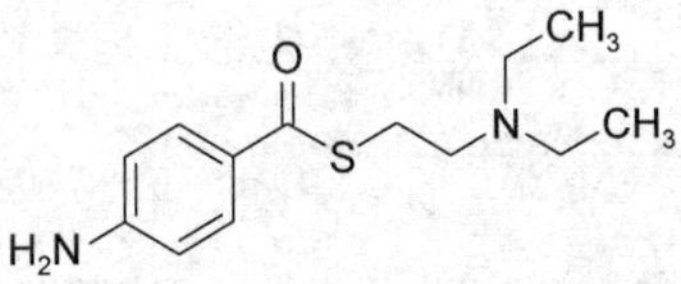　　　　　　　　硫卡因

盐酸普鲁卡因　Procaine Hydrochloride

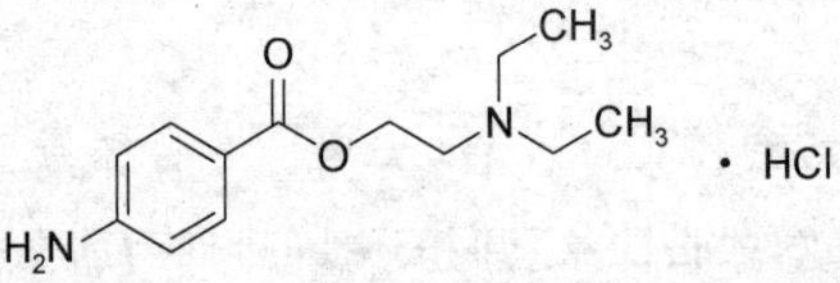

化学名为4-氨基苯甲酸-2-（二乙氨基）乙酯盐酸盐，又称奴佛卡因。

本品为白色结晶或结晶性粉末；无臭，味微苦，随后有麻痹感。本品在水中易溶，在乙醇中略溶，在三氯甲烷中微溶，在乙醚中几乎不溶。熔点为154~157℃。

本品分子中含有酯键，易被水解。本品结构中有芳香第一胺，易被氧化变色。

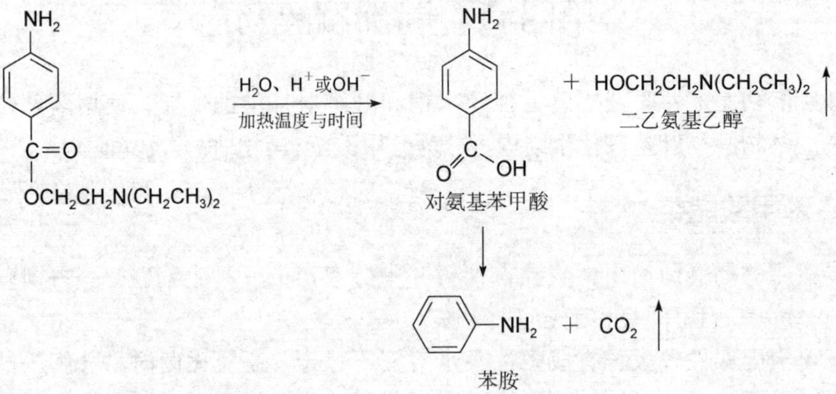

故药典规定制备其注射剂时，要注意：①加酸调 pH3.5~5.5；②严格控制灭菌温度和时间，以100℃流通蒸汽灭菌30min 为宜；③安瓿通入惰性气体，加抗氧剂，稳定剂，除金属离子或加入金属离子掩蔽剂；④制备、保存时注意避光、密闭、放置阴凉处。

本品含有芳香第一胺，具有重氮化-偶合反应，在稀盐酸中，与亚硝酸钠反应后，加碱性β-萘酚试液生成橙（猩）红色偶氮化合物沉淀。

本品具有叔胺结构，具有生物碱样性质，其水溶液遇碘试液、碘化汞钾试液或苦味酸试液可产生沉淀。

课堂互动

根据普鲁卡因的结构特点分析制备其注射剂时应采取哪些措施?

药典规定本品注射液须检查对氨基苯甲酸的含量，采用 TLC 与标准品对照，对二甲氨基苯甲醛显色。

本品为局部麻醉药，作用较强，毒性较小，时效较短。临床主要用于浸润麻醉、传导麻醉。因其穿透力较差，一般不用于表面麻醉。

案例分析

案例： 盐酸普鲁卡因注射液在配制过程中需加入氯化钠、适量 0.1mol/L 盐酸及注射用水，控制 pH 在 3.5～5.5。试分析其原因。

分析： 盐酸普鲁卡因为酯类药物，易水解；氯化钠既用于调节渗透压也有稳定本品的作用。

二、酰胺类

酰胺类局部麻醉药利多卡因（Lidocaine）及其衍生物是 20 世纪 40 年代发展起来的，该类药物的基本结构为苯胺与氨基乙酸以酰胺键相连接。不易水解，活性和毒性均较苯甲酸酯类药物强。这类药物还有甲哌卡因（Mepivacaine）、依替卡因（Etidocaine）、布比卡因（Bupivacaine）等。由于利多卡因有较多的优点，近年来都偏重于寻找酰胺类的新局部麻醉药。

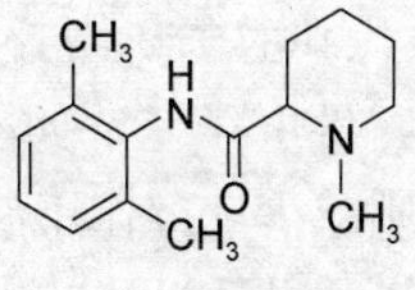

甲哌卡因 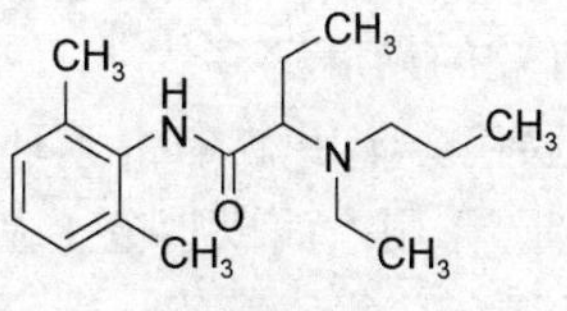　　　　　　依替卡因 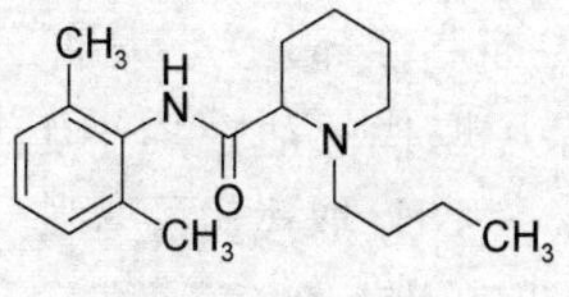　　　　　　布比卡因

盐酸利多卡因　Lidocaine Hydrochloride

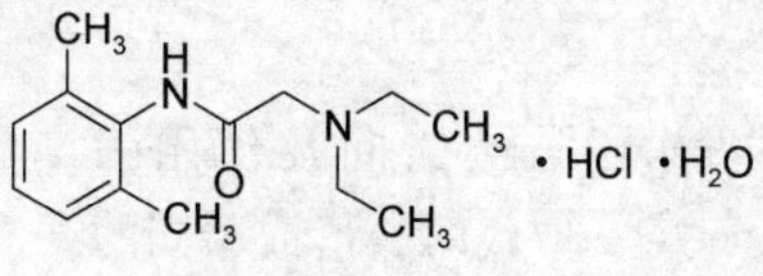

化学名为 N-（2,6-二甲苯基）-2-（二乙氨基）乙酰胺盐酸盐一水合物，又名赛罗卡因。

本品为白色结晶性粉末；无臭，味苦，继有麻木感。本品在水或乙醇中易溶，在三氯甲烷中溶解，在乙醚中不溶。熔点为 75～79℃。

本品分子中含有酰胺键，理论上易被水解，但本品对酸、碱较稳定，一般条件下较难水解。如其注射液于 115℃加热灭菌 3h 或室温放置一年水解率均在 0.1% 以下。

课堂互动

根据利多卡因的结构特点分析其稳定性较普鲁卡因强的原因。

本品含有碱性叔胺结构，具有生物碱样性质，与三硝基苯酚试液生成白色沉淀。

本品的游离碱可与二氯化钴生成蓝绿色沉淀，与硫酸铜试液和碳酸钠试液形成蓝紫色，加三氯甲烷振摇后放置，三氯甲烷层显黄色。

本品为局部麻醉药，麻醉作用较强，为普鲁卡因的 2 倍，穿透力强，起效快，被认为是较理想的局麻药，用于各种麻醉，又用于治疗心律失常。

三、构效关系

局部麻醉药应用于患者局部，穿透神经细胞膜发挥作用。药物必须有一定的脂溶性才能穿透细胞膜，维持麻醉作用。但药物的脂溶性又不能太大，否则易于穿透细胞壁，而不能保持麻醉作用。故局部麻醉药的脂溶性与水溶性之间有一定的比例，即有合适的脂水分配系数，才有利于发挥其麻醉活性。

现在使用的局麻药，大部分是由普鲁卡因和利多卡因的结构衍生而来，这些药物的结构可以归纳成三个部分：即由亲脂部分、亲水部分和介于二者之间的连接部分组成。根据大部分临床应用的局麻药可以概括出的基本麻醉骨架为：

$$Ar - \overset{\overset{O}{\|}}{C} - X - (CH_2)_n - N \overset{R}{\underset{R'}{}}$$

亲脂部分　　　　中间链　　　　亲水部分

1. 亲脂性部分为芳环部分，有效的局麻药多为带有不同取代基的苯环或芳杂环，但芳杂环取代的活性均小于苯环取代。苯甲酸酯中苯环对位有供电子基，如—OH、—OR、—NH$_2$ 取代，可增强局部麻醉作用。而以吸电子基取代则减少麻醉作用。若同时再有其他基团如氯、羟基、烷氧基等在邻位取代，则可因立体位阻延迟酯的水解而增强作用，麻醉时间延长。如氯普鲁卡因（Chloroprocaine）作用比普鲁卡因强 2 倍，作用迅速持久。苯环氨基上引入烷基，可增强局部麻醉作用，如丁卡因（Tetracaine）比普鲁卡因强 10 倍。

2. 中间链部分与麻醉药作用持续时间及作用强度有关。当 X 以电子等排体—CH$_2$—、—NH—、—S—、—O—取代时，形成不同的结构类型。

其作用时间顺序为：—CH$_2$—＞—NH—＞—S—＞—O—，即随被酯酶水解，稳定性的降低而作用时间变短。其麻醉作用强度顺序为：—S—＞—O—＞—CH$_2$—＞—NH—。如普鲁卡因胺（Procainamide）的麻醉持续时间较硫卡因长，但局麻作用强度却相反。

3. 亲水性部分一般为氨基部分，以叔胺常见，伯胺、仲胺的刺激性较大。叔胺时以两个烷基相同时为最常见，合成较方便；烷基以 3 ~ 4 个碳原子时作用最强，但 3 个碳原子以上时刺激性也增大；亲水性部分如为杂环以哌啶环作用最强，如布比卡因。

学习小结

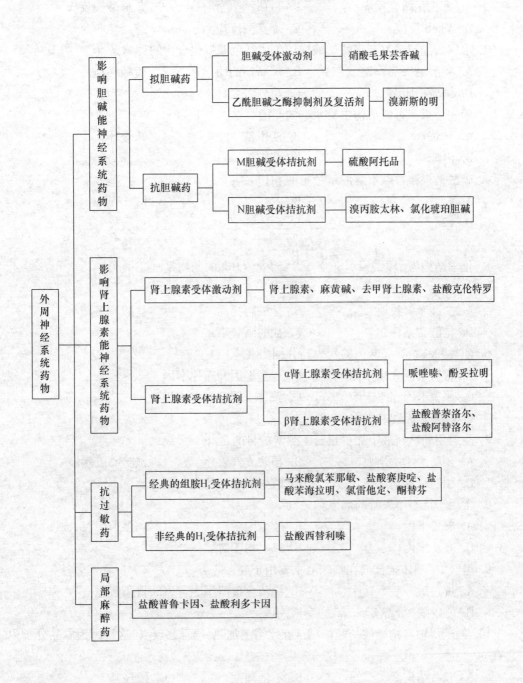

目标检测

一、选择题

（一）A 型题（单选题）

1. 具茛菪酸结构的化合物的特殊反应是（　　）
    A. 重氮化偶合反应　　　　B. FeCl₃ 显色反应　　　C. 紫脲酸铵反应
    D. Vitali 反应　　　　　　E. 麦芽酚反应

2. 水解后能与重氮苯磺酸试液作用生成红色偶氮化合物的药物是（　　）
    A. 硝酸毛果芸香碱　　　　B. 溴新斯的明　　　　　C. 硫酸阿托品
    D. 氯琥珀胆碱　　　　　　E. 溴丙胺太林

3. 硝酸毛果芸香碱结构中易水解的基团是（　　）
    A. HNO₃　　　　　　　　　B. 亚甲基　　　　　　　C. 咪唑环
    D. 内酯环　　　　　　　　E. 酯键

4. 硝酸毛果芸香碱水溶液最稳定的 pH 值为（　　）
    A. 4　　　　　　　　　　　B. 7　　　　　　　　　　C. 8
    D. 12　　　　　　　　　　E. 6

5. 化学结构为 的药物是（　　）
    A. 盐酸苯海拉明　　　　　B. 盐酸阿托品　　　　　C. 盐酸麻黄碱
    D. 盐酸普萘洛尔　　　　　E. 盐酸阿替洛尔

6. 酯类和酰胺类局麻药的代表药分别为（　　）
    A. 普鲁卡因和丁卡因　　　B. 利多卡因和布比卡因
    C. 普鲁卡因和丁卡因　　　D. 普鲁卡因和利多卡因
    E. 利多卡因和麻卡因

7. 注射用局麻药液中加少量肾上腺素的目的是（　　）
    A. 预防手术中出血　　　　B. 预防支气管痉挛　　　C. 预防心脏骤停
    D. 预防局麻药过敏　　　　E. 减少局麻药的吸收

8. 常用于抗心律失常的局麻药是（　　）
    A. 普鲁卡因　　　　　　　B. 丁卡因　　　　　　　C. 利多卡因
    D. 布比卡因　　　　　　　E. 以上均不对

9. 组胺 H₁ 受体拮抗剂在临床上主要用于（　　）
    A. 抗过敏　　　　　　　　B. 抗消化道溃疡　　　　C. 胃肠解痉
    D. 心绞痛　　　　　　　　E. 镇痛

10. 氯苯那敏与枸橼酸 – 醋酐试液在水浴上加热，显红紫色，这是因为本品分子中含有（　　）
    A. 叔胺结构　　　　　　　B. 不饱和键　　　　　　C. 酚羟基

D. 芳香第一胺　　　　　E. 酯键

(二) B 型题（每小组 5 个备选答案，备选答案可重复选，也可不选）

[1～5]

A. 西替利嗪　　　　　B. 赛庚啶　　　　　C. 苯海拉明
D. 马来酸氯苯那敏　　　E. 阿司咪唑

1. 属于氨基醚类 H_1 受体拮抗剂的是 （　　　）
2. 属于丙胺类 H_1 受体拮抗剂的是 （　　　）
3. 属于哌嗪类 H_1 受体拮抗剂的是 （　　　）
4. 属于三环类 H_1 受体拮抗剂的是 （　　　）
5. 属于无嗜睡作用的 H_1 受体拮抗剂的是 （　　　）

[6～9]

A. 氯贝胆碱　　　　　B. 阿托品　　　　　C. 毒扁豆碱
D. 有机磷酸酯类　　　E. 碘解磷定

6. 胆碱受体激动剂是 （　　　）
7. 可逆性胆碱酯酶药是 （　　　）
8. 不可逆性胆碱酯酶药是 （　　　）
9. 胆碱酯酶复活药是 （　　　）

(三) X 型题（多选题）

1. 硝酸毛果芸香碱化学性质不稳定的表现为 （　　　）
   A. 水解　　　　　B. 被氧化　　　　　C. 差向异构化
   D. 脱水　　　　　E. 脱羧
2. 含有酯键结构的药物有 （　　　）
   A. 盐酸普鲁卡因　　　B. 硝酸毛果芸香碱　　　C. 硫酸阿托品
   D. 氯化琥珀胆碱　　　E. 溴新斯的明
3. 配制硫酸阿托品注射液时需采取的措施有 （　　　）
   A. 灌装注射液用硬质中性安瓿
   B. 调节最佳 pH 3.5～4.0
   C. 加入 NaCl 作稳定剂
   D. 采用流通蒸气灭菌 30min
   E. 加入抗氧剂
4. 易溶于水的药物有 （　　　）
   A. 硝酸毛果芸香碱　　　B. 溴新斯的明　　　C. 硫酸阿托品
   D. 氯化琥珀胆碱　　　　E. 氢溴酸山莨菪碱
5. 属于 H_1 受体拮抗剂的药物是 （　　　）
   A. 马来酸氯苯那敏　　　B. 西替利嗪　　　C. 苯海拉明
   D. 富马酸酮替芬　　　　E. 西咪替丁
6. H_1 受体拮抗剂的结构类型有 （　　　）
   A. 氨基醚类　　　　　B. 乙二胺类　　　　　C. 丙胺类

D. 三环类　　　　　　　　　　E. 哌啶类

7. 对肾上腺素能受体激动剂构效关系叙述正确的是（　　　）

　　A. 苯环与侧链氨基相隔 2 个碳原子时作用较强

　　B. 苯环上引入羟基时作用强度增加

　　C. 碳原子上引入甲基毒性降低

　　D. 通常 R – 构型光学异构体活性较强

　　E. 侧链氨基上的烃基增大，β 受体效应逐渐增强

二、简答题

1. 简述 β 受体拮抗剂的结构特征。

2. 经典的 H_1 受体拮抗剂为什么有镇静作用？怎样克服？

3. 依据托品烷类生物碱的结构特点分析其构效关系。

三、实例分析

有位患者系阿 – 斯综合征（心脑综合征）伴有轻度酸中毒，医生开据了下列处方：用异丙肾上腺素静脉滴注以提高心率，同时用碳酸氢钠纠正酸中毒。盐酸异丙肾上腺素注射液与碳酸氢钠注射液与 5% 葡萄糖注射液混合后静脉滴注。试分析其是否合理？并解释原因。

（邸利芝）

第五章 | 心血管系统药物

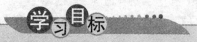

知识目标

讲出调血脂药、抗心绞痛药、抗心律失常药、抗高血压药、抗心力衰竭药的分类及典型药物氯贝丁酯、洛伐他汀、硝酸甘油、硝酸异山梨酯、硝苯地平、卡托普利、氢氯噻嗪、利血平的化学名称、理化性质及临床用途；

说出调血脂药、抗心绞痛药、抗心律失常药、抗高血压药、抗心力衰竭药的作用机制及典型药物的结构特点、作用特点、代谢特点及使用特点；

知道心血管系统药物发展。

能力要求

写出氯贝丁酯、硝酸甘油、硝酸异山梨酯、硝苯地平、卡托普利、氢氯噻嗪的化学结构；

认识洛伐他汀、利血平的化学结构；

学会典型药物的鉴别方法；会分析典型药物在合理用药、制剂、分析检验、贮存保管、使用等方面的应用。

心血管系统疾病是临床常见病、多发病，是人类的第一死因。因此，心血管系统药物在临床上占有十分重要的地位。心血管系统药物主要作用于心脏或血管系统，通过多种途径改进心脏与血管功能，调节心脏血液的总输出量，或改变循环系统各部分血液分配，以达到预防或治疗疾病的目的。本章主要介绍调血脂药、抗心绞痛药、抗心律失常药、抗高血压药和抗心力衰竭药。

第一节 调血脂药

血脂是指血浆或血清中的脂质，包括胆固醇、胆固醇酯、三酰甘油、磷脂等，它们在血液中不单独存在，而是与载脂蛋白结合形成各种可溶性的脂蛋白（lipoproteins）。血浆中的脂蛋白有乳糜微粒（CM）、极低密度脂蛋白（VLDL）、低密度脂蛋白（LDL）、高密度脂蛋白（HDL），其中 VLDL 和 LDL 是造成动脉粥样硬化的主要原因。调血脂药（antilipemic agents）主要影响血浆中胆固醇和三酰甘油的代谢而发挥作用，根据作用机制不同调血脂药可分为苯氧乙酸类、羟甲戊二酰辅酶 A（HMG–CoA）还原酶抑制剂和其他类。

知识链接

高脂血症——沉默的杀手

临床上血浆胆固醇高于 230mg/100ml 和甘油三酯高于 140mg/100ml 统称为高脂血症。当血脂长期升高后，血脂及其分解产物，将逐渐沉积于血管壁上，并伴有纤维组织生成，使血管通道变窄，弹性减小，最后可导致血管堵塞，常导致心脑及外周血管动脉硬化性疾病，后果严重，高脂血症常被称为"沉默的杀手"。应用调血脂药物可减少血脂的含量，缓解症状。因而调血脂药可被看作为心血管疾病的预防药物。

一、苯氧乙酸类

（一）概述

胆固醇在体内的生物合成是以乙酸为起始原料，因此人们合成大量的乙酸衍生物，干扰胆固醇的生物合成，以达到降低胆固醇的目的。结果发现了苯氧乙酸衍生物具有一定的降胆固醇作用，而降低三酰甘油的作用更好。如临床常用的氯贝丁酯（Clofibrate）。在氯贝丁酯的结构改造中，又发现了许多效果更好的药物。如非诺贝特（Fenofibrate）、苄氯贝特（Beclobrate）、吉非罗齐（Gemfibrozil）等。吉非罗齐是一种非卤代的苯氧戊酸衍生物，特点是显著降低三酰甘油和总胆固醇，主要降低 VLDL，而对 LDL 则影响较小，但可提高 HDL，其作用比氯贝丁酯强而持久，临床用于治疗大多数原发性高脂血症。

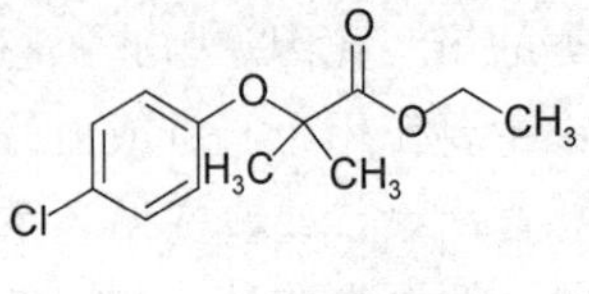

氯贝丁酯

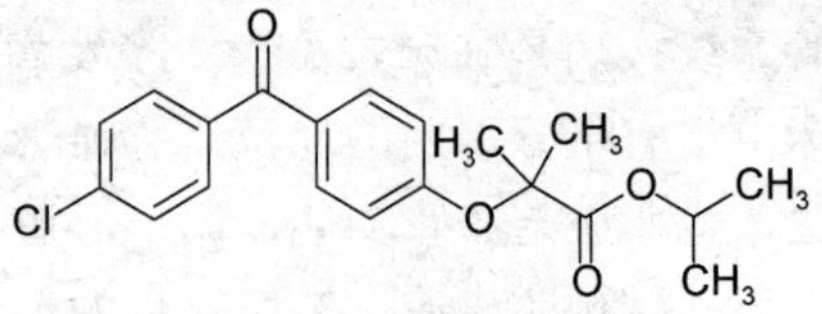

非诺贝特

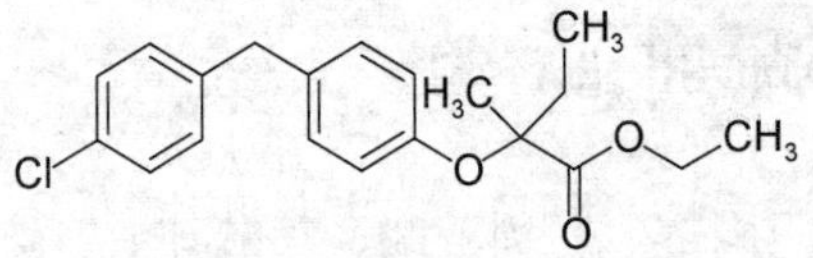

苄氯贝特

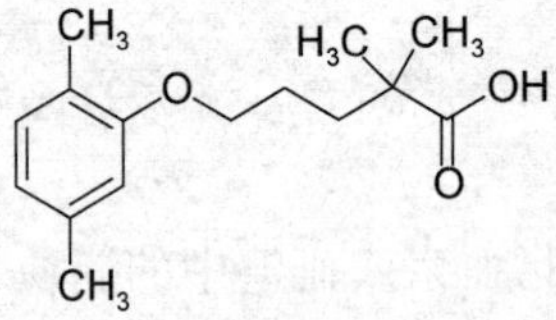

吉非罗齐

（二）典型药物

氯贝丁酯　Clofibrate

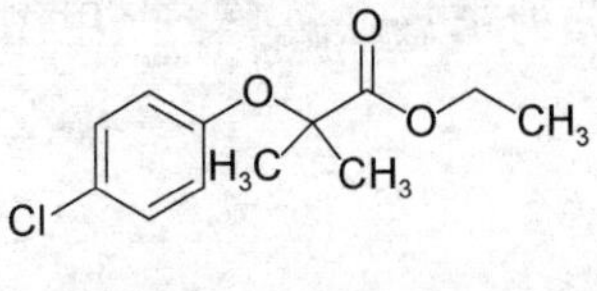

化学名为 2 - 甲基 - 2 - (4 - 氯苯氧基) 丙酸乙酯，又名安妥明、降脂乙酯。

本品为无色至黄色的澄清油状液体，有特臭，味初辛辣后变甜；遇光色渐变深。本品在乙醇、丙酮、三氯甲烷、乙醚或石油醚中易溶，在水中几乎不溶。

本品水解后生成对氯苯氧异丁酸和乙醇，前者为白色结晶，熔点为 118 ~ 119℃。后者与次碘酸钠反应，生成黄色的碘仿沉淀。

$$C_2H_5OH + NaIO \longrightarrow CH_3CHO \xrightarrow{NaIO} CHI_3 \downarrow + HCOOH$$

本品具有酯的性质，在碱性条件下与盐酸羟胺生成异羟肟酸钾，再经过酸化后，加三氯化铁溶液，生成异羟肟酸铁，呈紫色。

本品具有降血脂作用，用于高三酰甘油血症、高胆固醇血症及混合型高脂血症等。

知识拓展

氯贝丁酯代谢和使用特点

氯贝丁酯为前体药物，在体内由脂酶水解为有活性的代谢物氯贝丁酸而产生作用。本品在 20 世纪 60 ~ 70 年代曾广泛使用，但长期使用不良反应多，如致心律失常等，由此造成的死亡率超过改善冠心病而降低的病死率，目前临床已少用。

二、羟甲戊二酰辅酶 A 还原酶抑制剂

（一）概述

羟甲戊二酰辅酶 A（HMG - CoA）还原酶抑制剂又称为他汀类药物，为一类新型的降血脂药。羟甲戊二酰辅酶 A（HMG - CoA）还原酶是体内胆固醇生物合成的限速酶。他汀类药物是这种酶的抑制剂，所以能显著地降低血中胆固醇的水平。该类药物选择性高，疗效确切，能明显降低冠心病的发病率和死亡率。代表药物有洛伐他汀（Lovastatin）、普伐他汀（Pravastatin）、辛伐他汀（Simvastatin）、氟伐他汀（Fluvastatin）、阿托伐他汀（Atorvastatin）等。洛伐他汀、辛伐他汀是生物前体药物，分子中具

有内酯环，口服后可被水解，内酯环打开，转化为 β－羟基酸显效。

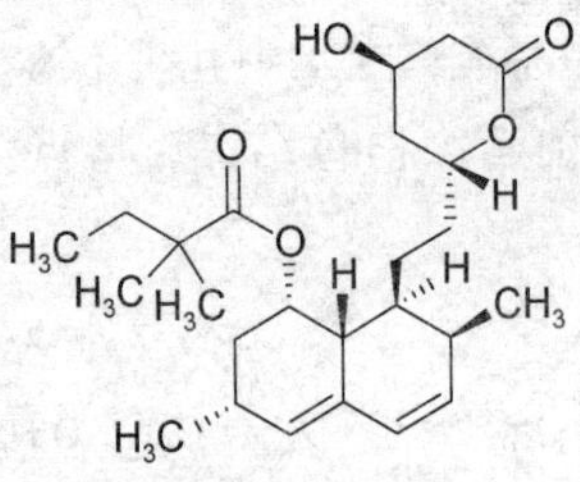

辛伐他汀

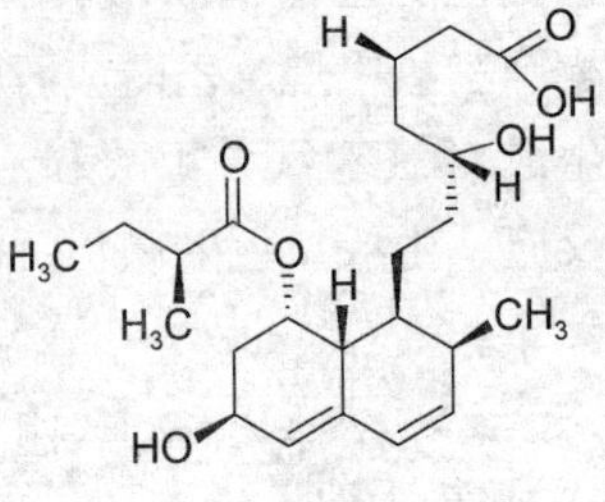

普伐他汀

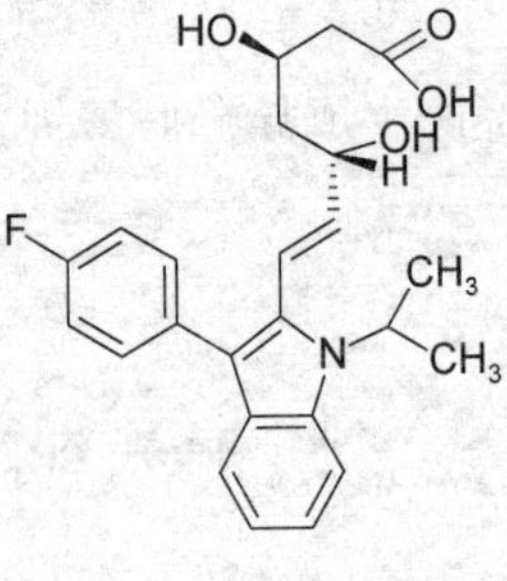

氟伐他汀

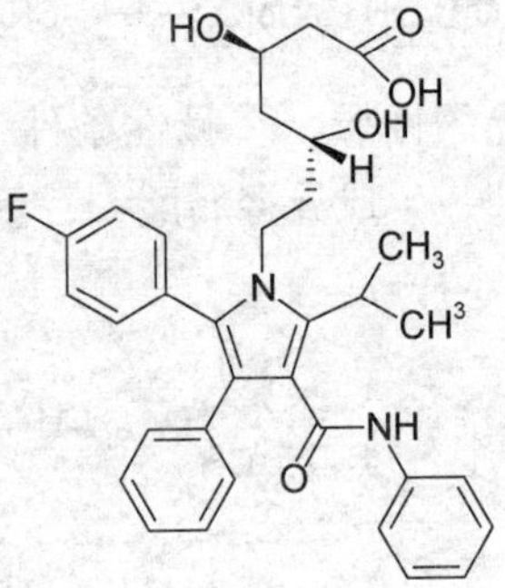

阿托伐他汀

（二）典型药物

洛伐他汀　Lovastatin

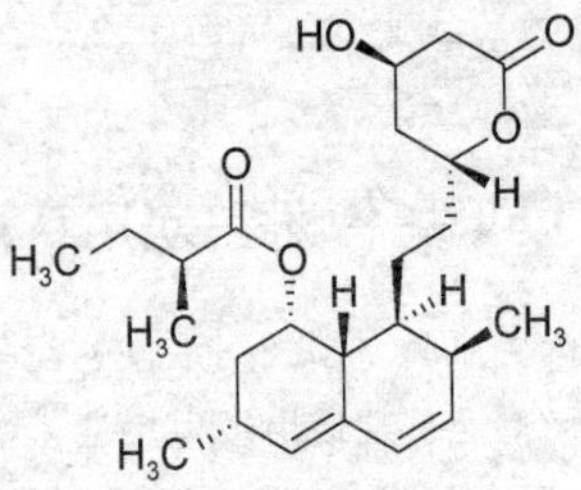

化学名为(S)－2－甲基丁酸－($4R$,$6R$)－6－[2－[($1S$,$2S$,$6R$,$8S$,$8aR$)－1,2,6,7,8,8a－六氢－8－羟基－2,6－二甲基－1－萘基]乙基]四氢－4－羟基－2H－吡喃－2－酮－8－酯。

本品为白色或类白色结晶或结晶性粉末；无臭、无味，略有引湿性。本品在三氯甲烷中易溶，在丙酮中溶解，在乙醇、乙酸乙酯或乙腈中略溶，在水中不溶。熔点为174.5℃。在乙腈溶液（5mg/ml）中比旋度为＋325°至＋340°。

本品分子中的内酯环在酸性或碱性水溶液中能发生水解，生成较稳定的羟基酸；而侧链酯键由于空间位阻效应而较稳定，不易水解。

本品放置过程中，六元内酯环上的羟基能发生氧化反应，生成二酮吡喃衍生物。

本品用于高胆固醇血症和混合型高脂血症的治疗，也可用于缺血性脑卒中的防治。

三、烟酸类及其他类

1955 年，Altschul 发现高剂量的烟酸（nicotinic acid）可以降低人体中的胆固醇水平，同时也降低血清中三酰甘油的水平。在烟酸类似物合成及研究中，将羧基酯化可降低其副作用，它们作为前药，在体内逐渐水解，作用较持久，如烟酸肌醇酯（inositol nicotinate）、烟酸戊四醇酯（nicertrol）。

> **知识拓展**
>
> 前药原理：是指药物经过化学结构改造后，在体外无活性或活性很低的化合物，在体内经酶促或非酶促作用又释放出原药而发挥药理作用。这种无活性的化合物即称为前体药物，简称前药，原来的药物则称为母体药物。如氯霉素棕榈酸酯、红霉素碳酸乙酯等。

烟酸   烟酸肌醇酯   烟酸戊四醇酯

依西咪贝（Ezetimible）为 β - 内酰胺类化合物，是第一个胆固醇吸收抑制剂，剂量小，单用或与他汀类药物合用，用于杂合子家族性高胆固醇血症。考来烯胺（Cholestyramine）为强碱性阴离子交换树脂（胆酸螯合剂），促进肝内胆固醇转化为胆酸，加速了胆固醇的代谢，降低了血中胆固醇的含量，本品副作用小，剂量大，不良反应发生于服用大剂量及超过 60 岁的患者。

第二节　抗心绞痛药

心绞痛是冠状动脉粥样硬化性心脏病的常见症状，是冠状动脉供血不足，心肌急剧的、暂时的缺血和缺氧所引起的临床综合征。抗心绞痛药（antianginal drugs）能减轻心脏工作的负荷，以降低心肌耗氧量；或扩张冠状动脉，促进侧支循环的形成，以增加心肌供氧量达到缓解和治疗的目的。按照化学结构和作用机制可分为硝酸酯及亚硝酸酯类、钙通道阻滞剂、β 受体拮抗剂及其他类。

一、硝酸酯及亚硝酸酯类

（一）概述

本类药物都是醇或多元醇与硝酸或亚硝酸而成的酯，通过生物转化形成一氧化氮（NO），NO 具有高度的脂溶性，能通过细胞膜，激活鸟苷酸环化酶，使血管平滑肌松弛而缓解心绞痛症状，又称为 NO 供体药物。1867 年亚硝酸异戊酯（isoamyl nitrite）最早用于临床，其作用时间短，副作用较多，现已少用。目前临床上使用的此类药物主要有硝酸甘油（Nitroglyceril）、丁四硝酯（Erythrityl Tetranitrate）、硝酸异山梨酯（Isosorbide Dinitrate）、单硝酸异山梨酯（Isosorbide Mononitrate）等。硝酸异山梨酯有两个硝基，脂溶性大，维持时间长，易透过血脑屏障而具有头痛的副作用。单硝酸异山梨酯是在研究硝酸异山梨酯的体内代谢物中发现的，其作用与硝酸异山梨酯相同，但作用时间延长，水溶性增大，副作用减少，且无首过效应，生物利用度达100%。临床用于预防和治疗心绞痛，与洋地黄及（或）利尿剂合用治疗慢性心力衰竭。

硝酸甘油

丁四硝酯

硝酸异山梨酯

单硝酸异山梨酯

（二）典型药物

硝酸甘油　Nitroglycerin

化学名为1,2,3-丙三醇三硝酸酯。

本品为浅黄色无臭带甜味的油状液体，沸点为145℃。本品在乙醇中溶解，在丙酮、乙醚、冰醋酸、乙酸乙酯中混溶，在水中略溶。

本品有挥发性，能吸收空气中的水分子成塑胶状。在遇热或撞击下易爆炸，产生大量氮气和二氧化碳等气体，故一般配制成10%乙醇溶液，以便运输或贮存。

本品在碱性条件下迅速水解。如与氢氧化钠试液反应生成甘油，再与硫酸氢钾作用，产生有刺激性臭味的丙烯醛气体。在中性和弱酸性条件下相对稳定。

本品能松弛血管平滑肌，扩张静脉与冠状动脉，具有吸收快、起效快的特点，主要用于治疗或预防心绞痛、心力衰竭和心肌梗死。

硝酸异山梨酯　Isosorbide Dinitrate

化学名为1,4:3,6-二脱水-D-山梨醇二硝酸酯，又名消心痛。

本品为白色结晶性粉末；无臭。本品在丙酮或三氯甲烷中易溶，在乙醇中略溶，在水中微溶。熔点为68～72℃。在无水乙醇溶液（10mg/ml）中比旋度为+135°至+140°。

本品受热或受到撞击易发生爆炸。

本品干燥状态比较稳定，室温放置 60 个月未发生变化，但在酸、碱性溶液中易水解，生成脱水山梨醇和亚硝酸。

本品经硫酸水解后，生成亚硝酸，可与儿茶酚作用生成对亚硝基儿茶酚，在硫酸溶液中变成醌肟，又与过量的儿茶酚缩合生成暗绿色靛酚类化合物。

本品经水和硫酸破坏后，生成硝酸，加入硫酸亚铁后，在两液层界面处呈现棕色环。

本品口服生物利用度仅为 3%，半衰期为 30min，多数在胃肠道和肝脏被破坏，进入人体后很快被代谢为 2 - 单硝酸异山梨醇酯和 5 - 硝酸异山梨醇酯，两者均显其抗心绞痛活性，半衰期分别为 1.8 ~ 2h 和 5 ~ 7.6h。

本品具有冠脉扩张作用，为一长效抗心绞痛药。临床用于冠心病长期治疗、心绞痛的预防、心肌梗死后持续心绞痛的治疗，也用于慢性充血性心力衰竭的治疗。

二、钙通道阻滞剂

钙通道阻滞剂具有抑制细胞外钙离子内流，使心肌和心血管平滑肌细胞内缺乏足够的钙离子，从而减弱心肌的收缩，心率减慢，耗氧量降低，同时血管平滑肌松弛，外周血管阻力降低，减轻心脏负荷。按化学结构可分为二氢吡啶类、芳烷基胺类、苯并硫氮䓬类和二苯哌嗪类。

（一）二氢吡啶类

1. 概述

二氢吡啶类化合物最早出现于 1882 年，该类药物是目前临床上特异性最高、作用最强的一类钙通道阻滞剂。主要代表药物有硝苯地平（Nifedipine）、尼群地平（Nitrendipine）、尼卡地平（Nicardipine）、尼莫地平（Nimodipine）、氨氯地平（Amlodipine）等。尼群地平选择性作用于血管平滑肌，降压作用温和持久。尼莫地平进入体内能透过血脑屏障，作用于脑血管平滑肌，特别适合于治疗缺血性脑血管疾病。氨氯地平为长效钙通道阻滞剂，适用于心绞痛，也作为长效抗高血压药。

尼群地平   尼卡地平

尼莫地平   氨氯地平

2. 典型药物

硝苯地平　Nifedipine

化学名为 2,6 - 二甲基 - 4 - (2 - 硝基苯基) - 1,4 - 二氢 - 3,5 - 吡啶二甲酸二甲酯，又名心痛定，硝苯啶。

本品为黄色结晶性粉末；无臭，无味；遇光不稳定。本品在丙酮或三氯甲烷中易溶，在乙醇中略溶，在水中几乎不溶。本品熔点为 171～175℃。

本品遇光极不稳定，分子内部可发生光催化的歧化反应，降解为硝基苯衍生物和亚硝基苯衍生物。后者对人体极为有害，故在生产、使用及贮存中，应注意避光。

本品的丙酮溶液，加 20% 氢氧化钠溶液振摇后，溶液显橙红色。

本品口服经胃肠道吸收完全，1～2h 内达到血药浓度最大峰值，有效作用时间持续 12h，经肝脏代谢。

本品主要用于预防和治疗心绞痛，也可用于治疗各型高血压。

(二) 芳烷基胺类

这类药物主要有维拉帕米（Verapamil）等，是在对罂粟碱进行结构改造中发现的，可用于治疗心绞痛、心律失常及高血压。本品副作用小，静脉滴注时可使血压下降，房室传导阻滞及窦性心动过缓。

维拉帕米

（三）苯并硫氮䓬类

这类药物主要有地尔硫䓬（Diltiazem），为一具有高度特异性的钙通道阻滞剂，可有效的预防心血管意外的发生，其副作用小，无耐药性，用于治疗心绞痛，并具有降压作用。

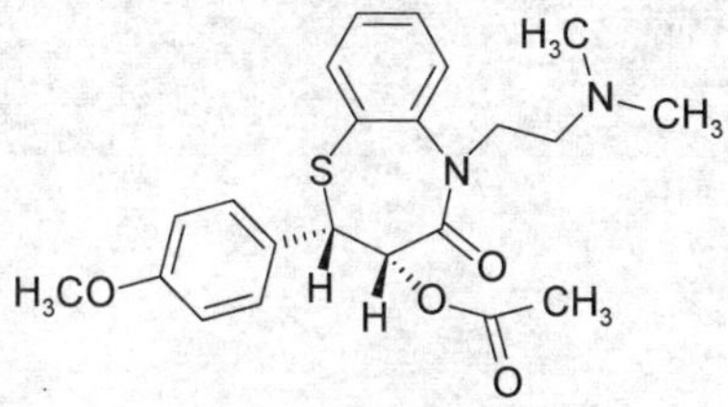

地尔硫䓬

（四）二苯哌嗪类

这类药物主要有桂利嗪（Cinnarizine）、氟桂利嗪（Flunarizine）等。它们直接作用于血管平滑肌使血管扩张，可明显改善脑循环及冠状循环。

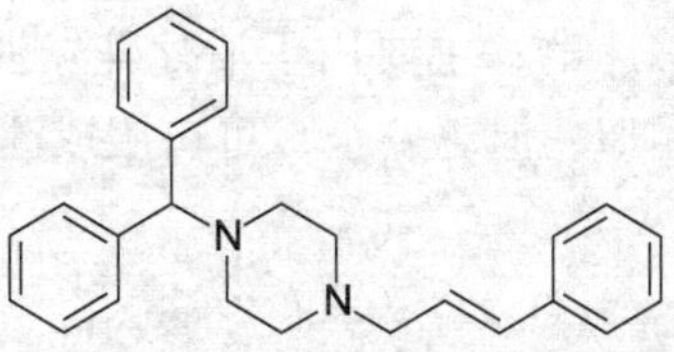

桂利嗪 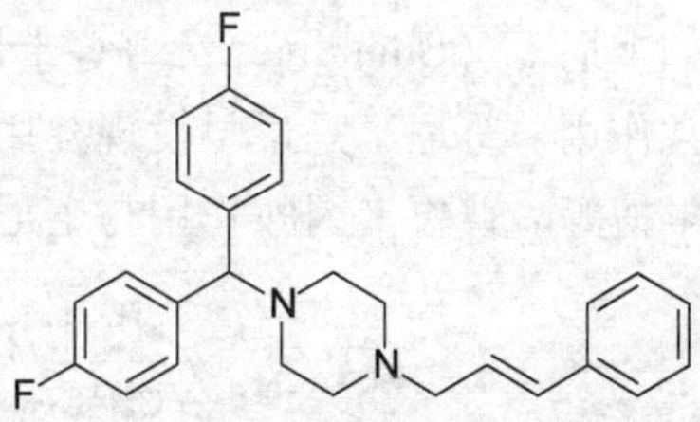　　　　　　　　氟桂利嗪

三、β受体拮抗剂

β受体拮抗剂的发现是抗心绞痛药物的一大进展，心肌缺血诱发心绞痛时，心肌局部的儿茶酚胺类物质释放增加，则激动β受体。本类药物的作用特点是阻止内源性儿茶酚胺类肾上腺素和去甲肾上腺素与受体结合，减慢心率，减弱心肌收缩力，并降低外周血管阻力，从而减少心肌耗氧量，缓解心绞痛。此外，本类药物还具有抗心律失常和抗高血压作用。常用药物有普萘洛尔（Propranolol）、阿替洛尔（Atenolol）等。

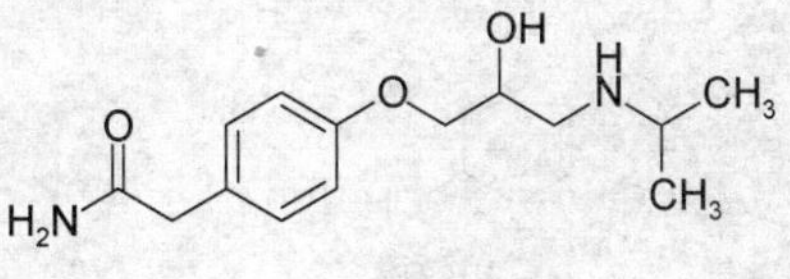

阿替洛尔 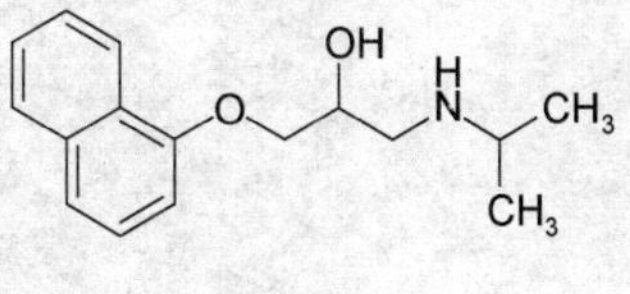　　　　　　　　普萘洛尔

第三节　抗心律失常药

心律失常分心动过速型和心动过缓型两种，心动过缓可用阿托品或异丙肾上腺素治疗。抗心律失常药（antiarrhythmic drugs）主要指用于治疗心动过速型心律失常的药物，通过影响心肌细胞 Na^+、Ca^{2+} 或 K^+ 等离子转运，纠正电生理异常而发挥减慢心律的作用。通常分四类：Ⅰ钠通道阻滞剂；Ⅱβ受体拮抗剂（见第二节抗心绞痛药）；Ⅲ

钾通道阻滞剂；Ⅳ钙通道阻滞剂。其中Ⅰ类又被分为Ⅰa、Ⅰb和Ⅰc三种类型。

知识链接

目前临床使用的抗心律失常药都存在一定的致心律失常效应，会加剧或者导致各种心律失常。

一、钠通道阻滞剂

（一）概述

钠通道阻滞剂是一类能抑制 Na^+ 内流，从而抑制心肌细胞动作电位振幅及超射幅度，减慢传导，延长有效不应期的药物，因而具有良好的抗心律失常作用。

Ⅰa类抗心律失常药除抑制钠离子内流，还能延长心肌细胞的不应期，为广谱抗心律失常药。如奎尼丁（Quinidine），普鲁卡因胺（Procainamide），适度阻滞钠通道，起到抗心律失常作用。奎尼丁是最早发现并用于临床的，主要用于治疗阵发性心动过速、心房颤动和早搏等。普鲁卡因胺作用与奎尼丁相似，但更安全，可口服或注射给药。

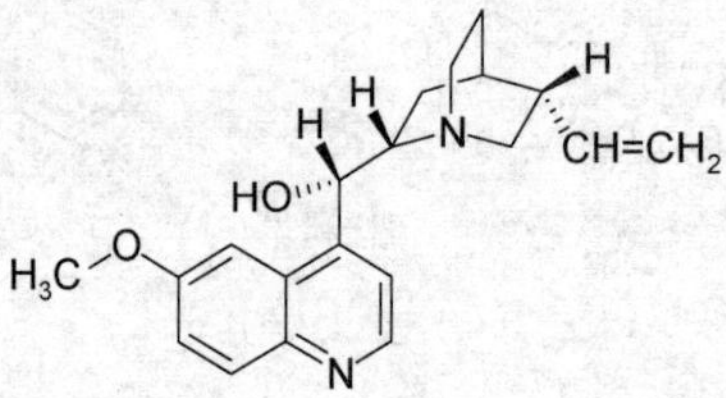
奎尼丁

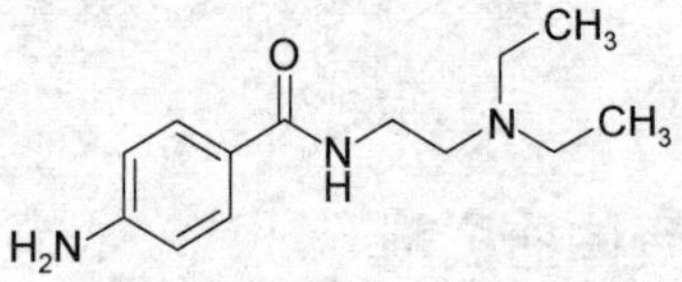
普鲁卡因胺

Ⅰb类抗心律失常药对钠离子内流抑制作用较弱，只对浦肯野纤维起作用，属于窄谱抗心律失常药。如利多卡因（Lidocaine）、美西律（Meixletine）等，主要通过轻度阻滞钠通道，缩短复极化，提高颤动阈值而发挥抗心律失常的作用。

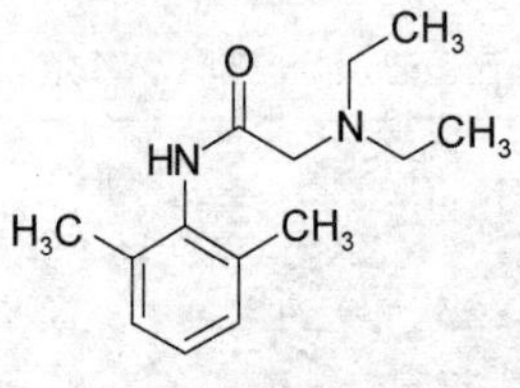
利多卡因

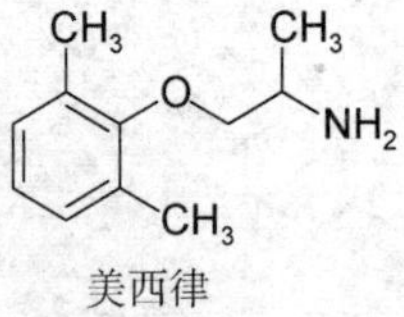
美西律

Ⅰc类抗心律失常药抑制钠通道能力最强，如普罗帕酮（Propafenone）、氟卡尼（Flecainide）等，明显阻滞钠通道，减慢传导，减少折返。

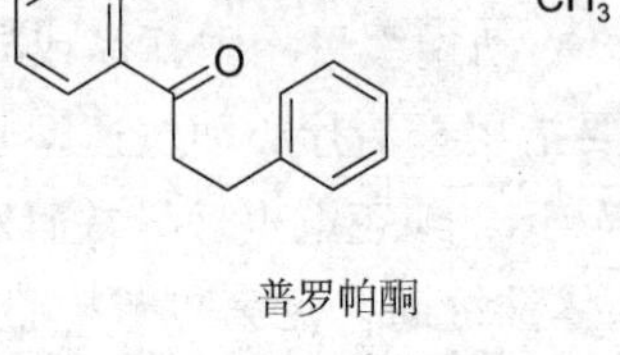
普罗帕酮

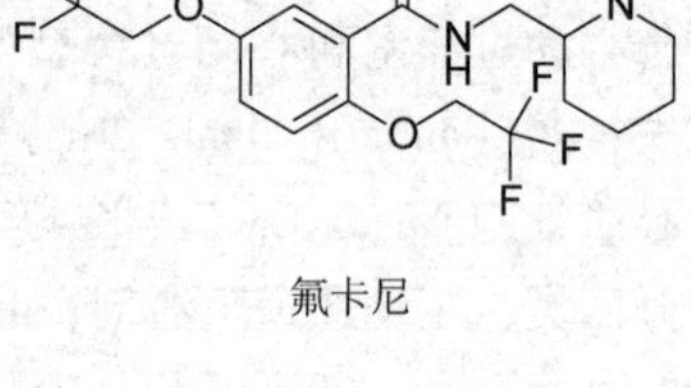
氟卡尼

（二）典型药物

盐酸普鲁卡因胺　Procainamide Hydrochloride

化学名为 N-[（2-二乙氨基）乙基]-4-氨基苯甲酰胺盐酸盐，又名奴氟卡因胺。

本品为白色至淡黄色结晶性粉末；无臭，有引湿性。本品在水中易溶，在乙醇中溶解，在三氯甲烷中微溶，在乙醚中极微溶解。熔点为 165～169℃。

本品在强酸溶液中或长期放置在潮湿空气中可被水解，但其稳定性比普鲁卡因好，可制成片剂。

本品具有重氮化偶合反应。

本品分子中的芳酰胺基与过氧化氢反应，生成异羟肟酸，再经三氯化铁作用生成异羟肟酸铁而显紫红色。

本品曾用于各种心律失常的治疗，因其不良反应，仅推荐静脉注射用于短期控制严重的有症状的心律失常。

盐酸美西律　Mexiletine Hydrochloride

化学名为（±）-1-（2,6-二甲基苯氧基）-2-丙胺盐酸盐，又名慢心律、脉律定。

本品为白色或类白色结晶粉末；几乎无臭，味苦。本品在水或乙醇中易溶，在乙醚中几乎不溶。熔点为 200～204℃。

> **知识链接**
>
> 　　盐酸美西律在肝脏内代谢较慢，血药浓度随人尿的 pH 由 5 增至 8 时显著增高，用药时需测定尿液的 pH，本品的疗效与不良反应与血药浓度有关，中毒血药浓度与有效血药浓度相近，按需要进行血药浓度的监测。

本品与碘试液反应，生成棕红色复盐沉淀。

主要用于治疗急、慢性心律失常。

盐酸普罗帕酮 Propafenone Hydrochloride

化学名为3-苯基-1-[2-[3-(丙氨基)-2-羟基丙氧基]苯基]-1-丙酮盐酸盐。

本品为白色的结晶性粉末；无臭，味苦。本品在乙醇、三氯甲烷或冰醋酸中微溶，在水中极微溶解。熔点为171~174℃。

本品有两个异构体（R异构体和S异构体），它们的药效和药代动力学性质存在明显差异，两者均具有钠通道阻滞作用。

本品具有羰基结构，加乙醇溶解后，与二硝基苯肼试液作用生成2,4-二硝基苯腙金黄色沉淀。

本品也具有轻度β受体拮抗作用，临床用于阵发性室性心动过速、阵发性室上性心动过速及预激综合征伴室上性心动过速、心房扑动或心房颤动的预防及各种早搏的治疗。

二、钾通道阻滞剂

（一）概述

钾通道阻滞剂，又称延长动作电位时程药。主要是通过抑制电位依赖性钾通道，延长动作电位时程，表现为延长复极过程而使有效不应期明显延长，而具有抗心律失常的作用，如盐酸胺碘酮（Amiodarone Hydrochloride）是钾通道阻滞剂，但对钠、钙通道也有阻滞作用，对α，β受体也有非竞争性阻滞作用，为广谱抗心律失常药。

（二）典型药物

盐酸胺碘酮 Amiodarone Hydrochloride

化学名为(2-丁基-3-苯并呋喃基)[4-[2-(二乙氨基)乙氧基]-3,5-二碘苯基]甲酮盐酸盐。

本品为类白色至微黄色结晶粉末；无臭，无味。本品在三氯甲烷中易溶，在乙醇中溶解，在丙酮中微溶，在水中几乎不溶。熔点为158~162℃，熔融时同时分解。

本品在 242nm 的波长处有最大吸收，在 223nm 的波长处有最小吸收。

本品分子中具有羰基结构，可与 2,4 - 二硝基苯肼反应，生成黄色的胺碘酮 - 2,4 - 二硝基苯腙沉淀。

本品与硫酸共热，有紫色的碘蒸气产生。

胺碘酮口服吸收慢，生物利用度约为 30%，蛋白结合率高达 95%，因此起效极慢，一般在一周左右才出现作用，体内半衰期平均 25 天，体内分布广泛，可蓄积在多种器官和组织内。其电生理作用是延长心房肌、心室肌及传导系统的动作电位时程和有效不应期。

本品用于室性和室上性心动过速和早搏、阵发性心房扑动和颤动、预激综合征等。

第四节　抗高血压药

高血压为最常见的心血管疾病，它最终可引起冠状动脉粥样硬化和脑血管硬化而危及生命。抗高血压药（antihypertensive drugs）可降低血压，减少脑出血或肾、心功能丧失发生率，从而减少死亡率并延长寿命。抗高血压药按其作用部位和机制可分为交感神经抑制药、血管紧张素转化酶抑制剂和血管紧张素 II 受体拮抗剂、钙通道阻滞剂、血管扩张药、利尿药等。

> **知识链接**
>
> 　　根据世界卫生组织国际诊断规定，人在安静休息时血压超过 140/90mm Hg 者即为高血压患者。高血压可分为原发性和继发性两类，原发性高血压发病原因不明，约占高血压病人的 90%，继发性高血压又称症状性高血压，是某些疾病的症状之一，约占高血压病人的 10%。

一、交感神经抑制药

（一）概述

本类药物按其作用部位和机制不同分为：①中枢性降压药，主要是作用于中枢性交感神经，激动中枢 α_2 受体和 I_1 - 咪唑啉受体，使外周交感神经活性降低，而使血压降低，如可乐定（Clonidine）、甲基多巴（Methyldopa）、莫索尼定（Moxonidine）。甲基多巴主要作用于 α_2 受体，有明显的中枢镇静、精神抑郁等副作用。莫索尼定主要作用于 I_1 - 咪唑啉受体，降压作用强，镇静副作用小。可乐定对 α_2 受体和 I_1 - 咪唑啉受体均有作用，选择性小，也有明显的中枢性副作用；②去甲肾上腺素能神经末梢阻断药，主要是抑制肾上腺素、去甲肾上腺素、多巴胺和 5 - 羟色胺等进入神经细胞内囊泡中贮存，而导致神经递质被单胺氧化酶破坏，而使神经末鞘递质耗竭而温和持久降压，如利血平（Reserpine）；③肾上腺素 α、β 受体拮抗剂，主要是抑制肾上腺素、去甲肾上腺素等与 α、β 受体结合，降低外周血管阻力，使血压降低，如哌唑嗪（Prazosin）、普萘洛尔（Propranolol）等（见第四章外周神经系统药物）；④神经节阻断药，主要是与乙酰胆碱竞争受体，切断神经冲动的传导，引起血管舒张，血压下降，如美卡拉明（Mecamylamine）、潘必啶（Pempidine）等。神经节阻断药的降压作用强而可靠，但其对肾上腺素能神经和胆碱能神经均可产生重大作用，没有选择性，故副作用多，如口干、便秘、排尿困难及视力模糊等。

可乐定　　　　　　　甲基多巴　　　　　　　莫索尼定

（二）典型药物

利血平　Reserpine

化学名为 18β-（3,4,5-三甲氧基苯甲酰氧基）-11,17α-二甲氧基-3β,20α-育亨烷-16β-甲酸甲酯，又名利舍平。

本品为白色至淡黄褐色的结晶或结晶性粉末；无臭，几乎无味，遇光色渐变深。本品在三氯甲烷中易溶，在丙酮中微溶，在水、甲醇、乙醇或乙醚中几乎不溶。本品具有旋光性，在三氯甲烷溶液（10mg/ml）中比旋度为 -115°至 -131°。

利血平 C-15、C-20 上的氢和 C-17 上的甲氧基为 α-构型。根据利血平酸易形成 γ-内酯而不发生转向的事实，证明 C-16 和 C-18 的取代基处于同边为 β-构型。

本品在光和热的影响下，C-3 上能发生差向异构化反应，生成无效的 3-异利血平（3-isoreserpine）。

本品在光和氧的作用下发生氧化。先生成 3,4-二去氢利血平，为黄色物质，具有黄绿色荧光。进一步氧化生成 3,4,5,6-四去氢利血平，有蓝色荧光，再进一步氧化则生成无荧光的褐色和黄色聚合物。氧化是导致利血平分解失效的主要原因，所以本品应避光保存。

3,4-二去氢利血平

3,4,5,6-四去氢利血平

本品及其水溶液都比较稳定，最稳定的 pH 为 3.0。但在酸、碱条件下，两个酯键水解生成利血平酸。

课堂互动

利血平失效的主要化学原因是什么？请说出应如何合理贮存。

本品为仲胺类生物碱，氮上氢原子可与亚硝酸发生加成反应，生成黄色的 $N-$ 硝基仲胺类化合物。

本品具有生物碱的显色反应，遇钼酸钠硫酸溶液立即显黄色，约 5 分钟后变蓝色。

本品具有吲哚的呈色反应：如加新制的香草醛试液约 2 分钟后，显玫瑰红色；加对二甲氨基苯甲醛及少量冰醋酸与硫酸溶液显绿色，再加冰醋酸则变为红色。

本品为兼有安定作用的抗高血压药，用于早期轻度和中度高血压，常与其他抗高血压药合用，尤适用于伴精神紧张的患者。

二、血管紧张素转化酶抑制剂和血管紧张素 II 受体拮抗剂

（一）概述

血管紧张素转化酶抑制剂（ACEI）主要是抑制血管紧张素转化酶，减少血管紧张素 II 的生成，使血压下降，如卡托普利（Captopril）、依那普利（Enalapril）、赖诺普利（Lisinopril）、福辛普利（Fosinopril）等。血管紧张素 II 受体（Ang II）拮抗剂，主要是选择性阻断血管紧张素 II 与血管紧张素 II 受体的结合而发挥抗高血压作用，如氯沙坦（Losartan），目前这些药物均属临床上一线抗高血压药。

表 5-1 常见的血管紧张素转化酶抑制剂

药物名称	化学结构	作用特点
依那普利 Enalapril		为前药，口服吸收迅速，在体内水解为依那普利拉发挥作用。用于治疗高血压或心力衰竭
赖诺普利 Lisinopril		为含两个羧基、非前药的 ACE 抑制剂，用于高血压及心力衰竭

续表

药物名称	化学结构	作用特点
福辛普利 Fosinopril		为含磷酰基的 ACE 抑制剂，在体内代谢为福辛普利拉发挥作用。用于治疗高血压或心力衰竭，特别适用于肝或肾功能不良的患者

（二）典型药物

卡托普利　Captopril

化学名为 1 - [(2S) - 2 - 甲基 - 3 - 巯基 - 1 - 氧代丙基] - L - 脯氨酸，又名开博通，巯甲丙脯酸。

本品为白色或类白色结晶性粉末；有类似蒜的特臭，味咸。本品在甲醇、乙醇或三氯甲烷中易溶，在水中溶解。熔点为 104～110 ℃。本品在乙醇溶液（20mg/ml）中比旋度为 -132°至 -126°。

卡托普利结构中有两个手性中心都是 S 构型。在生产过程中可出现 R、S 的异构体。

本品具有羧基显酸性，巯基显极弱的酸性，可溶于稀碱液。

本品分子结构中含有巯基，具有还原性，其在水溶液中或见光时，能发生自动氧化生成二硫化合物。也可被氧化剂氧化，如在酸性中被碘酸钾氧化。加入抗氧剂或螯合剂可延缓氧化。

本品为硫醇类，可与亚硝酸作用生成亚硝酰硫醇酯，显红色，可供鉴别。

$$R—SH + HNO_2 \longrightarrow O{=}N{-}S{-}H$$

本品分子中的巯基与皮疹和味觉障碍副作用有关，用于高血压和心力衰竭，其注射剂还可治疗高血压急症。

氯沙坦　Losartan

化学名为 2 - 丁基 - 4 - 氯 - 1 - [[2' - (1H - 四唑 - 5 - 基) [1,1' - 联苯] - 4 - 基]甲基] - 1H - 咪唑 - 5 - 甲醇。

本品为淡黄色结晶，熔点为 183.5 ～ 184.5℃。

本品含四氮唑结构，显酸性，为中等强度的酸，pK_a 为 5 ～ 6，药用其钾盐。

本品分子结构由四氮唑环、联苯和咪唑环三部分组成。通过对其结构改造还可总结出其构效关系：四氮唑酸性愈强活性愈高，咪唑环上 2 位上必须是 3 ～ 4 个碳原子正烷烃基，若为分支烷烃、环烷烃，芳环活性均降低，4 位应为电负性高、体积大的亲脂性基团，5 位的羟甲基以能形成氢键的小基团为佳，如醇、醛、酸。联苯邻位上有其他取代基活性下降。

本品为第一个非肽类且选择性强的 AngⅡ受体拮抗剂，无 ACE 抑制剂干咳副作用，临床用于治疗高血压。

案例分析

案例：患者李某，男，65 岁，三年前被诊断患有高血压，医生给他服用依那普利（一种和卡托普利类似的降压药）后，李某的血压得到了较好的控制。最近医生建议他每天再多服一种降压药——氯沙坦，请解释原因。

分析：氯沙坦为选择性强的 AngⅡ受体拮抗剂，具有良好的抗高血压、抗心衰和利尿作用。

三、利尿药

（一）概述

利尿药作用于肾脏，能减少肾小管的再吸收，促进水和电解质（特别是钠离子）的排出，使尿量增加，消除水肿，也常作为高血压的辅助治疗药。按作用机制分为：①碳酸酐酶抑制剂，代表药物有乙酰唑胺（Acetazolamide）等，目前主要用于治疗青光眼，以降低眼压；②$Na^+ - K^+ - 2Cl^-$ 同向转运抑制剂，代表药物有呋塞米（Furosemide），具有温和的降压作用；③$Na^+ - Cl^-$ 同向转运抑制剂，代表药物有氢氯噻嗪（Hydrochlorothiazide）、氯噻酮（Chlortalidone）、吲达帕胺（Indapamide）等，氯噻酮为长效利尿药，作用时间可持续 24 ～ 72 小时，并且有一定的降压作用，长期应用易造成缺钾，应适当补钾。吲达帕胺在胃肠道中迅速被吸收，作用时间为 14 ～ 18 小时，临床上用于治疗高血压，可单用或与其他降压药合用，也可用于治疗充血性心力衰竭时的钠潴留浮肿；④肾内皮细胞钠通道阻滞剂，代表药物有氨苯蝶啶（Triamterene）和阿米洛利（Amiloride），氨苯蝶啶抗高血压活性较弱；⑤盐皮质激素受体拮抗剂，代表药物有螺内酯（Spironolactone），作用慢、弱，但持久，常与氢氯噻嗪合用，其保钾作用可对抗氢氯噻嗪缺钾的副作用。

呋塞米   氯噻酮   吲达帕胺

乙酰唑胺　　　　　　　　氨苯蝶啶　　　　　　阿米洛利

（二）典型药物

氢氯噻嗪　Hydrochlorothiazide

化学名为6－氯－3,4－二氢－2H－1,2,4－苯并噻二嗪－7－磺酰胺－1,1－二氧化物。

本品为白色结晶性粉末；无臭，味微苦。本品在丙酮中溶解，在乙醇中微溶，在水、三氯甲烷或乙醚中不溶；在氢氧化钠试液中溶解。

本品结构中具有两个磺酰胺基，显酸性，其pK_a分别为7.0和9.2，可与碱作用生成盐而溶于水制成注射剂，2位氮上氢的酸性较强，故不宜与碱性药物配伍。

本品环内磺酰胺基遇碱、遇热迅速水解，生成5－氯－2,4－二氨磺酰基苯胺和甲醛。水解产物5－氯－2,4－二氨磺酰基苯胺分子结构中含有芳香第一胺，可发生重氮化－偶合反应。即先与亚硝酸钠及盐酸作用，生成重氮盐，再与变色酸试液作用，生成红色的偶氮化合物。水解产物甲醛，加硫酸和少许变色酸微热，生成蓝紫色化合物，此反应为甲醛的专属反应。

本品与无水碳酸钠混合炽灼后，放冷，加水加热溶解，过滤，滤液显氯化物的鉴别反应。

本品用于治疗各种水肿和高血压，大剂量或长期应用时应补钾。

第五节　抗心力衰竭药

充血性心力衰竭又称慢性心力衰竭，使心脏不能把血液泵至外周部位，无法满足机体代谢需要。抗心力衰竭药可以加强心肌收缩力，又称正性肌力药。目前用于治疗充血性心力衰竭的药物主要有强心苷类和磷酸二酯酶抑制剂等。

一、强心苷类

（一）概述

强心苷类为使用历史悠久的经典的强心药，可抑制 Na^+,K^+－ATP 酶使钠泵失灵，

细胞内 Na^+ 浓度增高兴奋 $Na^+ - Ca^{2+}$ 交换系统，使 Na^+ 外流增加，Ca^{2+} 内流增加，而增加心肌收缩力。该类药物的有效剂量和中毒剂量接近，安全范围小，强度不大，排泄慢，毒副反应多，临床应用必须在病房监测下使用。主要药物有地高辛（Digoxin）、洋地黄毒苷（Digitoxin）等。

（二）典型药物

地高辛　Digoxin

化学名为 $3\beta - [[O-2,6-脱氧-\beta-D-核-己吡喃糖基-(1\rightarrow4)-O-2,6-二脱氧-\beta-D-核-己吡喃糖基-(1\rightarrow4)-2,6-二脱氧-\beta-D-核-己吡喃糖基]氧代]-12\beta,14\beta-二羟基-5\beta-心甾-20(22)烯内酯$，又名狄戈辛，异羟基洋地黄毒苷。

本品为白色结晶或结晶性粉末；无臭，味苦。本品在吡啶中易溶，在稀醇中微溶，在三氯甲烷中极微溶解，在水或乙醚中不溶。熔点为 235～245℃，熔融时同时分解。本品在吡啶溶液（20mg/1ml）中比旋度为 $+9.5°\sim+12.0°$。

本品属于强心甾烯类，即甾核 C_{17} 位连接的是五元不饱和内酯环，其结构中 $\alpha-$ 氢很活泼，可与苦味酸试液形成有色的配合物，且该配合物 λ_{max} 为 495nm，此性质可用于含量测定。

本品在三氯化铁冰醋酸溶液中溶解后，沿管壁缓缓加入硫酸，成两液层，接界处显棕色，放置后，上层显靛蓝色。

本品临床上主要用于治疗充血性心力衰竭，也可控制快速性心房颤动、心房扑动的心室率，不宜与酸、碱类药物配伍。

二、磷酸二酯酶抑制剂

（一）概述

本类药物通过抑制磷酸二酯酶，阻碍心肌细胞内的 cAMP 降解，高浓度的 cAMP 激活多种蛋白酶，使心肌膜上钙通道开放，Ca^{2+} 内流而增加心肌收缩力，本类化合物为吡啶联吡酮类，化合物性质相对稳定。如氨力农（Amrinone）、米力农（Milrinone）。

氨力农　　　　　米力农

学习小结

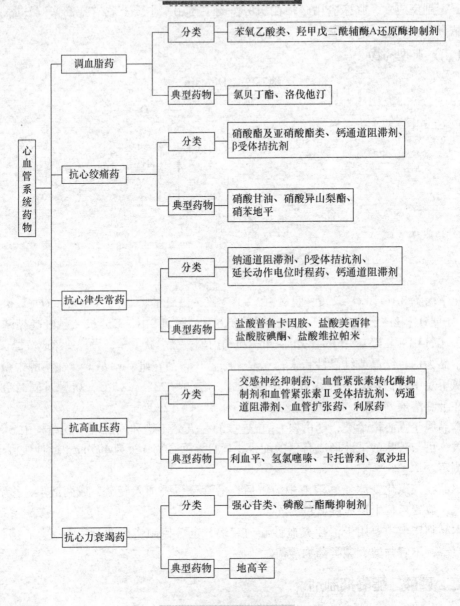

目标检测

一、选择题

（一）A 型题（单选题）

1. 下列药物中受撞击或高热有爆炸危险的是（   ）

A. 硝苯地平   B. 硝酸甘油   C. 依他尼酸

D. 地高辛   E. 非诺贝特

2. 下列哪个药物是盐皮质激素受体拮抗剂类利尿药（　　）

    A. 甘露醇　　　　　　　　B. 依他尼酸　　　　　　　C. 螺内酯

    D. 氨苯蝶啶　　　　　　　E. 普萘洛尔

3. 具有下列结构的药物是（　　）

    A. 氢氯噻嗪　　　　　　　B. 胺碘酮　　　　　　　　C. 洛伐他汀

    D. 美西律　　　　　　　　E. 卡托普利

4. 下列不属于抗心律失常的药物是（　　）

    A. 美西律　　　　　　　　B. 胺碘酮　　　　　　　　C. 普鲁卡因胺

    D. 普罗帕酮　　　　　　　E. 硝苯地平

5. 能发生重氮化－偶合反应的药物是（　　）

    A. 硝苯地平　　　　　　　B. 胺碘酮　　　　　　　　C. 普鲁卡因胺

    D. 肾上腺素　　　　　　　E. 普萘洛尔

6. 下列药物中哪个可与 2,4－二硝基苯肼反应生成腙（　　）

    A. 硝苯地平　　　　　　　B. 胺碘酮　　　　　　　　C. 肾上腺素

    D. 普萘洛尔　　　　　　　E. 普鲁卡因胺

7. 下列哪种药物在光催化下易发生歧化反应（　　）

    A. 卡托普利　　　　　　　B. 甘露醇　　　　　　　　C. 氨苯蝶啶

    D. 硝苯地平　　　　　　　E. 胺碘酮

8. 下列不是抗高血压的药物是（　　）

    A. 利血平　　　　　　　　B. 氢氯噻嗪　　　　　　　C. 氯沙坦

    D. 地高辛　　　　　　　　E. 卡托普利

9. 下列调血脂药物中，哪一个不属于 HMG－CoA 还原酶抑制剂（　　）

    A. 阿托伐他汀钙　　　　　B. 洛伐他汀　　　　　　　C. 辛伐他汀

    D. 氟伐他汀　　　　　　　E. 非诺贝特

10. 下列哪个药物可发生异羟肟酸铁反应（　　）

    A. 氯贝丁酯　　　　　　　B. 普萘洛尔　　　　　　　C. 卡托普利

    D. 洛伐他汀　　　　　　　E. 美西律

（二）B 型题（每小组 5 个备选答案，备选答案可重复选，也可不选）

[1～5]

A. 氯贝丁酯　　　　　　　B. 洛伐他汀　　　　　　　C. 硝苯地平

D. 硝酸甘油　　　　　　　E. 普萘洛尔

1. HMG－CoA 还原酶抑制剂类降血脂药（　　）

2. 苯氧乙酸类降血脂药（　　）

3. 硝酸酯类抗心绞痛药（　　）

4. 钙通道阻滞剂类抗心绞痛药（　　）

5. β 受体拮抗剂类抗心绞痛药（　　）

（三）X 型题（多选题）

1. 下列哪些药物可用于治疗心绞痛（　　）
　　A. 氯贝丁酯　　　　　　　B. 硝酸甘油　　　　　　C. 卡托普利
　　D. 米力农　　　　　　　　E. 硝苯地平

2. 下列关于卡托普利的叙述，正确的是（　　）
　　A. 又名开博通
　　B. 结构中有两个手性中心
　　C. 本品分子结构中含有巯基，具有还原性
　　D. 可与亚硝酸作用生成亚硝酰硫醇酯，显红色
　　E. 结构中具有酯键，易发生水解反应

3. 下列哪些药物属于钙通道阻滞剂（　　）
　　A. 硝苯地平　　　　　　　B. 维拉帕米　　　　　　C. 胺碘酮
　　D. 地尔硫草　　　　　　　E. 卡托普利

4. 下列哪些药物属于血管紧张素转化酶抑制剂类降压药（　　）
　　A. 卡托普利　　　　　　　B. 依那普利　　　　　　C. 胺碘酮
　　D. 氢氯噻嗪　　　　　　　E. 硝苯地平

5. 下列药物属于利尿药的是（　　）
　　A. 氢氯噻嗪　　　　　　　B. 氯噻酮　　　　　　　C. 吲达帕胺
　　D. 氨苯蝶啶　　　　　　　E. 螺内酯

二、简答题

1. 利血平有哪些主要性质？分解失效的主要原因是什么？
2. 抗高血压药按作用机制可分为哪些类型？

三、实例分析

如何用化学方法区别硝苯地平和卡托普利？

（张立光）

第六章 | 消化系统药物

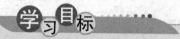
消化系统的疾病种类多而常见，且该疾病的治疗药物是临床常用药物之一，本章重点介绍抗溃疡药、促胃肠动力药和止吐药。

第一节 抗 溃 疡 药

消化性溃疡是消化系统疾病中最为常见的疾病，是由胃液的消化作用引起的黏膜损伤。主要发生在胃幽门及十二指肠处，其溃疡的发生与胃酸、胃蛋白酶分泌过多、幽门螺杆菌感染或药物对胃和十二指肠黏膜损害等多种致病因素有关。

知识拓展

目前市面上常用治疗消化溃疡药分为中和过量胃酸的抗酸药；从不同环节抑制胃酸分泌的抗胆碱能药物如哌仑西平、抗胃泌素药、H_2 受体拮抗剂和质子泵抑制剂；加强胃黏膜抵抗力的黏膜保护药如胶体铋剂、硫糖铝等；以及根除胃幽门螺杆菌的抗微生物药物阿莫西林、甲硝唑等。

抗溃疡药（anti‐ulcer agents）主要是通过减少胃酸分泌和加强黏膜的抵抗力来治疗消化性溃疡，根据作用机制可分为组胺 H_2 受体拮抗剂（H_2 receptor antagonists）、质子泵抑制剂（proton pump inhibitors）和前列腺素类胃黏膜保护剂。本节主要介绍组胺 H_2 受体拮抗剂和质子泵抑制剂。

> ### 知识链接
>
> ## 胃酸分泌导致溃疡发病机制
>
> 胃酸分泌包括神经和激素调节两种途径，在胃黏膜壁细胞底膜表面存在组胺、乙酰胆碱（M）和胃泌素（G）受体，它们受到对应物质的结合、刺激后，分别通过腺苷环化酶使 cAMP 浓度升高，引发胞内一系列生化过程，最后激活蛋白激酶和 $H^+/K^+ - ATP$ 酶（又称质子泵），最终由后者进行 H^+/K^+ 交换泵出胃酸。所以，抑制胃酸分泌过程和增强胃黏膜屏障作用是治疗消化性溃疡的有效途径。

一、组胺 H_2 受体拮抗剂

20 世纪 60 年代中期，人类发现了胃壁细胞里存在着促进胃酸分泌的组胺 H_2 受体后，就试图得到拮抗 H_2 受体的抗溃疡新药。从组胺的结构改造入手，保留了组胺的咪唑环，改变侧链取代基，1976 年，第一代 H_2 受体拮抗剂西咪替丁（Cimetidine，又名胃泰美），很快就成了治疗溃疡病的首选药物，取代了传统的抗酸药。后来通过进一步的结构改造发展出咪唑类、呋喃类、噻唑类、哌啶甲苯类等 H_2 受体拮抗剂。

1. 咪唑类 H_2 受体拮抗剂

西咪替丁是通过合理药物设计的方法得到的第一个治疗胃溃疡的 H_2 受体拮抗剂。它是以组胺为先导化合物，保留其咪唑环，将侧链延长并在末端引入氰胍基，且把侧链中第二个亚甲基换成电负性较大的硫原子，得到西咪替丁。

西咪替丁　Cimetidine

化学名为 1 - 甲基 - 2 - 氰基 - 3 - [2 - [[（5 - 甲基咪唑 - 4 - 基）甲基]硫代]乙基]胍，又名甲氰咪胍、泰胃美。

本品为白色或类白色结晶性粉末；几乎无臭，味苦。本品在甲醇中易溶，在乙醇中溶解，在异丙醇中略溶，在水中微溶；在稀盐酸中易溶。

本品分子结构中具有碱性的咪唑环，饱和水溶液呈弱碱性，与盐酸成盐后易溶于水。

本品固体性质较稳定，在室温密闭状态下保存 5 年或加热至 $100℃$，48 小时未见分解。而水溶液由于分子中具有的氰基结构，可水解生成酰胺，加热则进一步水解成胍。

本品水溶液加氨水少许和硫酸铜试液可生成蓝灰色沉淀，加过量氨水沉淀即溶解。可与一般的胍类化合物相区别。

本品分子结构中有硫原子，经灼烧后放出硫化氢气体，能使醋酸铅试纸显黑色（生成黑色硫化铅），为含硫化合物的鉴别反应。

本品为第一代 H_2 受体拮抗剂，临床用于治疗胃及十二指肠溃疡等。但有抗雄性激素副作用，与雌激素受体有亲和力，长期应用可产生男子乳腺发育和阳萎等副作用。本品对 CYP 450 酶有抑制作用，故与本品同时使用的某些药物将会出现代谢缓慢、毒性增加的现象。

知识拓展

西咪替丁的新用途

治疗慢性乙型肝炎；癌症；心律失常；用于雄性激素增多性疾病。

2. 呋喃类 H_2 受体拮抗剂

进一步改造咪唑环，将西咪替丁的甲基咪唑环置换为二甲氨基甲基呋喃环，氰基亚氨基换成硝基次甲基，于 1979 年合成了雷尼替丁，其抑制胃酸分泌作用比西咪替丁强，无西咪替丁的抗雄性激素作用和引起精神紊乱的副作用，称为第二代 H_2 受体拮抗剂抗溃疡药。

盐酸雷尼替丁 Ranitidine Hydrochloride

化学名为 N' - 甲基 - N - [2[[[5 - [（二甲氨基）甲基] - 2 - 呋喃基]甲基]硫代]乙基] - 2 - 硝基 - 1,1 - 乙烯二胺盐酸盐，又名呋喃硝胺。

本品为类白色至淡黄色结晶性粉末；有异臭；味微苦带涩；极易潮解，吸潮后颜色变深。本品在水或甲醇中易溶，在乙醇中略溶，在丙酮中几乎不溶。本品为反式体，熔点为 137～143℃，熔融时分解；顺式体无活性，熔点为 130～134℃。

本品和西咪替丁都具有含硫化合物的鉴别反应，当用小火缓缓加热时产生硫化氢气体，能使湿润的醋酸铅试纸变黑。

本品是一竞争性第二代 H_2 受体拮抗剂, 抑制胃酸分泌的强度为西咪替丁的 10 倍, 具有疗效高、速效和长效的特点, 副作用较西咪替丁小, 无抗雄激素的副作用。临床上主要用于治疗十二指肠溃疡、良性胃溃疡、术后溃疡、反流性食管炎等。

3. 噻唑类 H_2 受体拮抗剂

用胍基噻唑环代替西咪替丁的甲基咪唑环; 用氨磺酰咪基代替氰胍基得到噻唑类的代表性药物法莫替丁 (Famotidine)。法莫替丁药理作用远强于西咪替丁和雷尼替丁。对 H_2 受体的拮抗作用, 在低浓度时是竞争性; 在高浓度时, 则是不可逆的。同类药物还有将亲脂性较大的噻唑环代替雷尼替丁分子中的呋喃环所得的尼扎替丁 (Nizatidine), 其活性与雷尼替丁相仿, 而生物利用度高达 95%, 用于治疗胃及十二指肠溃疡。

法莫替丁

尼扎替丁

课堂互动

查阅资料比较西咪替丁、盐酸雷尼替丁、法莫替丁由于侧链结构的不同, 化学合成方法有何不同?

4. 哌啶甲苯类 H_2 受体拮抗剂

哌啶甲苯类为新型 H_2 受体拮抗剂, 将雷尼替丁结构中的呋喃环氧原子移到环外, 变为醚结构, 并用哌啶替二甲氨基的结构, 可得到一系列强效长效药物。见表 6-1。

表 6-1 常用的哌啶甲苯类 H_2 受体拮抗剂

药物名称	药物结构	作用特点
兰替丁 Lamtidine		抑制胃酸分泌的作用较雷尼替丁强 8 倍, 作用持续时间达 24h
罗沙替丁 Roxatidine		具有强效抑制胃酸分泌作用, 且有更好的生物利用度 (90% 以上), 无抗雄激素样作用
匹法替丁 Pifatidine		其作用快, 用量小, 不良反应少, 复发率低, 吸收后迅速代谢为罗沙替丁

知识拓展

组胺 H_2 受体拮抗剂的构效关系

H_2 受体拮抗剂分子由三个部分组成，两个药效团部分（碱性的芳环结构和平面的极性基团）和连接他们的中间链状结构部分。

碱性芳杂环	→	易曲挠的四原子链	→	平面极性基团

1. 碱性芳环结构　有碱性杂环或碱性基团取代的芳杂环，如咪唑、呋喃、噻唑、哌啶、碱性基团取代的苯环等。
2. 平面极性的基团　常见的极性基团例如西咪替丁的对应基团为氰基胍，雷尼替丁为硝基脲，法莫替丁则为氨基磺酰脒基，此外还有嘧啶酮、噻二唑等。这些基团都是平面的，在生理 pH 值条件下离子化程度很低，能和受体形成一个以上的氢键。
3. 四原子链　上述两药效团通过一条易曲挠旋转的柔性原子链连接。链的长度为组胺侧链的 2 倍即 4 个原子。多数药物的链结构含有硫原子，增加了柔性，链的长度与拮抗性有关。

以后上市一些新的 H_2 受体拮抗剂，上述构效关系研究的结论不能予以解释，如哌啶甲苯类 H_2 受体拮抗剂结构就不符合 H_2 受体拮抗剂三部分结构特点，有人认为可能与 H_2 受体的结合部位与西咪替丁等不同。

二、质子泵抑制剂

（一）概述

质子泵抑制剂（proton pump inhibitors）即 H^+/K^+ - ATP 酶抑制剂，通过抑制 H^+ 与 K^+ 的交换，阻止胃酸的形成。质子泵抑制剂直接作用于胃酸分泌过程的最后一个环节，对各种因素引起的胃酸分泌都有很好的抑制作用。质子泵仅存在于胃壁细胞表面，而 H_2 受体不但存在于胃壁细胞，还存在于其他组织。因此，与 H_2 受体拮抗剂相比，质子泵抑制剂具有作用专一，选择性高，副作用较小等优点。根据质子泵抑制剂与 H^+/K^+ - ATP 酶的结合方式不同可以分为不可逆性质子泵抑制剂和可逆性质子泵抑制剂。目前临床应用的主要是不可逆性质子泵抑制剂。发现此类药物其活性分子中具有吡啶环、亚磺酰基和苯并咪唑环三部分，所以对奥美拉唑进行结构改造得到一系列的质子泵抑制剂。常用的质子泵抑制剂见表 6 - 2。

表 6 - 2　常用的质子泵抑制剂

药物名称	药物结构	作用特点
兰索拉唑 Lansoprazole		作用为奥美拉唑的 2～10 倍，是奥美拉唑的升级换代产品，抑酸作用更快、更强、更持久

续表

药物名称	药物结构	作用特点
埃索美拉唑 Esomperazole		为奥美拉唑的 $S-(-)$ 型异构体,又名左旋奥美拉唑,活性强,作用时间长,现居全球药物销售榜单第三名
泮托拉唑 Pantoprazole		质子泵抑制活性比奥美拉唑强,选择性更好,稳定性更大
雷贝拉唑 Rabeprazole		是新一代质子泵抑制剂,它是目前唯一不完全依赖 CYP2C19 酶代谢的质子泵抑制剂,具有高效、速效、安全的特点,在防治酸相关性疾病方面有突出的优点。还具有幽门螺杆菌抑制活性

(二) 典型药物

奥美拉唑　Omeprazole

化学名为 5 - 甲氧基 - 2 - [[(4 - 甲氧基 - 3,5 - 二甲基 - 2 - 吡啶基) 甲基] 亚磺酰基] - 1H - 苯并咪唑,又名洛赛克。

本品为白色或类白色结晶性粉末;无臭;遇光易变色。本品在二氯甲烷中易溶,在甲醇或乙醇中略溶,在水中不溶,在 0.1mol/L 氢氧化钠中溶解。熔点为 157 ~ 163℃。

课堂互动

根据奥美拉唑的性质,讨论该药要制成哪种剂型? 该类药物能否长期使用?

本品分子由苯并咪唑、吡啶结构和连接这两个环系的亚磺酰基构成,为两性化合物,其钠盐可供药用。本品不稳定,在强酸性水溶液中很快分解;且需避光保存。

本品因亚砜上的硫有手性,具光学活性,药用其外消旋体。其 $S-(-)$ 型异构体埃索美拉唑现已用于临床。

本品本身是无活性的前药,口服后迅速吸收,由于其为弱碱性,所以能选择性分布于胃壁细胞的胞膜和微管囊泡上的低 pH 的酸性环境中,经 H^+ 催化重排为活性物质。

奥美拉唑的代谢特点

经过体内实验研究，发现奥美拉唑进入胃壁细胞后，受质子催化影响，重排转化为次磺酸或次磺酰胺等形式。次磺酰胺是奥美拉唑的活性代谢物，与 H^+/K^+-ATP 酶的巯基形成以二硫键连接的次磺酰胺–酶复合物。通过这种共价结合方式抑制酶的作用，从而抑制胃酸分泌。该复合物在 pH < 6 时为稳定的状态。次磺酰胺–H^+/K^+-ATP 酶复合物可以被谷胱甘肽和半胱氨酸等具有巯基的内源性活性物质还原得到巯基化合物，再经第二次重排反应生成硫醚化合物，后者在肝脏经氧化再转化为奥美拉唑，形成了循环过程。这一体内循环过程是一个有趣而特殊的现象，具有很重要的理论意义，使其血药浓度与其抑酸作用无相关性。即使血药浓度明显降低，甚至很难测出时，其抑制胃酸分泌作用却持久存在，推究原因应和作用机制有关。

本品临床上用于治疗十二指肠溃疡及胃溃疡等，愈合较快，治愈率高于 H_2 受体拮抗剂。

奥美拉唑的临床联合用药

近年来，发现幽门螺杆菌的感染为胃溃疡病的致病因素之一。幽门螺杆菌的持续感染是消化性溃疡病不断复发的主要因素，且是胃癌的诱因。奥美拉唑合并某些抗生素如甲红霉素、阿莫西林为二联用药，或再加上甲硝唑、替硝唑为三联用药，能清除或根除幽门螺杆菌感染，加速溃疡愈合、减轻炎症，并降低溃疡的复发率。

第二节 促胃肠动力药和止吐药

一、促胃肠动力药

（一）概述

促胃肠动力药（prokinetics）是指促进胃肠蠕动，推动肠道内容物向前移动，加速胃肠排空和运转，协调胃肠运动规律的药物。临床上用于治疗胃肠动力障碍的疾病，如反流症状、反流性食管炎、消化不良、肠梗阻等，这类疾病大都是临床上的常见病。现常用的有多巴胺 D_2 受体拮抗剂甲氧氯普胺（Metoclopramide），外周性多巴胺 D_2 受体拮抗剂多潘立酮（Domperidone），通过乙酰胆碱起作用的西沙必利（Cisapride），以及抗生素类的红霉素等。西沙必利是强效促胃肠动力药，广泛用于各种胃肠动力障碍为特征的疾病。临床上用于治疗胃轻瘫、便秘、反流性食道炎、功能性消化不良等。具有与西沙必利类似结构的同类药物还有近年来上市的莫沙必利（Mosapride）和伊托必利（Itopride）等，莫沙必利是新型的强效胃动力药，选择性作用于 $5-HT_4$ 受体，无导致 Q - T 间期延长和室性心律失常作用，与多巴胺 D_2 受体无亲和力，对肾上腺素受体和毒蕈碱受体均无亲和力，故不良反应小，耐受性好。伊托必利具有阻断多巴胺 D_2 受体和抑制乙酰胆碱酯酶的活性，副作用少。伊托必利代谢不依赖于细胞色素 P450，与其他药物合用时不会发生药物代谢方面的相互作用。

> ### 知识链接
>
> ## 西沙必利的研发历程
>
> 西沙必利是从早期的止吐药甲氧氯普胺发展而来的，甲氧氯普胺是多巴胺 D_2 受体拮抗剂，故有中枢椎体外系副作用，而多潘立酮有较强外周抗多巴胺 D_2 受体作用，有较好的止吐和胃动力作用，但仍有中枢副作用。科研人员以甲氧氯普胺为先导化合物进行结构改造，得到有较好抗吐和促胃动力且不拮抗多巴胺受体促胃动力药西沙必利。
>
> 西沙必利上市后大获成功，1995 年被英国药典和欧洲药典收载，在世界主要国家上市，到 1997 年，该药在世界最畅销处方药排名 25 位，销售额为 10.4 亿美元。在该药上市后的不良反应监测中，发现其延长心脏 Q - T 间期，可导致罕见的、可危及生命的心室心律失常。到 2000 年，报道副反应 386 例，死亡 125 例。美国和英国取消该药上市许可。该药在我国于 1998 年上市，现药监部门已限制本品在医院使用，并将根据研究情况修改药品说明书。

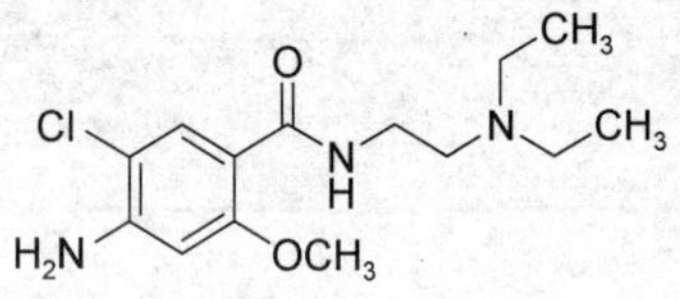

甲氧氯普胺

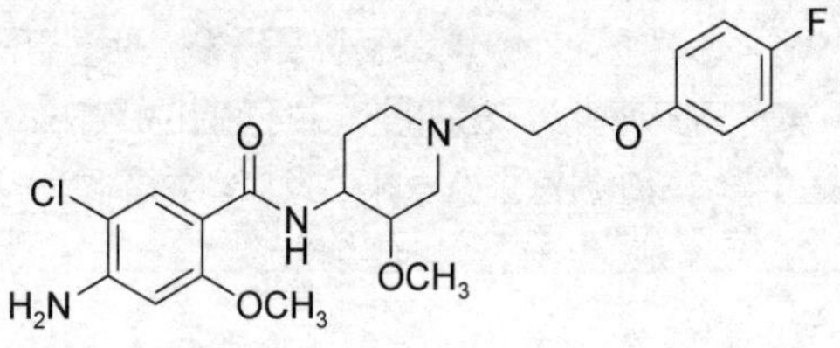

西沙必利

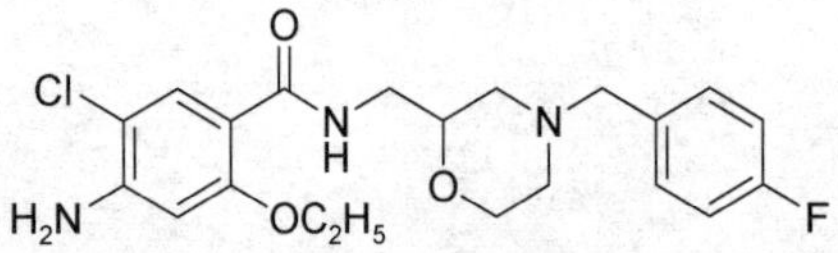

莫沙必利

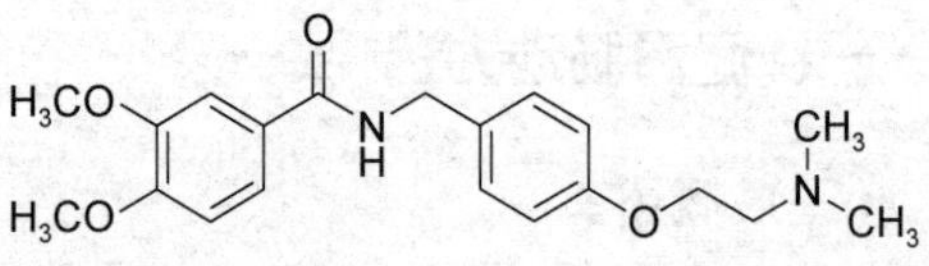

伊托必利

（二）典型药物

多潘立酮 Domperidone

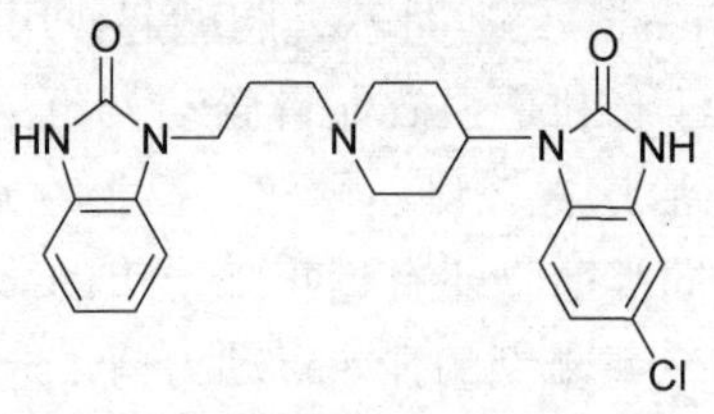

化学名为 5 - 氯 - 1 - [1 - [3 - (2,3 - 二氢 - 2 - 氧代 - 1H - 苯并咪唑 - 1 - 基)丙基] - 4 - 哌啶] - 2,3 - 二氢 - 1H - 苯并咪唑 - 2 - 酮，又名吗丁啉。

本品为白色或类白色粉末，本品在二甲基甲酰胺中溶解，在乙醇或甲醇中微溶，在水中几乎不溶。

本品为苯并咪唑衍生物，为作用较强的外周多巴胺 D_2 受体拮抗剂，有促进胃肠道蠕动及止吐的作用，使胃排空速率加快，并抑制各种原因所致的恶心、呕吐。临床用于治疗由于胃排空延缓、反流性胃炎、慢性胃炎、反流性食管炎引起的消化不良以及各种原因导致的恶心、呕吐。

二、止吐药

（一）概述

止吐药（antiemetics）是一类防止或减轻恶心和呕吐的药物。止吐药通过不同环节抑制呕吐反应，包括以下几类：①噻嗪类药物，如氯丙嗪、异丙嗪、奋乃静、三氟拉嗪等，主要抑制催吐化学感受区，对各种呕吐均有效。②抗组胺药，常用于晕动病呕吐，如苯海拉明、茶苯海明等。③抗胆碱能药，如东莨菪碱等，可有效地治疗运动性的恶心、呕吐，但对预防和减少癌症病人化学治疗引起的恶心、呕吐的作用很弱。其他还有抗多巴胺受体如甲氧氯普胺（胃复安）、多潘立酮（吗丁啉）等。近年来发现影响呕吐反射弧的 5 - 羟色胺（5 - HT）受体的亚型 5 - HT_3，主要分布在肠道，在中枢神经系统相对较少。由此开发出来的新型的 5 - HT_3 受体拮抗剂，如昂丹司琼（Ondansetron），特别适用于癌症化疗药物及放射治疗引起的呕吐反射。以后陆续上市的 5 - HT_3 受体拮抗剂还有格拉司琼（Granisetron）、托烷司琼（Tropisetron）等。格拉司琼是最早发现拮抗 5 - HT_3 受体作用的化合物之一，是高选择性的 5 - HT_3 受体拮抗剂。由于其剂量小、半衰期长，每日仅需注射一次，无锥体外系反应及过度镇静等副作用。托烷司琼对外周和中枢神经内 5 - HT_3 受体具高选择性拮抗作用，对预防癌症化疗的呕吐也有高效。

格拉司琼　　　　　　　　　托烷司琼

（二）典型药物

盐酸昂丹司琼　Ondansetron Hydrochloride

$\cdot HCl \cdot 2H_2O$

化学名为2,3-二氢-9-甲基-3-[(2-甲基咪唑-1-基)甲基]-4(1H)-咔唑酮盐酸盐二水化合物，又名枢复宁。

本品为白色或类白色结晶性粉末；无臭，味苦。本品在甲醇中易溶，在水中略溶，在丙酮中微溶；在0.1mol/L盐酸溶液中略溶。熔点为175~180℃，熔融时同时分解。

本品的咔唑环上的3位碳具有手性，其中（R）体的活性较大，临床上使用外消旋体。

本品为强效、高选择性的5-HT$_3$受体拮抗剂。可用于治疗癌症患者的恶心呕吐症状；无锥体外系反应，也无镇静作用。

知识拓展

2010年7月，美国FDA批准了Strative制药公司开发的昂丹司琼（Ondansetran）舌溶膜剂Zuplenz，用于预防术后和放疗诱导的恶心和呕吐以及因接受中至高致吐性肿瘤化疗方案治疗所引起的恶心和呕吐。Zuplenz系应用MonoSol Rx公司的专有PharmFilm舌溶膜剂技术制成，是FDA迄今批准的第一种舌溶膜剂处方药物。Zuplenz有4mg和8mg两种剂量规格，能在不需用水送服的前提下即在舌上迅速溶解，然后随唾液咽下，非常适于吞咽固体制剂有困难的患者用药。

学习小结

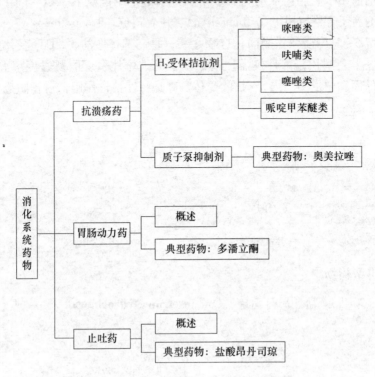

目标检测

一、选择题

（一）A 型题（单选题）

1. 可用于治疗胃溃疡的含咪唑环的药物是（　　）

    A. 盐酸氯丙嗪　　　　　　B. 奋乃静　　　　　　C. 西咪替丁

    D. 法莫替丁　　　　　　　E. 多潘立酮

2. 下列药物中，不含带硫的四原子链的 H_2 受体拮抗剂为（　　）

    A. 尼扎替丁　　　　　　　B. 罗沙替丁　　　　　　C. 法莫替丁

    D. 西咪替丁　　　　　　　E. 雷尼替丁

3. 下列药物中，具有光学活性的是（　　）

    A. 雷尼替丁　　　　　　　B. 多潘立酮　　　　　　C. 西咪替丁

    D. 奥美拉唑　　　　　　　E. 甲氧氯普胺

4. 组胺 H_2 受体拮抗剂主要用于（　　）

    A. 抗溃疡　　　　　　　　B. 抗高血压　　　　　　C. 抗过敏

    D. 解痉　　　　　　　　　E. 心律失常

5. 属于质子泵抑制剂的是（　　）

    A. 西咪替丁　　　　　　　B. 多潘立酮　　　　　　C. 昂丹司琼

    D. 奥美拉唑　　　　　　　E. 盐酸雷尼替丁

6. 具有呋喃结构的药物（　　）

    A. 西咪替丁　　　　　　　B. 多潘立酮　　　　　　C. 奥美拉唑

    D. 法莫替丁　　　　　　　E. 盐酸雷尼替丁

7. 昂丹司琼是（　　）止吐药

    A. 抗组胺受体　　　　　　B. 抗多巴胺受体　　　　C. 抗乙酰胆碱受体

    D. 抗 5 - 羟色胺受体　　　E. 噻嗪类

8. 与铜离子结合生成蓝灰色沉淀的药物（　　）

    A. 盐酸雷尼替丁　　　　　B. 多潘立酮　　　　　　C. 西咪替丁

    D. 奥美拉唑　　　　　　　E. 甲氧氯普胺

9. 具有下列结构的药物是（　　）

    A. 西沙必利　　　　　　　B. 西咪替丁　　　　　　C. 奥美拉唑

    D. 伊托必利　　　　　　　E. 莫沙必利

10. 从药物的结构分析，药物显弱碱弱酸性是（　　）
    A. 盐酸雷尼替丁　　　　B. 法莫替丁　　　　C. 奥美拉唑
    D. 西咪替丁　　　　　　E. 盐酸普鲁卡因

（二）B 型题（每小组 5 个备选答案，备选答案可重复选，也可不选）

[1~5]
A. 阿托品　　　　　　　B. 苯海拉明　　　　C. 西咪替丁
D. 格拉司琼　　　　　　E. 多潘立酮

1. $5-HT_3$ 受体拮抗剂是（　　）
2. H_1 组胺受体拮抗剂是（　　）
3. 多巴胺受体拮抗剂是（　　）
4. 乙酰胆碱受体拮抗剂是（　　）
5. H_2 受体拮抗剂是（　　）

[6~10]
A. 雷尼替丁　　　　　　B. 奥美拉唑　　　　C. 罗沙替丁
D. 氯苯那敏　　　　　　E. 莫沙必利

6. H_1 受体拮抗剂（　　）
7. 质子泵抑制剂（　　）
8. 具有光学异构体（　　）
9. 第二代 H_2 受体拮抗剂（　　）
10. 设有抗雄激素作用（　　）

（三）X 型题（多选题）

1. 关于 H_2 受体拮抗剂构效关系的叙述，正确的是（　　）。
    A. 碱性芳环结构。有碱性杂环或碱性基团取代的芳杂环，如咪唑、呋喃、噻唑、哌啶、碱性基团取代的苯环等
    B. 平面极性的基团
    C. 芳环与叔氮原子距离为 0.5~0.6nm
    D. 几何异构体均显示相同的抗组胺活性
    E. 两药效团通过一条易曲挠旋转的柔性原子链连接

2. 抗溃疡药雷尼替丁含有下列哪些结构（　　）
    A. 含有咪唑环　　　　B. 含有呋喃环　　　　C. 含有噻唑环
    D. 含有硝基　　　　　E. 含有二甲氨基

3. 属于 H_2 受体拮抗剂的是（　　）
    A. 西咪替丁　　　　　B. 苯海拉明　　　　C. 西沙必利
    D. 法莫替丁　　　　　E. 奥美拉唑

4. 经炽灼、遇醋酸铅试纸生成黑色硫化铅沉淀的药物有（　　）
    A. 联苯双酯　　　　　B. 法莫替丁　　　　C. 盐酸雷尼替丁
    D. 昂丹司琼　　　　　E. 西咪替丁

5. 5 – HT₃ 止吐药主要有（　　　）

    A. 格拉司琼   B. 苯海拉明   C. 氯丙嗪

    D. 昂丹司琼   E. 维生素 B₆

二、简答题

1. 为什么质子泵抑制剂抑制胃酸分泌的作用强，而且选择性好？
2. 试从化学结构上分析多潘立酮比甲氧氯普胺有较少中枢副作用的原因。

三、实例分析

    一位 50 岁男性患者，被确诊为十二指肠溃疡，医生让病人服用奥美拉唑肠溶片，以三个月为一疗程，每天早晚各一次，请问上述方案是否合理？试分析原因。

（杨　欣）

第七章 | 合成抗菌药和抗病毒药

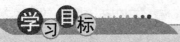
抗菌药是一类抑制或杀灭病原微生物的药物（或称化学治疗剂），包括喹诺酮类抗菌药、磺胺类药物及抗菌增效剂、抗结核药、异喹啉类抗菌药、硝基呋喃类抗菌药、抗真菌药、抗病毒药和抗生素。本章重点讨论除抗生素外的合成抗菌药和抗病毒药。

第一节　喹诺酮类抗菌药

喹诺酮类抗菌药自1962年萘啶酸问世以来，经历了50多年的发展，已经有了四代产品。

一、概述

（一）结构类型

喹诺酮类抗菌药主要是由吡啶酮酸并苯环、吡啶环或嘧啶环等芳香环组成的化合物，按其基本母核结构特征可分为：①萘啶羧酸类；②噌啉羧酸类；③吡啶并嘧啶

表7-1　临床上常用的喹诺酮类抗菌药

药物名称	药物结构	作用特点
萘啶酸 Nalidixic Acid		第一代喹诺酮类抗菌药，对革兰阴性菌有明显抑制作用，对革兰阳性菌和铜绿假单胞菌无作用。抗菌谱窄，易产生耐药性，作用时间短，中枢不良反应多，现已少用
吡哌酸 Pipemidic Acid		第二代喹诺酮类抗菌药，对革兰阴性菌有较强活性，对铜绿假单胞菌和变形杆菌也有效，耐药性降低，不良反应少，在体内较稳定，适应症仅限于尿路感染与肠道感染
诺氟沙星 Norfloxacin		第三代喹诺酮类抗菌药，结构中含F原子，抗菌谱广，对革兰阴性菌和革兰阳性菌均有明显抑制作用。耐药性低，毒副作用少，是目前最常用的喹诺酮类抗菌药
环丙沙星 Ciprofloxacin		
莫西沙星 Moxifloxacin		
司帕沙星 Sparfloxacin		第四代喹诺酮类抗菌药，对革兰阳性菌有强大作用，对革兰阴性菌、厌氧菌、支原体、衣原体、军团菌以及分枝杆菌有很强抗菌活性，是社区获得性呼吸道感染及尿路感染的首选药，为喹诺酮类药物临床应用打开了更广阔的空间
加替沙星 Gatifloxacin		

羧酸类;④喹啉羧酸类。其中噌啉羧酸类药物仅有西诺沙星（Cinoxacin），因其已少用，所以喹诺酮类抗菌药也可分为上述除噌啉羧酸类外的 3 种结构类型。其中第一代主要有萘啶酸（Nalidixic Acid），第二代主要有吡哌酸（Pipemidic Acid）和西诺沙星；第三代主要有诺氟沙星（Norfloxacin）、培氟沙星（Pefloxacin）、环丙沙星（Ciprofloxacin）、氧氟沙星（Ofloxacin）、左氧氟沙星（Levofloxacin）等；第四代主要有莫西沙星（Moxifloxacin）、加替沙星（Gatifloxacin）、司帕沙星（Sparfloxacin）等。临床上常用的喹诺酮类抗菌药见表 7 – 1。

（二）作用机制

喹诺酮类药物能穿透细菌的细胞壁，进入细菌内部，抑制细菌 DNA 螺旋酶，从而影响 DNA 的正常形态与功能，造成细菌遗传物质不可逆损伤，达到抗菌的目的。本类药物抗菌作用的强弱主要决定于药物与 DNA 螺旋酶的亲和性以及细菌细胞外膜对药物的通透性。

（三）构效关系

喹诺酮类抗菌药的基本结构通式如下：

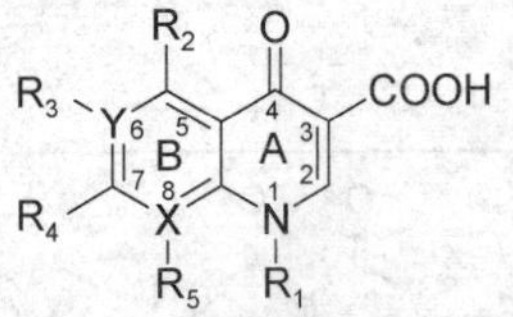

该类药物的结构特点是 A 环为吡啶酮酸，B 环可以是苯环（X = CH，Y = CH）、吡啶环（X = N，Y = CH）、嘧啶环（X = N，Y = N），在其基本母核结构上 1 位为取代的氮原子，3 位为羧基，4 位为酮羰基，第三、四代喹诺酮类抗菌药 6 位为氟原子，5、7、8 位可有不同的取代基。

1 位取代基对抗菌活性的影响较大，以乙基或乙基的电子等排体（环丙基、氟乙基）取代时活性最佳。在 1 位和 8 位间成环状化合物时，产生光学异构体，以 S 异构体作用最强。

2 位引入取代基，活性减弱或消失；2 位为氮原子时（如西诺沙星），药代动力学性质改善，但其体外活性低于相应的药物。

3 位羧基、4 位酮羰基为必需基团，被其他取代基取代生理活性消失。

5 位被氨基取代可使抗菌活性显著增强，被其他基团取代时生理活性降低。

6 位取代基可增效，其活性大小顺序为：—F > —Cl > —CN ≥ —NH$_2$ ≥ —H。

课堂互动

能否通过比较书中已列举的第一代至第四代喹诺酮类药物的结构，找出该类药物产生药效的必需结构是什么？同时也可根据各代表药物的抗菌谱及抗菌活性寻找与之相关的结构特点。

---

7 位引入侧链可扩大抗菌谱，其活性大小顺序为：哌嗪基 > 二甲氨基 > 甲基 > 氢。

8 位取代基为甲基、甲氧基、乙基时，光毒性减少。

（四）理化性质

（1）本类药物因含有羧基显酸性，在水中溶解度小，但在强碱水溶液中有一定溶解度。

（2）喹诺酮类抗菌药遇光照可分解，分解产物具有毒性，对病人产生光毒性反应，应采取避光措施。

课堂互动

　　某医院护士给病人静脉滴注第三代喹诺酮类抗菌药时用黑色纸包裹输液瓶，有必要吗？根据我们所学的知识，对喹诺酮类抗菌药应采取哪些避光措施？

（3）本类药物结构中 3,4 位为羧基和酮羰基，极易和金属离子如钙、镁、铁、锌等形成螯合物，不仅降低了药物的抗菌活性，同时长时间使用也使体内的金属离子流失。

案例分析

　　案例：有的医生在给病人开处方时，特别注上喹诺酮类抗菌药应在饭后服用，最好与食物同服以避免对胃肠道的刺激；因而病人在服药时与大量食物同服，虽然避免了对胃肠道的刺激，但药效也受到影响，请分析原因。

　　分析：因为喹诺酮类抗菌药含有羧基显酸性，对胃肠道有刺激性，应饭后服用。但由于其 3,4 位的羧基和酮羰基极易和金属离子如钙、镁、铁、锌等形成螯合物，降低药物的抗菌活性，所以这类药物不宜和牛奶等含钙、铁的食物或药品同时服用。但与食物同服时应注意食物种类，最好吃食物 15min 以后再服药。

二、典型药物

诺氟沙星 Norfloxacin

化学名为 1－乙基－6－氟－1,4－二氢－4－氧代－7－（1－哌嗪基）－3－喹啉羧酸，又名氟哌酸。

本品为类白色至淡黄色结晶性粉末；无臭，味微苦；有引湿性，在空气中可吸收少量水分。本品在二甲基甲酰胺中略溶，在水和乙醇中极微溶解，在醋酸、盐酸或氢氧化钠溶液中易溶。熔点为 218~224℃。

本品在室温、干燥条件下相对稳定，避光保存五年未变化。但在光照下可分解生成 7 - 哌嗪环开环产物，使其颜色变深；在酸性溶液中回流可发生脱羧，生成 3 - 脱羧产物。故本品应遮光、密封，在干燥处保存。

本品与丙二酸和醋酸酐作用，显红棕色，可用于鉴别。

本品为最早应用于临床的第三代喹诺酮类抗菌药，具有良好的组织渗透性，对铜绿假单胞菌在内的革兰阴性菌作用比庆大霉素等氨基糖苷类抗生素强。临床用于敏感菌所致的尿路感染、前列腺炎和肠道感染等。

环丙沙星　Ciprofloxacin

化学名为 1 - 环丙基 - 6 - 氟 - 1,4 - 二氢 - 4 - 氧代 - 7 - (1 - 哌嗪基) - 3 - 喹啉甲酸，又名环丙氟哌酸。

本品为白色至微黄色结晶性粉末；几乎无臭，味苦。本品在醋酸中溶解，在乙醇和三氯甲烷中极微溶解，在水中几乎不溶。

本品性状、稳定性与诺氟沙星相似。但强光照射 12h 即可检出 3 - 脱羧产物和 7 - 哌嗪环开环产物。

环丙沙星体内吸收后分布广泛，组织中药物浓度以肾和肝最高。本品主要用于敏感性菌所致的泌尿与生殖系统感染、胃肠道感染（包括其他抗生素耐药菌株所致伤寒和沙门菌感染）、呼吸系统感染、骨骼系统感染、皮肤及软组织感染、耳鼻喉与口腔感染以及外科创伤感染等。

氧氟沙星　Ofloxacin

化学名为(±) - 9 - 氟 - 2,3 - 二氢 - 3 - 甲基 - 10 - (4 - 甲基 - 1 - 哌嗪基) - 7 - 氧代 - 7H - 吡啶并[1,2,3 - de] - 1,4 - 苯并噁嗪 - 6 - 羧酸，又名氟嗪酸。

本品为白色至微黄色结晶性粉末；无臭、味苦；遇光渐变色。本品在三氯甲烷中略溶，在水或甲醇中微溶或极微溶解；在冰醋酸或氢氧化钠试液中易溶，在 0.1mol/L 盐酸溶液中溶解。在三氯甲烷溶液（10mg/ml）中的比旋度为 -1°至 +1°。

本品稳定性与诺氟沙星相似。

本品临床上主要用于革兰阴性菌所致的呼吸道、消化系统、生殖系统、尿路、口腔感染等。但对革兰阳性菌的作用，氧氟沙星显得稍强。综合喹诺酮类抗菌药各品种的药理性质，口服以氧氟沙星为优。

左氧氟沙星　Levofloxacin

又名左旋氟嗪酸。

本品为氧氟沙星的左旋光学活性体，理化性质与氧氟沙星相似，但其甲磺酸盐和盐酸盐的水溶性更好。抗菌活性是氧氟沙星的 2 倍，对革兰阳性球菌的抗菌作用亦明显优于环丙沙星，对革兰阴性杆菌的抗菌活性强，抗铜绿假单胞菌是喹诺酮类中最强者。左氧氟沙星在喹诺酮类药物中亦被认为安全性最好，光毒性等不良反应在现有喹诺酮类药物中最轻。口服吸收率达 100%，血药浓度及消除半衰期均与氧氟沙星相似。不良反应发生率低于氧氟沙星，故临床实用价值大。

第二节　磺胺类抗菌药及抗菌增效剂

对氨基苯磺酰胺及其衍生物统称为磺胺类，磺胺类药物是从发现、应用到作用机制的阐明时间短、种类多的合成抗菌药，主要用于预防和治疗细菌感染性疾病的化学治疗药物。

一、概述

磺胺类药物的母体为对氨基苯磺酰胺，将磺酰胺基的氮原子称为 N^1，芳香第一胺的氮原子称为 N^4。磺胺类药物的结构通式为：

$$H_2N-\!\!\!\bigcirc\!\!\!-SO_2NHR$$

由于磺胺类药物 N^1、N^4 上含有不同的取代基，所以分类方法可有三种，分别是按 N^1、N^4 上的取代基的不同分类；按作用时间长短分类；按作用部位分类。按作用时间长短可分为长效磺胺如磺胺甲噁唑、中效磺胺如磺胺嘧啶、短效磺胺如磺胺。按作用部位可分为肠道磺胺如磺胺脒、眼部磺胺如磺胺醋酰等。

（一）磺胺类药物的作用机制

磺胺类药物的作用机制有多种学说，其中 Wood – Fields 学说被人们所公认，并且已被实验所证实。该学说认为磺胺类药物能与细菌生长繁殖所必需的对氨基苯甲酸（p – aminobenzoic acid，PABA）产生竞争性拮抗作用，从而干扰了细菌的酶系统对 PABA 的利用。因为 PABA 是叶酸的组成部分，叶酸又是微生物生长所必需的物质，也是构成体内叶酸辅酶的基本原料。而磺胺类药物分子与 PABA 分子的形状、大小及电荷分布十分近似，可以取代 PABA 与二氢叶酸合成酶结合，抑制二氢叶酸合成酶的活性，使细菌不能合成二氢叶酸，导致细菌生长受阻，而产生抑菌作用。

(二) 磺胺类药物的理化性质

1. 性状

磺胺类药物多为白色或淡黄色结晶或结晶性粉末，无臭，几乎无味；难溶于水，可溶于乙醇、丙酮，具有一定的熔点。

2. 灼烧熔融变色

不同的磺胺类药物，以直火加热可熔融，呈现不同的颜色，产生不同的分解产物。如磺胺显紫蓝色，磺胺嘧啶显红棕色，磺胺醋酰显棕色。

3. 具酸碱两性

磺胺类药物显酸碱两性（磺胺脒除外），碱性来源于芳香第一胺结构，酸性来源于磺酰胺基，可溶于酸或碱（氢氧化钠和碳酸钠）。但其弱酸性小于碳酸的酸性（磺胺类药物的 pK_a 一般为 $7\sim8$，碳酸 pK_a 为 6.37），所以其钠盐注射液与其他酸性注射液不能配伍使用。

课堂互动

讨论：配制磺胺类药物钠盐注射液的注射用水能否在煮沸、放冷数天后，再用来溶解其钠盐原料配制注射液？

4. 芳香第一胺的反应

磺胺类药物一般含有芳香第一胺结构可发生重氮化－偶合反应。另由于芳香第一胺的存在会导致磺胺类药物易被氧化变色（X 代表杂环）。

5. 磺酰胺基的反应

本类药物分子结构中磺酰胺基上的氢原子比较活泼，可被金属离子（如银、铜、钴等）取代，生成不同颜色的金属盐。可利用此性质进行该类药物的鉴别反应。如与硫酸铜作用生成不同颜色的铜盐沉淀：磺胺为绿蓝色－蓝色沉淀，磺胺醋酰为蓝绿色沉淀，磺胺嘧啶可发生黄绿－青绿－紫灰色沉淀反应（X 代表杂环）。

课堂互动

试写出磺胺类药物与氢氧化钠的成盐反应化学方程式。利用磺胺类药物可以发生重氮化－偶合反应的性质能够解决哪方面的问题？

6. 苯环上的反应

本类药物分子结构中的苯环因受芳香第一胺的影响，在酸性条件下可发生卤代反应，如易发生溴代反应，生成白色或黄白色的溴化物沉淀。

7. N^1、N^4 上取代基的反应

主要是 N^1 上取代基的反应，取代基为含氮杂环的可与生物碱沉淀剂反应生成沉淀，还可以发生溴代反应。

（三）磺胺类药物的构效关系

根据对大量磺胺类衍生物的结构与药理作用和临床应用实践的研究结果，归纳总结出磺胺类药物的构效关系：

1. 对氨基苯磺酰胺是产生抗菌作用的必需结构，即芳香第一胺与磺酰氨基在苯环上必须处于对位，邻位及间位异构体均无抗菌作用。

2. 苯环被其他环代替或在苯环其他位置上引入基团，均使其抑菌作用降低或完全失去。

3. 磺酰氨基 N^1 单取代化合物多可使抑菌作用增强，而以杂环取代的衍生物，抑菌作用一般均较磺胺为强，毒性也低。能产生较好药效的杂环为嘧啶、噻唑、异噁唑等。N^1 双取代化合物一般均丧失活性，即 N^1 上保留一个氢原子是必要的。

4. N^4 氨基游离有活性，如被已有取代基修饰的氨基取代，但在体内能被水解或还原为氨基时有效，其他基团取代则无效。

二、典型药物

磺胺嘧啶 Sulfadiazine

化学名为 $N-2-$嘧啶基$-4-$氨基苯磺酰胺，简称 SD。

本品为白色或类白色的结晶或粉末；无臭，无味；遇光色渐变暗。本品在乙醇或丙酮中微溶，在水中几乎不溶，在氢氧化钠试液或氨试液中易溶，在稀盐酸中溶解。熔点为 $252\sim258℃$。

本品具有磺胺类药物的理化通性。

本品的钠盐水溶液与硫酸铜反应生成黄绿色沉淀，放置后变为紫色；发生重氮化－偶合反应生成橙红色沉淀；在酸性条件下，加入碘－碘化钾试液产生棕褐色沉淀。

本品与硝酸银溶液反应则生成磺胺嘧啶银，具有抗菌作用和收敛作用，特别是对铜绿假单胞菌有抑制作用，临床上用于治疗烧伤、烫伤创面的抗感染。磺胺嘧啶的锌盐作用同其银盐。

本品的抗菌作用和疗效均较好，其优点为血中浓度较高，血清蛋白结合率低，易通过血脑屏障渗入脑脊液，为治疗和预防流行性脑膜炎的首选药物。

案例分析

案例： 某患者诊断为流行性脑膜炎，医生开据了下列处方：

10% 磺胺嘧啶钠注射液 2ml

维生素 C 注射液 5ml i. v. gtt（混合）

10% 葡萄糖注射液 500ml

判断该处方是否合理并说明原因，如不合理需采取什么措施？

分析： 不合理，磺胺类药物显弱酸性，且其弱酸性小于碳酸的酸性，其钠盐的水溶液遇酸性药物会析出沉淀；维生素 C 注射液显酸性，两种药液混合会发生沉淀，所以应将上述两种注射液分别给药。

磺胺甲噁唑 Sulfamethoxazole

化学名为 N－（5－甲基－3－异噁唑基）－4－氨基苯磺酰胺，曾用名新诺明（Sinomine），简称 SMZ。

本品为白色结晶性粉末；无臭，味微苦。本品在水中几乎不溶，在稀盐酸、氢氧化钠或氨试液中易溶。熔点为 168～172℃。

知识拓展

磺胺甲噁唑在体内乙酰化率较高，乙酰化物溶解度小，易在肾小管中析出结晶，造成尿路损伤。若长期或大剂量使用本品，应与小苏打（碳酸氢钠）同服，多喝水。

本品具有磺胺类药物的理化通性。

本品的钠盐水溶液加硫酸铜试液生成草绿色沉淀；发生重氮化－偶合反应生成橙红色沉淀。

本品的抗菌谱与磺胺嘧啶相似，临床主要用于治疗尿路感染，外伤及软组织感染，呼吸道感染等。本品与甲氧苄啶合用其作用增强，为目前应用较广的磺胺类药物，为复方新诺明，又名百炎净。

磺胺醋酰钠　**Sulfacetamide Sodium**

化学名为 N-[（4-氨基苯基）磺酰基]乙酰胺钠盐一水合物，简称 SA-Na。

本品为白色结晶性粉末；无臭，味微苦。本品在水中易溶，在乙醇中略溶。

本品具有磺胺类药物的理化通性。

本品主要用于结膜炎、沙眼及其他眼部感染，一般配制本品 10% 水溶液用作滴眼剂，所以本品的原料药应严格控制质量，滴眼剂应控制其 pH 值在 7.8~9.0 之间。

三、抗菌增效剂

抗菌增效剂是指与抗菌药配伍使用后，能通过不同的作用机制增强抗菌药的抗菌活性的药物。目前临床上使用的抗菌增效剂不多，按增效机制不同可分为三类：①本身具有抗菌活性，与其他抗菌药合用可增强其他抗菌药的抗菌活性，如甲氧苄啶；②本身不具有抗菌活性或抗菌活性很弱，与其他抗菌药合用可增强其他抗菌药的抗菌活性，如克拉维酸；③本身不具有抗菌活性，与其他抗菌药合用时通过影响其代谢可增强其他抗菌药的抗菌活性，如丙磺舒。

甲氧苄啶　**Trimethoprim**

化学名为 5 - [(3,4,5 - 三甲氧基苯基)甲基] - 2,4 - 嘧啶二胺，又名甲氧苄氨嘧啶，简称 TMP。

本品为白色或类白色结晶性粉末；无臭，味苦。本品在三氯甲烷中略溶，在乙醇或丙酮中微溶，在水中几乎不溶，在冰醋酸中易溶。熔点为 199～203℃。

本品具含氮杂环，加稀硫酸溶解后，加碘试液，即产生棕褐色沉淀。

本品具芳香第一胺结构，在空气中易发生自动氧化，在日光及重金属催化下，氧化加速。因此，本品应遮光、密封保存。

本品为广谱抗菌及抗菌增效药，抗菌谱和磺胺类药物相似，抗菌作用强，对多种革兰阳性和阴性菌有效，半衰期比较长，达 16h。本品很少单独使用，因为易产生耐药性。

知识拓展

临床常用抗菌增效剂的作用特点

甲氧苄啶（TMP）为广谱抗菌增效剂。其作用机制是通过可逆性地抑制二氢叶酸还原酶，影响细菌 DNA、RNA 及蛋白质的合成。与磺胺类药物联合使用，可使细菌叶酸代谢受到双重阻断，产生协同抗菌作用，抗菌药效可增强数倍乃至数十倍，甚至有杀菌作用，故 TMP 又称为磺胺增效剂。TMP 与其他抗生素如庆大霉素、四环素等合用也可增强其抗菌活性。

克拉维酸（棒酸）本身抗菌活性很弱，但具有抑制 β - 内酰胺酶的作用，可显著增强 β - 内酰胺类抗生素的作用，如与头孢菌素、阿莫西林合用分别可增强其抗菌活性 2～8 倍与 130 倍。

丙磺舒（影响尿酸代谢药）可抑制有机酸从哺乳动物肾脏的排泄，因而可以抑制青霉素类、头孢菌素类及对氨基水杨酸等有机酸类抗菌药物的排泄。如与青霉素合用可降低青霉素的排泄速度，提高其在血中的浓度而增强青霉素的抗菌作用。

第三节　抗结核药

结核病是由结核分枝杆菌引起的一种常见的慢性传染性疾病。用于治疗结核病并防止该病传播、传染的药物称为抗结核药（antitaberculosis drugs）。抗结核药按其来源可分为抗生素类抗结核药和合成抗结核药。

一、抗生素类抗结核药物

（一）概述

抗生素类抗结核药主要有硫酸链霉素（Streptomycin sulfate）、利福霉素（Rifamycins）、紫霉素（Viomycin）、卷曲（卷须）霉素（Capreomycin）等。硫酸链霉素临床用于治疗各种结核病，尤其对结核性脑膜炎和急性浸润型肺结核有很好的疗效，缺点是容易产生耐药性，详细内容见本书抗生素一章。紫霉素对结核菌有效，但毒性比链霉素大。卷曲（卷须）霉素为活性多肽抗结核病药，一般与合成抗结核病药如对氨基水杨酸钠和异烟肼合用，不宜与硫酸链霉素或紫霉素合用。利福霉素口服吸收好，抗结核活性强，对结核杆菌、麻风杆菌和革兰阳性菌都有很强的抑制作用，特别是对耐药性金葡菌也具有很强的抗菌作用。

（二）典型药物

利福平　Rifampicin

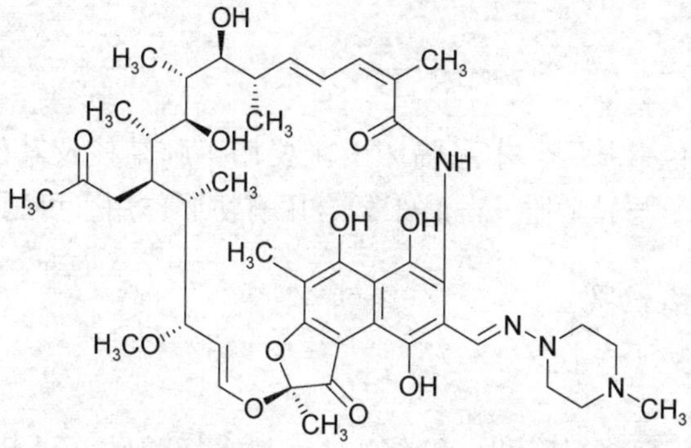

别名甲哌利福霉素。

本品为鲜红色或暗红色结晶性粉末；无臭，无味。本品在三氯甲烷中易溶，在甲醇中溶解，在水中几乎不溶。

本品分子结构中含有 1,4-萘二酚，遇光水溶液易氧化损失效价，在碱性条件下易被氧化成醌型化合物。强酸性条件下易分解，即其醛缩氨基哌嗪易在 C=N 处分解，成为缩合前的醛和氨基哌嗪两个化合物。在弱酸性下较稳定，故本品酸度应控制在 pH 4.0~6.5 范围内。

课堂互动

结核病人服用利福平后，病人的尿液、粪便、唾液、泪液、痰液及汗液常呈橘红色，这是什么原因？

本品与亚硝酸钠试液反应，显橙色－暗红色的变化，这是因为利福霉素类抗生素均易被亚硝酸氧化生成醌类化合物，可作为本品的鉴别反应。

知识拓展

利福霉素的来源与结构改造

利福霉素是由链丝菌发酵产生的抗生素，从发酵液中分离得到利福霉素 A、B、C、D、E，均为碱性物质，化学性质较不稳定。其中仅利福霉素 B 分离得到纯品，其化学结构为 27

个碳原子的大环内酰胺。天然的利福霉素稳定性差，已少在临床上使用。将利福霉素 B 经氧化、水解、还原得到利福霉素 SV（Rifamycin SV），对革兰阴性菌和结核杆菌的作用比利福霉素 B 强，但口服吸收较差。当利福霉素 SV 与 1 – 甲基 – 4 – 氨基哌嗪成腙时，产生了半合成衍生物利福平（Rifampin），比利福霉素 SV 强 32 倍。以利福平为基础，进一步合成其新的衍生物，作用较突出的有利福定（Rifandin）和利福喷丁（Rifapentine）。两者的抗菌谱与利福平相同，抑菌作用比利福平强 3~10 倍以上。利福定也是我国开发的一种抗结核病药，血药浓度比较高。

本品代谢物具有色素基因。本品临床上主要用于肺结核及其他结核病，也可用于麻风病或厌氧菌感染。与异烟肼、乙胺丁醇合用有协同作用，可延缓耐药性的产生。

二、合成抗结核药物

（一）概述

合成抗结核药物主要包括水杨酸类的对氨基水杨酸钠（Sodium Aminosalicylate）、异烟肼（Isoniazid）及其与香草醛缩合得到的衍生物异烟腙（Isoniazone）、盐酸乙胺丁醇（Ethambutol Hydrochloride）等。

（二）典型药物

对氨基水杨酸钠　Sodium Aminosalicylate

化学名为 4 – 氨基 – 2 – 羟基苯甲酸钠盐二水合物，别名 PAS – Na。

本品为白色或类白色的结晶或结晶性粉末；无臭，味甜带咸。本品在水中易溶，在乙醇中略溶，在乙醚中不溶。

本品的合成是以间氨基酚为原料，在碳酸氢钠的溶液中，于加热、加压下分次通入二氧化碳气体进行羧化反应制备。反应过程中高温和加压对羧化反应有利。本品精制时采用加酸调 pH 值和再加入碳酸氢钠制备钠盐的方法。

本品的原料药及钠盐水溶液露置日光下或遇热，其颜色变深，可显淡黄、黄或红棕色。

本品分子结构中含有酚羟基和芳香第一胺，可利用其颜色反应与其他药物相区别。

课堂互动

对氨基水杨酸钠注射液长时间放置或露置日光下，其颜色变深，可显淡黄色、黄色或红棕色，是什么原因？

本品可用于治疗各种结核病，对肠、骨结核及渗出性肺结核有较好疗效，但易产生耐药性，又因在体内吸收和排泄均较快，为保持有效浓度，使用剂量较大。现多与链霉素、异烟肼合用，既可增加疗效，又减少病菌的抗药性。

异烟肼　Isoniazid

化学名为 4 - 吡啶甲酰肼，别名雷米封。

本品为无色结晶，白色或类白色的结晶性粉末；无臭，味微甜后苦；遇光渐变质。本品在水中易溶，在乙醇中微溶，在乙醚中极微溶解。熔点为 170～173℃。

本品含有酰肼基，在酸、碱条件下可水解生成异烟酸和游离肼。光、重金属离子、温度、pH 等因素均可催化水解。水解产生的游离肼毒性较大，故本品应制成粉针剂，变质后不可供药用。

课堂互动

注射用异烟肼要制成粉针剂，原因是什么？

本品水溶液露置日光下或遇热颜色变深，可显黄或红棕色，必须避光保存。

本品合成是以 4 - 甲基吡啶为原料，将其与水蒸气共同在五氧化二矾的催化下，通入空气，经空气中的氧氧化成异烟酸，再与水合肼作用得到异烟肼粗品，经精制而得。

在异烟肼的缩合反应中，常有一些不溶性的副产物生成，影响其产品的质量；也会由于反应不完全产生游离肼，与水杨醛作用可生成不溶性化合物，上述杂质均可通过加入过量的蒸馏水除去。

本品具有很强的还原性，与氨制硝酸银试液作用，即被氧化生成异烟酸铵，并生成氮气与金属银，在管壁有银镜生成。此反应可作为异烟肼的鉴别反应。

本品可与铜离子、铁离子、锌离子等多种金属离子螯合，形成有色螯合物，使本品溶液变色。如与铜离子在酸性条件下生成单分子螯合物呈红色。因此在本品精制过程中使用活性炭脱色时，也应注意铁盐杂质的含量。

本品因含有吡啶环，与生物碱沉淀剂可以产生沉淀反应，如与碘化铋钾（酸性）作用生成红棕色沉淀。

本品可用于治疗各种结核病，高效、低毒。由于单独使用易产生耐药性，常与链霉素、对氨基水杨酸钠合用，既有协同作用，又减少结核杆菌的耐药性。

知识拓展

异烟肼的代谢特点与构效关系

异烟肼口服后迅速被吸收，食物和各种耐酸药物可能会干扰其吸收，因此异烟肼应空腹服用。其体内代谢主要是发生乙酰化反应和酰肼的水解反应，乙酰化代谢分快型和慢型，由遗传决定。如我国汉族乙酰化代谢快，药量应大些，而藏族乙酰化代谢慢，药量应小些。

异烟肼的构效关系研究表明酰肼基与吡啶环的氮原子必须处于对位，活性最强，处于间位或邻位活性减弱或消失。酰肼基上的氢原子可以被烷基或芳基取代，但仅 N_2 取代的衍生物有抗菌活性，而 N_1 取代的衍生物无抗菌活性。目前在所有异烟肼衍生物中，异烟肼的活性最强。

盐酸乙胺丁醇 Ethambutol Hydrochloride

本品为白色结晶性粉末；无臭或几乎无臭；略有引湿性。本品在水中极易溶解，在乙醇中略溶，在三氯甲烷中极微溶解，在乙醚中几乎不溶。熔点为 199～204℃，熔融时同时分解。在水溶液（0.10g/1ml，25℃）中比旋度为 +6.0°至 +7.0°。

本品为白色结晶性粉末；无臭。本品略有引湿性，水中极易溶解，乙醇中略溶，几乎不溶于乙醚。

本品含两个手性碳，有三个旋光异构体，药用品为右旋体，右旋体的活性是内消旋体的 12 倍，左旋体的 200～500 倍。人类对乙胺丁醇结构优化过程中合成了大量的衍生物，但没有发现活性更好的衍生物。

本品水溶液对热稳定，加热 120℃、10min 不会失活。

本品水溶液加入氢氧化钠溶液与硫酸铜试液反应，充分摇匀，生成深蓝色络合物（1∶1），此反应可用于该药的鉴别。本品水溶液与苦味酸试液反应生成苦味酸盐沉淀。

本品的抗菌机制可能与二价金属离子的配合有关，通过干扰多胺（Polyamine）及金属离子的功能，干扰细菌 RNA 的合成。主要适用于对异烟肼、链霉素有耐药性的结核杆菌引起的各型肺结核及肺外结核，多与异烟肼、链霉素合用，单纯使用本品易产生耐药性。

第四节 其他类型抗菌药

其他类型抗菌药主要包括异喹啉类、硝基呋喃类和硝基咪唑类。

一、异喹啉类

异喹啉类抗菌药的典型药物有盐酸小檗碱（Berberine Hydrochloride），小檗碱用于抗菌历史悠久，主要适应证是肠道感染。具有抗菌活性强、毒性低、副作用小、应用广的特点，但其抗菌机制至今仍未阐明。近来还发现其具有阻断 β 受体和抗心律失常的作用。

盐酸小檗碱

别名氯化小檗碱、盐酸黄连素。

本品为黄色结晶性粉末；无臭，味极苦。本品在热水中溶解，在水或乙醇中微溶，在三氯甲烷中极微溶解，在乙醚中不溶。

游离小檗碱以三种形式存在，即季铵碱式、醇式和醛式，其中以季铵碱式最稳定。

本品可被高锰酸钾氧化，生成小檗酸、小檗醛和去氢小檗碱。

本品属于生物碱类，可与多种生物碱沉淀试剂反应，如与钒钼酸试液作用呈紫色；与苦味酸试液作用，生成苦味酸小檗碱沉淀；与碘化钾溶液作用生成碘化小檗碱黄色沉淀。

本品具有的季铵结构（带正电荷的 N 原子处于芳环中）是抗菌活性所必需的结构，其取代基的亲脂性能增强抗菌活性。

本品为抗菌药，主要用于细菌性痢疾和胃肠炎，也用于眼结膜炎，化脓性中耳炎等。

二、噁唑烷酮类

噁唑烷酮类抗菌药是近年来合成抗菌药物的研究热点之一，其作用机制与现有的抗菌药物不同，主要干扰细菌蛋白质合成的起始阶段。利奈唑胺（Linezolid）是美国普强公司开发的噁唑烷类高效抗菌药物，可口服，也可注射给药，对革兰阳性菌和耐药肠球菌等的感染均有显著疗效，临床主要用于多重耐药的革兰阳性球菌感染。

利奈唑胺

三、硝基呋喃类

硝基呋喃类抗菌药是一类具有 5 - 硝基呋喃甲醛缩氨结构的衍生物，结构中的硝基是产生抗菌作用的必要基团。如呋喃唑酮（Furazolidone）主要用于肠道感染；呋喃妥因（Nitrofurantoin）临床上用于治疗大肠杆菌、变形杆菌等引起的泌尿道感染，如膀胱炎、肾盂肾炎和尿道炎等。

呋喃唑酮   呋喃妥因

（一）结构通式与结构特点

在研究硝基呋喃类衍生物的抗菌活性中，发现具有下面通式的化合物具有抗菌作用。

知识拓展

硝基呋喃类抗菌药的作用特点

硝基呋喃类抗菌药分子结构中均具硝基，其抗菌作用的共同特点为：①抗菌谱广。对金黄色葡萄球菌、肠球菌属等革兰阳性菌及肠杆菌科为主的革兰阴性杆菌具一定的抗菌活性，但对铜绿假单胞菌无作用；②主要通过干扰细菌的酶系统抑制乙酰辅酶 A，干扰微生物的糖代谢，而起抑菌作用。细菌对其不易产生耐药性，故在临床上对相应的长期感染仍保持一定的疗效；③口服吸收率低，组织渗透性差，只适用于肠道、下尿路感染及皮肤黏膜局部感染；④不良反应相对较多，包括消化道反应、过敏及长期用药致周围神经炎。全身用药时对肝、肾功能不全者和新生儿忌用，孕妇可致溶血反应，故避免应用。

该类药物所具有的结构特点是含有硝基取代的呋喃环，呋喃环通过烯胺键与其他取代基连接。结构中的硝基是产生抗菌作用的必要基团，除去硝基或将硝基移至其他位置，则抑菌作用大大降低或消失。

（二）理化性质

本类药物由于具有硝基，具有一些相似的理化性质，如性状方面一般为黄色结晶或结晶性粉末，在水中溶解度极小，在乙醇中溶解度较水中大。与 NaOH 试液作用呈橙红色，与 Zn 及 H_2SO_4 作用，将硝基还原成氨基而生成无色溶液。

四、硝基咪唑类

硝基咪唑类抗菌药主要有甲硝唑（Metronidazole）、替硝唑（Tinidazole）和奥硝唑（Ornidazole），都具有硝基咪唑环的基本结构。奥硝唑为第三代硝基咪唑类药物，对原生动物如阿米巴虫、毛滴虫均有活性；对大多数厌氧菌如脆弱拟杆菌等有效，用于治疗各种杆菌引起的多种感染性疾病，以及手术前预防感染和手术后厌氧菌感染的治疗。

奥硝唑

甲硝唑　Metronidazole

化学名为 2 - 甲基 - 5 - 硝基咪唑 - 1 - 乙醇，又名灭滴灵。

本品为白色至微黄色的结晶或结晶性粉末；有微臭，味苦而略咸。本品在乙醇中略溶，在水或三氯甲烷中微溶，在乙醚中极微溶解。熔点为 159 ~ 163℃。

本品加入氢氧化钠试液，温热，即显紫红色；滴加稀盐酸使成酸性，即变成黄色；再加过量的氢氧化钠试液则变成橙红色。

本品加锌粉和盐酸溶液后会发生重氮化偶合反应。

本品为含氮杂环化合物，具有弱碱性，加硫酸溶解后，加三硝基苯酚试液，即生成黄色沉淀。

本品为常用的抗阿米巴病药、抗滴虫病药、抗厌氧菌药。口服吸收好、生物利用高、作用强、毒性小。

替硝唑　Tinidazole

化学名为 2 - 甲基 - 1 - [2 - (乙基磺酰基)乙基] - 5 - 硝基 - 1H - 咪唑。

本品为白色至淡黄色的结晶或结晶性粉末，味微苦。本品在丙酮和三氯甲烷中溶解，在水或乙醇中微溶。熔点为 125 ~ 129℃。

本品结构中含有有机硫，加热熔融，产生有刺激性的二氧化硫气体，可使含硝酸亚汞试液润湿的滤纸变黑。

本品为含氮杂环化合物，加硫酸溶解后，加三硝基苯酚试液，即产生黄色沉淀。

本品临床用于厌氧菌的系统与局部感染以及败血症、肠道或泌尿生殖道毛滴虫病、肠道和肝阿米巴病。

第五节　抗真菌药

抗真菌药物的发展较快，尤以抗深部真菌病的药物更为显著。目前，临床使用的抗真菌药物可分为抗生素抗真菌药、唑类抗真菌药和其他抗真菌药。

> ### 知识链接
>
> #### 真菌感染疾病
>
> 　　真菌感染疾病仍是危害人类健康的重要疾病之一。真菌感染分为浅表真菌感染（主要侵犯皮肤、黏膜、毛发、指甲、皮下组织引起各种癣病）及深部真菌感染（侵犯内脏器官、泌尿系统、脑和骨骼等引起炎症、坏死或脓疡）。其中浅表性真菌感染为一种传染性较强的常见病和多发病，占真菌感染患者的90%；此外，深部真菌感染发病率低，但危害性大，常导致死亡。近年来，由于抗生素的大量使用和滥用，破坏了细菌和真菌间正常菌丛的共存关系；皮质激素、放射治疗和其他免疫抑制药物的大量使用，心脏、肾脏移植手术和严重损害人免疫力的艾滋病传播等使机体对真菌的抵抗力降低，真菌感染特别是深部真菌的感染疾病发病率明显增加，越发严重，因此，抗真菌药物的研究与开发受到极大的重视。

一、唑类抗真菌药

（一）概述

　　唑类抗真菌药为20世纪60年代后发展起来的一类合成抗真菌药，根据结构特点可分为咪唑类和三氮唑类。克霉唑的发现，促进了咪唑类抗真菌药的迅速发展，主要药物有益康唑（Econazole）、咪康唑（Miconazole）、酮康唑（Ketoconazole）等。益康唑分子中含有一个手性碳原子，药用品为外消旋体，其左旋体与右旋体的活性相同。酮康唑是第一个口服有效的咪唑类广谱抗真菌药物，对浅表真菌引起的皮肤、头皮、指甲感染及深部真菌感染均有效。用三氮唑环替换咪唑环后，抗菌活性不变，合成了三氮唑类药物，如伊曲康唑（Itraconazole）、氟康唑（Fluconazole）、伏立康唑（Voriconazole）等。伊曲康唑具有高效、广谱、可以口服的特点，体内体外抗真菌作用比酮康唑强。伏立康唑是广谱三氮唑类抗真菌药，对念珠菌属具有抗菌作用，对所有检测的曲菌属真菌有杀菌作用。临床用于治疗侵袭性曲霉病，治疗对氟康唑耐药的念珠菌引起的严重侵袭性感染等。

益康唑　　　　　　　　　　伊曲康唑　　　　　　　　　　伏立康唑

（二）唑类抗真菌药的构效关系

　　唑类抗真菌药物不仅可以治疗浅表性真菌感染，而且还可以治疗全身性真菌感染，通过对唑类药物结构与活性的研究，总结出唑类抗真菌药物的构效关系为：

$n=0,1$

$X=N,CH$

1. 分子中的氮唑环（咪唑或三氮唑）是必需结构，若被其他基团取代，则活性消失。

2. 氮唑上的取代基必须与氮唑环的氮原子相连。

3. Ar 为取代苯环时，其 4 位上的取代基有一定的体积和电负性，会提高抗真菌活性。

4. R_1、R_2 形成取代二氧戊环结构，如酮康唑、伊曲康唑，该类药物抗真菌活性强，但由于肝毒性较大，而成为目前临床上首选的外用药；R_1 为醇羟基，如氟康唑，该类药物体外无活性，但体内活性很强，是治疗深部真菌感染的首选药。

（三）典型药物

硝酸咪康唑　Miconazole Nitrate

化学名为 1 - [2 - (2,4 二氯苯基) - 2 - [(2,4 二氯苯基)甲氧基]乙基] - 1H - 咪唑硝酸盐。

本品为白色或类白色结晶或结晶性粉末；无臭或几乎无臭。本品在甲醇中略溶，在三氯甲烷或乙醇中微溶，在水或乙醚中不溶。熔点为 178～184℃，熔融时同时分解。

本品具有旋光性，临床使用其消旋体。

本品加硫酸及二苯胺，显深蓝色。用氧瓶燃烧法进行有机破坏后，具有氯化物的鉴别反应。

本品为广谱抗真菌药，主要用于深部真菌的治疗，对五官、阴道、皮肤等部位的真菌病也有效。

酮康唑　Ketoconazole

化学名为 (±) - 顺 - 1 - 乙酰基 - 4[4 - [[2 - (2,4 - 二氯苯基) - 2 - (1 - 咪唑 - 1 - 甲基) - 1,3 - 二氧戊 - 4 - 环基]甲氧基]苯基]哌嗪。

本品为类白色结晶性粉末；无臭，无味。本品在三氯甲烷中易溶，在甲醇中溶解，在乙醇中微溶，在水中几乎不溶。熔点为 147～151℃。

本品为口服广谱抗真菌药，用于治疗浅表及深部真菌的感染。

氟康唑 Fluconazole

化学名为 α - (2,4 - 二氟苯基) - α - (1H - 1,2,4 - 三唑 - 1 - 基甲基) - 1H - 1,2, 4 - 三唑 - 1 - 基乙醇。

本品为白色或类白色结晶或结晶性粉末；无臭或微带特异臭，味苦。本品在甲醇中易溶，在乙醇中溶解，在二氯甲烷、水和醋酸中微溶，在乙醚中不溶。

本品显有机氟化物的鉴别反应。

本品应密封、在干燥处保存。

本品的特点是口服吸收良好，且不受食物、抗酸药、组胺 H_2 受体拮抗剂类药物影响，口服吸收可达 90%。主要用于阴道念珠菌、鹅口疮、真菌性脑膜炎、肺部及皮肤真菌感染等。

二、其他类抗真菌药

（一）抗生素类抗真菌药

该类分为多烯和非多烯两类，多烯类主要对深部真菌感染有效，其分子内都含有具 12 ~ 14 到 35 ~ 37 的亲脂大环内酯结构，并连有 4 ~ 7 个共轭双键及氨基糖，此类药物性质不稳定，遇光、热及空气中的氧可迅速被破坏。常见的多烯类抗真菌药有两性霉素 B（Amphotericin B）、曲古霉素（Trichomycin）、制霉菌素（Nystatin）、哈霉素（Hamycin）等。非多烯主要用于浅表真菌感染，主要有灰黄霉素（Griseofulvin）和癣可宁（Siccanin）等。虽然可以口服，但由于其生物利用度差和毒副作用大，不宜长期服用，一般外用较多。

（二）烯丙胺类化合物

烯丙胺类化合物是一类新型抗真菌药物，其中萘替芬（Naftifine）具有较高的抗真菌活性，局部用药治疗皮肤真菌感染的效果优于益康唑，治疗白色念珠菌引起感染的效果同克霉唑。继而在此基础上又发现了抗菌作用更强、毒性更低的特比萘芬（Terbinafine），用于治疗脚、股、体癣，指甲真菌感染，有更高的杀真菌治愈率和短期内较低的复发率，口服及外用均可。

表 7 - 2　常见的其他类抗真菌药

药物名称	药物结构	作用特点
萘替芬 Naftifine		治疗皮肤癣菌效果优于克霉唑和益康唑，治疗白色念珠菌效果同克霉唑

药物名称	药物结构	作用特点
布替萘芬 Butenafine		广谱抗真菌药
利拉萘酯 Liranaftate		抗菌谱广，口服不产生耐药性
阿莫罗芬 Amorolfine		广谱抗真菌药，对浅表真菌有长效作用
环吡酮胺 Ciclopirox Olamine		皮肤浅表抗真菌药
氟胞嘧啶 Flucytosine		对念珠菌、隐球菌等有较好的疗效。常与两性霉素 B 一起合用，并需监测血药浓度，以免引起溶血

（三）典型药物

两性霉素 B　Amphotericin B

本品为黄色至橙黄色粉末；无臭或几乎无臭，无味；有吸湿性。本品在二甲基亚砜中溶解，在二甲基甲酰胺中微溶，在甲醇中极微溶解，在水、无水乙醇、三氯甲烷或乙醚中不溶。

本品含氨基和羧基，故具酸碱两性。

本品遇光、热、强酸和强碱均不稳定，在日光下易被破坏失效。

本品主要用于深部真菌感染，口服生物利用度低，不良反应多。

特比萘芬　Terbinafine

本品化学名为 $(E)-N-(6,6-$二甲基$-2-$庚烯$-4-$炔基$)-N-$甲基$-1-$萘甲胺盐酸盐。

本品为白色或类白色粉末，在水中不溶，在有机溶剂中溶解，临床使用盐酸特比萘芬。

本品结构中含有双键和三键，易与溴水等发生加成反应。

本品为烯丙胺类抗真菌药，抑制真菌细胞麦角甾醇合成过程中的鲨烯环氧化酶，并使鲨烯在细胞中蓄积而起杀菌作用。人体细胞对本品的敏感性为真菌的万分之一。

知识链接

盐酸特比萘芬的作用机制

盐酸特比萘芬是皮肤科用的一种丙烯胺类广谱抗真菌药物。20 世纪 80 年代由瑞士诺华制药研制成功，1991 年首次在英国上市。1996 年被美国 FDA 批准为 OTC 药品，同年在美国上市。目前，在全球 90 多个国家销售。能特异性地干扰真菌固醇的晚期生物分解，选择性地抑制真菌的角鲨烯环氧化酶的活性，使真菌细胞膜构成进程中的角鲨烯环氧化反应受阻，从而有杀灭或抑制真菌的作用，是治疗灰指甲的最好药物。2000 年盐酸特比萘芬进入了我国公布的第一批 OTC 目录。

本品有广谱抗真菌作用，对皮肤真菌有杀菌作用，对白色念珠菌则起抑菌作用。适用于浅表真菌引起的皮肤、指甲感染，如毛癣菌、狗小孢子菌、絮状表皮癣菌等引起的体癣、股癣、足癣、甲癣以及皮肤白色念珠菌感染。

第六节　抗病毒药

抗病毒药是指用于预防和治疗病毒感染性疾病的药物。现临床使用的抗病毒药根据干扰病毒遗传物质的类型可分为抗 DNA 病毒药和抗 RNA 病毒药，也有少数药物对两者均有效，则称为广谱抗病毒药。抗病毒药依据其结构又可分为核苷类和非核苷类两类。

一、核苷类

核苷类抗病毒药物具有嘧啶核苷或嘌呤核苷的结构，可以分为开环核苷类和非开环核苷类。开环核苷类主要药物有阿昔洛韦（Aciclovir）、伐昔洛韦（Valacyclovir）、更昔洛韦（Ganciclovir）、喷昔洛韦（Penciclovir）、泛昔洛韦（Famciclovir）、阿德福韦酯

（Adefovir Dipivoxil）等。喷昔洛韦是更昔洛韦的电子等排体，阿昔洛韦有相同的抗病毒谱。非开环核苷类主要药物有齐多夫定（Zidovudine）、司他夫定（Stavudine）、拉米夫定（Lamivudine）、扎西他滨（Zalcitabine）等，主要用于治疗艾滋病。见表7-3。

表7-3　常用的其他核苷类抗病毒药

药物名称	药物结构	作用特点
伐昔洛韦 Valaciclovir		为阿昔洛韦与缬氨酸形成的酯类前药。口服吸收迅速并在体内很快转化为阿昔洛韦而发挥抗病毒作用。对哺乳动物宿主细胞的毒性很低
更昔洛韦 Ganciclovir		更昔洛韦的侧链比阿昔洛韦多一个羟甲基。主要用于防治免疫功能缺陷病人的巨细胞病毒感染
喷昔洛韦 Penciclovir		为更昔洛韦侧链上的氧原子被碳原子所取代。临床用于口唇或面部单纯疱疹、生殖器疱疹等
泛昔洛韦 Famciclovir		是喷昔洛韦的前体药物。临床用于带状疱疹和原发性生殖器疱疹的治疗
阿德福韦酯 Adefovir Dipivoxil		是阿德福韦的前体，在体内水解为阿德福韦发挥抗病毒作用。临床用于治疗慢性乙型肝炎，能延长晚期艾滋病患者的存活时间，且无致畸、诱变、致癌及胚胎毒性
司他夫定 Stavudine		对齐多夫定产生耐药性的HIV病毒株有抑制作用，骨髓毒性比齐多夫定低10倍以上。适用于治疗齐多夫定、扎西他滨不能耐受或治疗无效的艾滋病及相关综合征

续表

药物名称	药物结构	作用特点
拉米夫定 Lamivudine		本品为双脱氧硫代胞苷化合物,抗病毒作用强而持久,且能提高机体免疫功能。本品还有抗乙型肝炎病毒的作用,口服吸收良好。临床上可单用或与齐多夫定合用治疗病情恶化的晚期 HIV 感染病人
扎西他滨 Zalcitabine		主要用于不能耐受拉米夫定治疗的艾滋病及艾滋病相关综合征患者。主要副作用为周围神经病变,一旦发现应终止使用

二、非核苷类

非核苷类抗病毒药物有利巴韦林(Ribavirin)、盐酸金刚烷胺(Amantadine Hydrochloride)、金刚乙胺(Rimantadine)、膦甲酸钠(Foscarnet Sodium)、奈韦拉平(Nevirapine)、依发韦仑(Efavirenz)、蛋白酶抑制剂类等。

金刚烷胺、金刚乙胺结构上均为三环状胺,在临床上对预防和治疗各种 A 型的流感病毒有效。尤其对亚洲 A－2 型流感病毒特别有效,在流感流行期人群的预防用药,保护率可达50%～79%。

膦甲酸钠是结构最简单的抗病毒药物,可以选择性作用于病毒的 DNA 聚合酶和逆转录酶的靶点上,抑制疱疹病毒的复制,还可以抑制 HIV 逆转录病毒,用于治疗艾滋病的综合征。

奈韦拉平是专一性 HIV－1 逆转录酶抑制剂,只能与核苷类抑制剂合用治疗成年晚期 HIV 感染。依发韦仑是 HIV－1 的非核苷类逆转录酶抑制剂,用于人免疫缺陷病毒 HIV－1 感染艾滋病成人、青少年和儿童的抗病毒联合治疗。

蛋白酶抑制剂类主要有茚地那韦(Indinavir)、沙奎那韦(Saquinavir)等,主要用于治疗 HIV 感染。

齐多夫定　Zidovudine

化学名为3′-叠氮-3′-脱氧胸腺嘧啶,又名叠氮胸苷。

本品为白色或类白色结晶性粉末;无臭。本品在水中难溶,在乙醇中易溶。

本品对光、热敏感,所以应控制贮存温度并避光保管。

本品为胸苷类似物,有叠氮基取代,它对艾滋病病毒和引起 T 细胞白血病的 DNA 病毒有抑制作用,具抗逆转录酶作用,美国 FDA 批准的第一个用于艾滋病及其相关症状治疗的药物。

阿昔洛韦 Aciclovir

化学名为 9 - (2 - 羟乙氧甲基) 鸟嘌呤,又名无环鸟苷。

本品为白色结晶性粉末;无臭,无味。本品在冰醋酸或热水中略溶,在乙醚和二氯甲烷中几乎不溶,在氢氧化钠试液中易溶。

本品 1 位氮上的氢有酸性可制成钠盐,易溶于水,其钠盐可制成注射剂。

阿昔洛韦是第一个上市的开环核苷类抗病毒药物,又称无环鸟苷,系广谱抗病毒药,现已作为抗疱疹病毒的首选药物。被广泛用于治疗疱疹性角膜炎、生殖器疱疹、全身性带状疱疹和疱疹性脑炎及病毒性乙型肝炎。

利巴韦林 Ribavirin

化学名为 1 - β - D - 呋喃核糖基 - 1H - 1,2,4 - 三氮唑 - 3 - 羧酰胺,又名三氮唑核苷,病毒唑(virazole)。

本品为白色或类白色结晶性粉末;无臭,无味。本品在水中易溶,在乙醇中微溶,在乙醚或二氯甲烷中几乎不溶。本品有两种晶型,熔点为 166~168℃ 和 174~176℃,生物活性相同。在水溶液(40mg/ml)中比旋度为 -35.0°至 -37.0°。

本品水溶液加氢氧化钠试液,加热产生氨气,使湿润的红色石蕊试纸变蓝。本品在常温下较稳定。

本品为广谱抗病毒药,临床上可用于多种病毒性疾病的防治。

知识链接

利巴韦林的作用特点

体内和体外实验表明本品对 DNA 和 RNA 病毒均有效,对多种病毒如呼吸道合胞病毒、流感病毒、单纯疱疹病毒、带状疱疹病毒等有抑制作用,为广谱抗病毒药。可用于治疗麻疹、水痘等,对病毒性上呼吸道感染、乙型脑炎、腮腺炎、带状疱疹、病毒性肺炎和流行性出血热有特效。该药还可以抑制免疫缺陷病毒（HIV）感染者出现艾滋病前期症状。高浓度时还能抑制癌细胞生成和 HIV 的增殖，近年在英国、瑞士、意大利等国已批准作为艾滋病的预防用药。由于本品毒副作用小，我国还将其用于治疗乙型肝炎。本品可透过胎盘，也能进入乳汁，具有致畸和胚胎毒性，故妊娠期和预期要怀孕的妇女禁用。本品口服或吸入给药，吸收迅速而完全。口服后 1.5h 血药浓度可达峰值。

学习小结

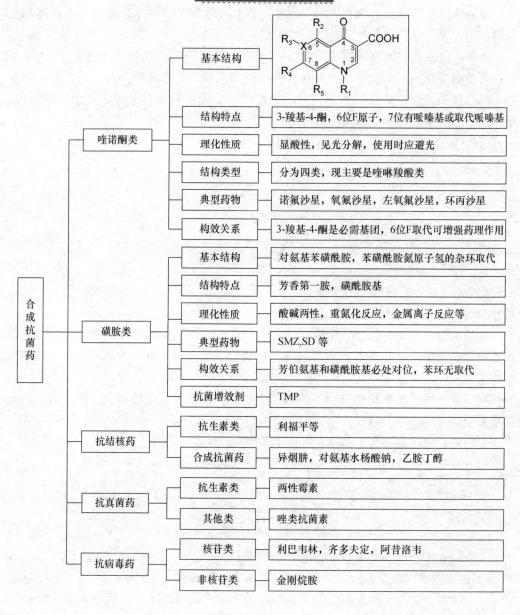

	基本结构	〔结构图〕
喹诺酮类	结构特点	3-羧基-4-酮，6位F原子，7位有哌嗪基或取代哌嗪基
	理化性质	显酸性，见光分解，使用时应避光
	结构类型	分为四类，现主要是喹啉羧酸类
	典型药物	诺氟沙星，氧氟沙星，左氧氟沙星，环丙沙星
	构效关系	3-羧基-4-酮是必需基团，6位F取代可增强药理作用
磺胺类	基本结构	对氨基苯磺酰胺，苯磺酰胺氮原子氢的杂环取代
	结构特点	芳香第一胺，磺酰胺基
	理化性质	酸碱两性，重氮化反应，金属离子反应等
	典型药物	SMZ,SD 等
	构效关系	芳伯氨基和磺酰胺基必处对位，苯环无取代
	抗菌增效剂	TMP
抗结核药	抗生素类	利福平等
	合成抗菌药	异烟肼，对氨基水杨酸钠，乙胺丁醇
抗真菌药	抗生素类	两性霉素
	其他类	唑类抗菌素
抗病毒药	核苷类	利巴韦林，齐多夫定，阿昔洛韦
	非核苷类	金刚烷胺

合成抗菌药

目标检测

一、选择题

（一）A 型题（单选题）

1. 氟喹诺酮类抗菌药物母核结构中产生药效的必需结构特点是（　　）
   A. 3 位有羧基，2 位有羰基　　　　　B. 1 位有甲基取代，2 位有羧基
   C. 4 位有氟原子　　　　　　　　　　D. 3 位有羧基，4 位有羰基
   E. 3 位有羧基，6 位有羰基

2. 复方新诺明的处方成分药是（　　）
   A. 磺胺嘧啶 + 磺胺甲噁唑　　　　　B. 磺胺嘧啶 + 丙磺舒
   C. 磺胺甲噁唑 + 阿昔洛韦　　　　　D. 磺胺甲噁唑 + 甲氧苄啶
   E. 磺胺甲噁唑 + 丙磺舒

3. 下列哪个因素不能促进药物被氧化（　　）
   A. 溶液的 pH　　　　　B. 将其固体密封保存　　　　　C. 重金属离子
   D. 紫外线　　　　　　　E. 氧气

4. 下列药物为抗菌增效剂的是（　　）
   A. 氧氟沙星　　　　　　B. 环丙沙星　　　　　　　　　C. 呋喃妥因
   D. 甲氧苄啶　　　　　　E. 磺胺嘧啶

5. 喹诺酮类抗菌药构效关系叙述正确的是（　　）
   A. 吡啶酸酮的 C 环是抗菌的必要基团　　B. 6 位引入氢原子可使活性增加
   C. 1 位有取代时活性较好　　　　　　　　D. 7 位引入哌嗪基活性增加
   E. 2 位有取代时活性较好

6. 异烟肼遇光易被氧化变色是由于其结构中存在（　　）
   A. 异咯嗪环　　　　　　B. 吩噻嗪环　　　　　　　　　C. 酚羟基
   D. 酰肼基　　　　　　　E. 羟基

7. 含有甲基取代哌嗪环的抗菌药是（　　）
   A. 阿昔洛韦　　　　　　B. 呋喃妥因　　　　　　　　　C. 奈韦拉平
   D. 左氧氟沙星　　　　　E. 呋喃唑酮

8. 区别磺胺嘧啶与磺胺可以采用下列哪种方法（　　）
   A. 重氮化 - 偶合反应　　B. 与 $FeCl_3$ 反应　　　　　　C. 与 NaOH 反应
   D. 与 $CuSO_4$ 液反应　　E. 与甲醛硫酸反应

9. 药用的乙胺丁醇为（　　）
   A. 右旋体　　　　　　　B. 内消旋体　　　　　　　　　C. 左旋体
   D. 外消旋体　　　　　　E. 对映体

10. 下列抗真菌药物中含有三氮唑结构的药物是（　　）
    A. 氟康唑　　　　　　　B. 克霉唑　　　　　　　　　　C. 益康唑
    D. 酮康唑　　　　　　　E. 萘替芬

（二）B 型题（每小组 5 个备选答案，备选答案可重复选，也可不选）

A. 萘啶羧酸类　　　　B. 喹啉羧酸类　　　　C. 吡啶并嘧啶羧酸类

D. 咪唑羧酸类　　　　E. 吲哚羧酸类

1. 氧氟沙星属于（　　　）

2. 环丙沙星属于（　　　）

3. 吡哌酸属于（　　　）

A. 氧氟沙星　　　　　B. 诺氟沙星　　　　　C. 环丙沙星

D. 加替沙星　　　　　E. 洛美沙星

4. 结构中含环丙基是（　　　）

5. 结构含两个氟原子是（　　　）

6. 结构中含有噁嗪环是（　　　）

A. 诺氟沙星　　　　　B. 环丙沙星　　　　　C. 氧氟沙星

D. 甲氧苄啶　　　　　E. 磺胺甲噁唑

7. 结构中含嘧啶环是（　　　）

8. 结构中含 4 – 甲基 – 1 – 哌嗪基的喹诺酮类药物是（　　　）

9. 结构中含环丙基是（　　　）

10. 结构中含异噁唑是（　　　）

（三）X 型题（多选题）

1. 下列哪些因素能促进药物被水解（　　　）

    A. 药物水溶液的 pH　　　　　　　B. 药物暴露于空气中

    C. 药物贮存温度　　　　　　　　　D. 将药物固体密封保存

    E. 阴凉干燥处保存

2. 防治磺胺类药物对泌尿系统损害的措施是（　　　）

    A. 多饮水　　　　　　B. 碱化尿液　　　　　C. 避免长期用药

    D. 定期检查尿常规　　E. 饭后服用

3. 含有苯环的合成抗菌药是（　　　）

    A. 氧氟沙星　　　　　B. 环丙沙星　　　　　C. 乙胺丁醇

    D. 诺氟沙星　　　　　E. 异烟肼

4. 含有哌嗪环的抗菌药是（　　　）

    A. 氧氟沙星　　　　　B. 环丙沙星　　　　　C. 异烟肼

    D. 诺氟沙星　　　　　E. 利福平

5. 属于抗生素类抗结核病的药物有（　　　）

    A. 链霉素　　　　　　B. 利福平　　　　　　C. 异烟肼

    D. 对氨基水杨酸钠　　E. 盐酸乙胺丁醇

6. 属于第三代喹诺酮类抗菌药的是（　　　）

    A. 环丙沙星　　　　　B. 西诺沙星　　　　　C. 诺氟沙星

    D. 吡哌酸　　　　　　E. 萘啶酸

7. 具有抗真菌活性的药物有（　　）

    A. 氟康唑　　　　　　　　B. 诺氟沙星　　　　　　　　C. 克霉唑

    D. 益康唑　　　　　　　　E. 环丙沙星

8. 抗病毒药物依据其结构可分为（　　）。

    A. 核苷类　　　　　　　　　　　　　　B. 非核苷类

    C. 干扰病毒核酸复制的药物　　　　　　D. 抑制蛋白酶的药物

    E. 干扰病毒脱氧核酸复制的药物

9. 磺胺类药物所具有的结构特点包括（　　）

    A. 芳香第一胺　　　　　　B. 磺酰胺基　　　　　　　　C. 苯环

    D. 溴原子　　　　　　　　E. 氯原子

10. 氟喹诺酮类抗菌药物的贮存方法包括（　　）

    A. 将该类药物制备成水溶液并密闭

    B. 将该类药物制备成固体制剂并可暴露于空气中

    C. 采取避光措施

    D. 密闭、阴凉处保存

    E. 无须避光措施

二、简答题

1. 影响磺胺类药物稳定性的因素有哪些？为提高稳定性须采取什么措施？

2. 根据氟喹诺酮类抗菌药的结构特点和构效关系，说明该类药物使用时应注意什么问题？

三、区别题（用化学方法区别下列各组药物）

1. 诺氟沙星与磺胺嘧啶　　2. 磺胺嘧啶与甲氧苄啶　　3. 环丙沙星与异烟肼

（方应权）

第八章 | 抗生素

抗生素（antibiotics）是某些微生物（如细菌、放线菌、真菌等）的代谢产物或其半合成衍生物，它能以极低的浓度对某些病原微生物产生抑制或杀灭作用，而对宿主则不会产生严重的毒副作用。临床上多数抗生素用于治疗细菌感染性疾病；某些抗生素还具有抗肿瘤活性、免疫抑制和刺激动植物生长的作用。抗生素按化学结构可分为 β–内酰胺类、大环内酯类、氨基糖苷类、四环素类和其他类。

知识链接

抗生素分级的管理规定

抗生素分级管理一般定为：第一线、第二线和第三线药物三类。

第一线抗生素为非限制使用：窄谱，疗效确切，不良反应少，价格便宜，供应充足的抗生素，依临床需要使用，但须严格掌握抗生素使用指征。

第二线抗生素为限制使用：抗菌谱较广、疗效好、但不良反应较明显，价格较昂贵，近年来耐药发展较为迅速的抗生素，必须控制使用。

第三线抗生素为特殊使用：疗效独特但毒副作用较大，价格昂贵，新上市的或一旦出现耐药即会产生严重后果的抗生素。

第一节　β-内酰胺类抗生素

　　β-内酰胺类抗生素是指分子结构中具有β-内酰胺四元环的抗生素。根据β-内酰胺环是否连接其他杂环以及所连接杂环的化学结构，β-内酰胺类抗生素又可被分为青霉素类（penicillins）、头孢菌素类（cephalosporins）及非经典的β-内酰胺类抗生素。非经典的β-内酰胺类抗生素主要有碳青霉烯类（carbapenems）、青霉烯类（penem）、氧青霉烷类（oxypenam）、单环β-内酰胺类（monobactams）等。

青霉素类　　　　　　头孢菌素类　　　　　碳青霉烯

青霉烯　　　　　　　氧青霉烷　　　　　单环β-内酰胺

　　β-内酰胺类抗生素共同结构特点是：①分子内都具有一个四元的β-内酰胺环，通过 N 原子和相邻第三碳原子与另一个五元或六元环相稠合。β-内酰胺环为一平面型结构，但两个稠合环不在一个平面上；②绝大部分β-内酰胺类抗生素 C-2 上连有一个羧基，显酸性，能与碱成盐增大水溶性；③β-内酰胺环羰基α-碳都有一个酰胺基侧链，通过引入不同的取代基（R），可调节抗菌谱、理化性质、对酶的作用方式和抗菌作用的强度；④含有手性碳原子，均有旋光性。

　　β-内酰胺类抗生素不同的结构特点见表8-1。

表 8-1　青霉素类和头孢菌素类的结构不同点

不同点	青霉素类	头孢菌素类
结构母核		
手性碳原子	有 3 个（2S, 5R, 6R）	有 2 个（6R, 7R）
稠合环	氢化噻唑环	氢化噻嗪环

续表

不同点	青霉素类	头孢菌素类
稳定性	较差，β-内酰胺环中的羰基与氮原子的孤电子对不能共轭	较高，C2-3位双键与N-1上未共用电子对形成共轭，且氢化噻嗪环张力小于青霉素的氢化噻唑环

知识拓展

β-内酰胺类抗生素的作用机制与耐药性

β-内酰胺类抗生素的主要作用机制：一是β-内酰胺类抗生素通过与肽聚糖转肽酶的结合阻碍了细菌细胞壁的合成，从而导致细菌死亡；二是β-内酰胺类抗生素可以促进细胞壁自溶酶活化，最终导致细菌菌体裂解和死亡。

β-内酰胺类抗生素产生耐药性的主要原因：①细菌产生水解酶即β-内酰胺酶；②β-内酰胺类抗生素作用靶点（PBPs）的结构变化；③β-内酰胺类抗生素滞留在细胞膜外不能到达作用靶点（PBPs），形成"牵制机制"；④细菌细胞壁或外膜通透性改变；⑤细菌缺少自溶酶；⑥药物外排量的增加。

一、青霉素及半合成类青霉素类

（一）天然青霉素类

目前已知的利用生物合成途径获得的天然青霉素主要有7种，分别是青霉素G、K、X、V、N、F及双氢青霉素，其中以青霉素G和青霉素V的疗效最好，但在酸性溶液中，青霉素V的稳定性比青霉素G要好，可口服给药。

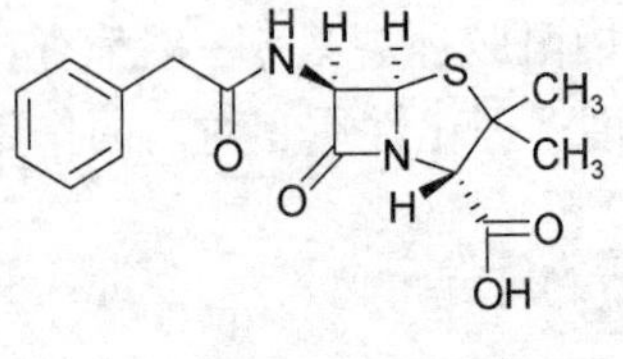

青霉素G

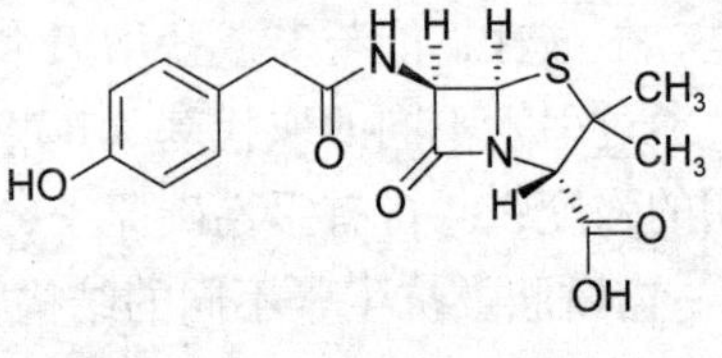

青霉素X

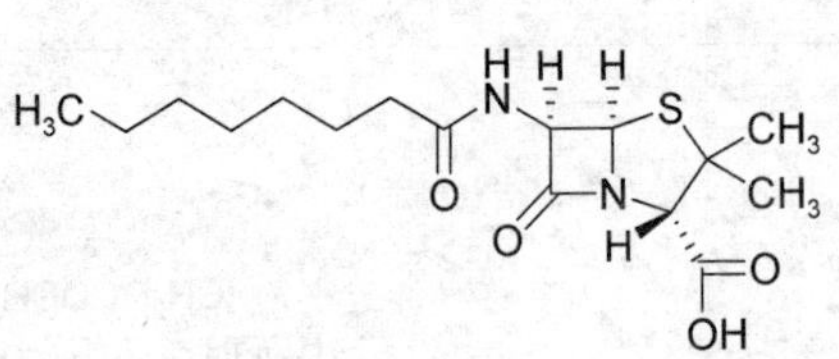

青霉素K

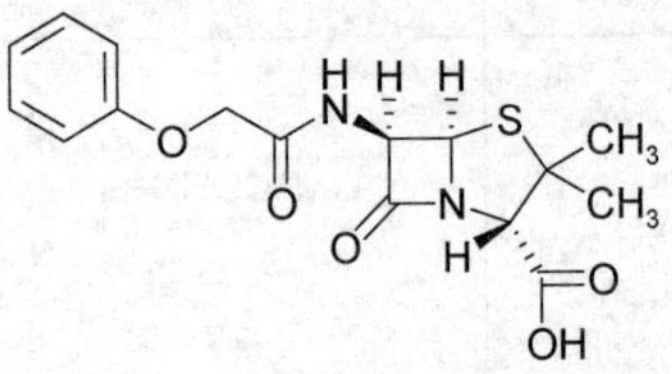

青霉素V

青霉素N   青霉素F

青霉素钠 Benzylpenicillin Sodium

化学名为$(2S,5R,6R)$ -3,3 -二甲基 -6 -(2 -苯乙酰氨基) -7 -氧代 -4 -硫杂 -1 -氮杂双环[3.2.0]庚烷 -2 -甲酸钠盐,又名苄青霉素钠、青霉素 G 钠。

本品为白色结晶性粉末;无臭或微有特异性臭;有引湿性;遇酸、碱或氧化剂等即迅速失效,水溶液在室温放置易失效。本品在水中极易溶解,在乙醇中溶解,在脂肪油或液状石蜡中不溶。

青霉素的稳定性极差,其原因是由于四元环和五元环的张力较大且两个环不共平面,致使 β -内酰胺环上的羰基与氮上的孤对电子对未形成共轭,在酸性、碱性条件下,容易受到亲核性或亲电性试剂的进攻,使 β -内酰胺环破裂而失效,温度、金属离子和氧化剂均可加速此反应。

在碱性条件下或在 β -内酰胺酶的作用下,碱性基团或酶结构中的亲核基团可进攻 β -内酰胺环羰基上的碳原子,导致 β -内酰胺环破裂。

青霉酸

青霉噻唑酸   青霉醛   青霉胺

在酸性条件下青霉素的分解反应比较复杂,在强酸溶液中或 $HgCl_2$ 的作用下,发生分解,生成青霉酸和青霉醛酸。但青霉酸不稳定,分解生成青霉醛和青霉胺。在稀酸溶液中(pH 4.0),于室温条件下,侧链羰基氧原子上的孤对电子作为亲核试剂攻击 β -内酰胺环,再经分子重排生成青霉二酸,进一步分解生成青霉醛和青霉胺。故此药不能口服,只能注射给药,也不能与酸性药物配伍使用。

青霉素 G 是一种有机弱酸（pK_a 为 2.65～2.70），不溶于水，故青霉素钠的水溶液遇稀盐酸，即可生成白色沉淀；该沉淀能在乙醇、三氯甲烷、醋酸戊酯、乙醚或过量的盐酸中溶解。

青霉素钠或钾盐经注射给药后，很快以游离酸的形式经肾脏排出。为延长青霉素在体内作用的时间，减慢青霉素在体内的排泄速度，可将其与丙磺舒（Probenecid，抗痛风药）合用；也可将青霉素与分子量较大的胺制成难溶性盐，如普鲁卡因青霉素（Procaine Benzylpenicillin）；还可通过将青霉素的游离羧基酯化，使在体内缓慢释放，从而提高药效。如青霉素 G 双酯（培那西林，Penamecillin）。

青霉素 G 钠临床上主要用于革兰阳性菌所引起的局部或全身的严重感染。

（二）半合成青霉素类

1. 概述

天然青霉素在临床使用过程中存在以下缺点：①对酸不稳定，只能注射给药，不能口服；②抗菌谱较窄，对革兰阳性菌效果较好；③在使用过程中细菌产生分解酶对青霉素产生耐药性；④有严重的过敏反应。为了克服青霉素的这些缺点，人们以 6 - 氨基青霉烷酸（6 - aminopenicillanic acid，6 - APA）母核结构为靶标，对青霉素的结构进行了修饰，通过 6 位上不同的酰基取代制得了一系列耐酸、耐酶及广谱的半合成青霉素。

（1）耐酸青霉素　在耐酸青霉素 V 的化学结构启发下，通过青霉素 6 位侧链酰胺基 α 位引入吸电子基团，阻碍了青霉素在酸性溶液中的电子转移重排，使其对酸稳定，如非奈西林（Pheneticillin）、阿度西林（Azidocillin）、丙匹西林（Propicillin）等。

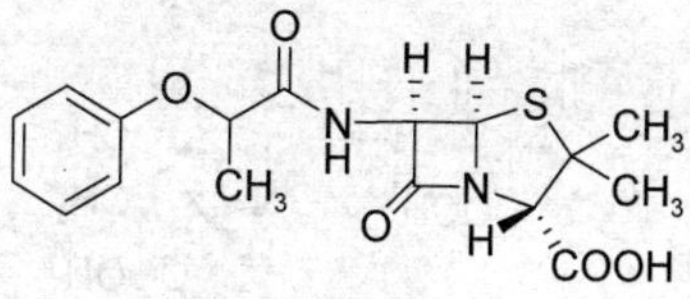

非奈西林

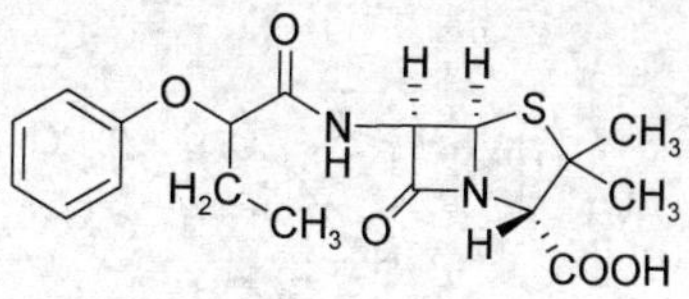

丙匹西林

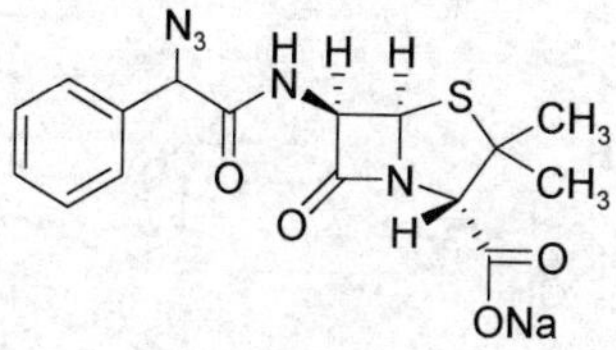

阿度西林

（2）耐酶青霉素 在半合成青霉素的研究过程中，科学家们发现侧链引入三苯甲基可产生较大的空间位阻，能有效阻碍与 β - 内酰胺酶或青霉素酶等的活性中心结合，从而提高了 β - 内酰胺环的稳定性。虽然三苯甲基青霉素对酶非常稳定，但是抗菌活性较低，根据酰胺侧链空间位阻效应这一启发，合成了大量的类似物应用于临床，如苯唑西林（Oxacillin）、氯唑西林（Cloxacillin）、萘夫西林（Nafcillin）、替莫西林（Temocillin）等。替莫西林在 β - 内酰胺环 6 位有甲氧基取代，对 β - 内酰胺酶较稳定。

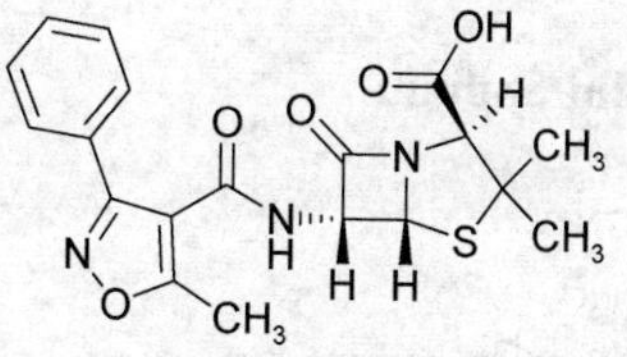

苯唑西林

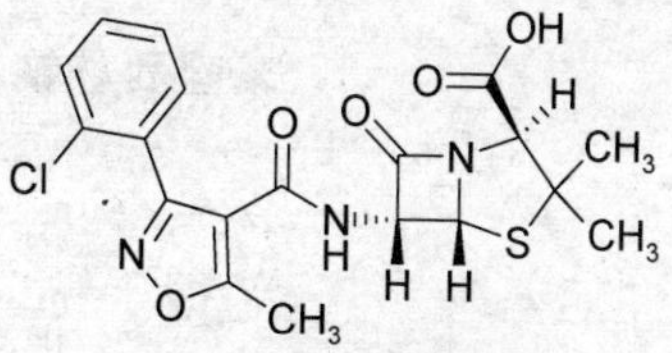

氯唑西林

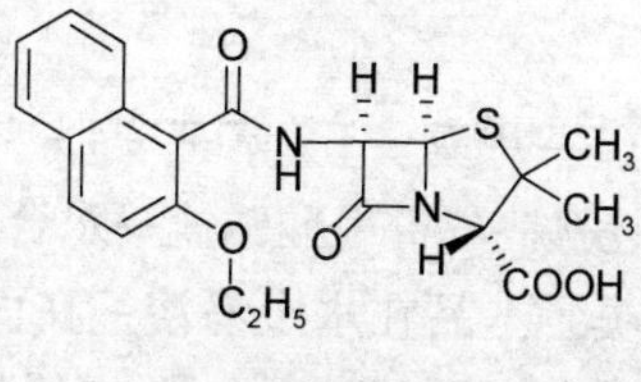

萘夫西林

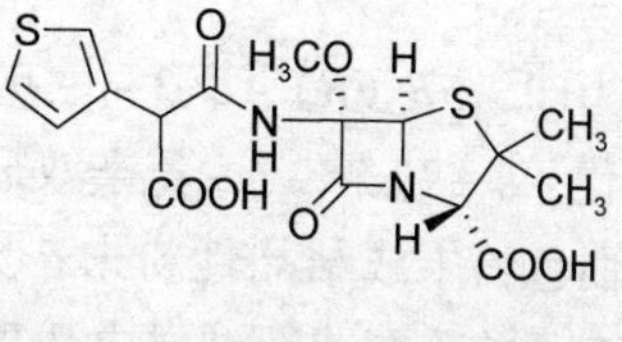

替莫西林

（3）广谱青霉素 在青霉素 N 侧链上含有极性基团—NH_2，对革兰阴性菌有活性的启发下，将青霉素 C - 6 位侧链酰胺基的 α - 碳原子上引入亲水性基团，可扩大抗菌谱，得到广谱抗生素，如氨苄西林（Ampicillin）、羧苄西林（Carbenicillin）等。而在氨苄西林苯环对位上引入羟基，可得到口服的阿莫西林（Amoxicillin）。在氨苄西林侧链的氨基上引入极性较大的哌嗪二酮，使抗菌谱改变，具有抗假单胞菌活性，对铜绿假单胞菌和变形杆菌作用强，如哌拉西林（Piperacillin）。

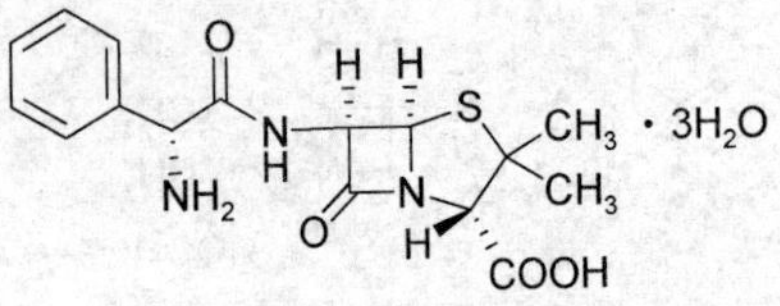

氨苄西林

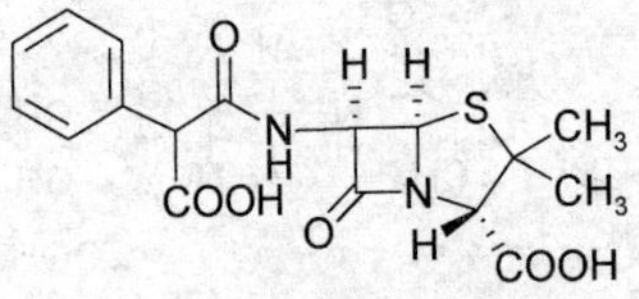

羧苄西林

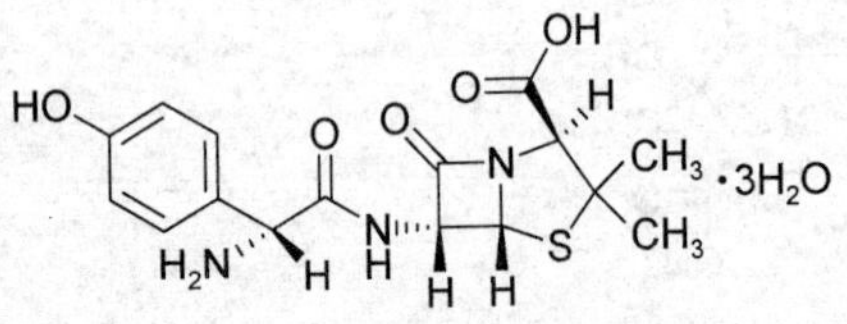

阿莫西林

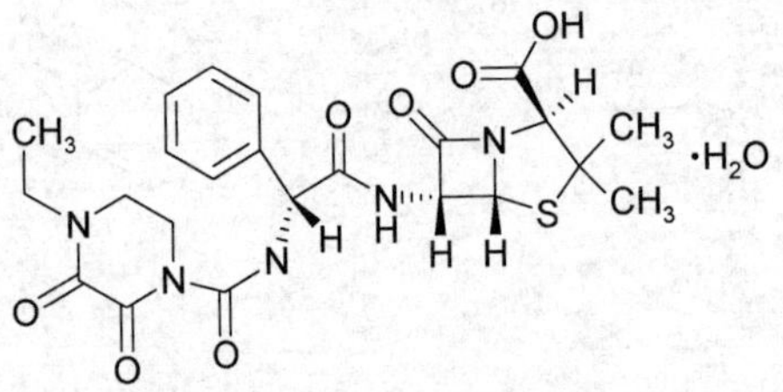

哌拉西林

课堂互动

为什么青霉素钠不能口服给药；若进行结构修饰，其一般规律有哪些？

---

2. 典型药物

苯唑西林钠　Oxacillin Sodium

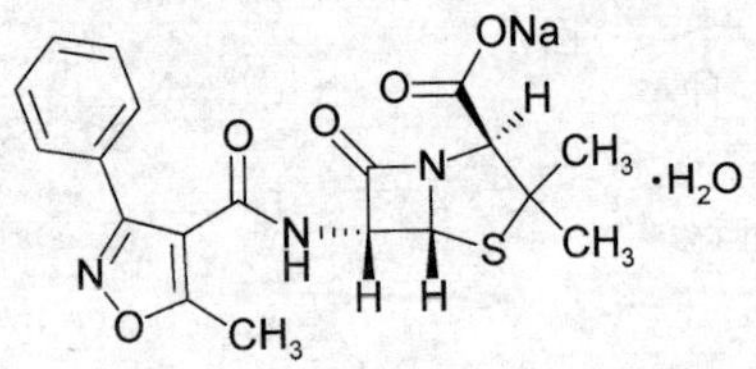

化学名为(2S,5R,6R)-3,3-二甲基-6-(5-甲基-3-苯基-4-异噁唑甲酰氨基)-7-氧代-4-硫杂-1-氮杂双环[3.2.0]庚烷-2-甲酸钠盐一水合物。

本品为白色粉末或结晶性粉末；无臭或微臭。本品在水中易溶，在丙酮或丁醇中极微溶解，在乙酸乙酯或石油醚中几乎不溶。在水溶液（10mg/ml）中比旋度为+195°至+214°。

本品的水溶液 pH 为 5.0~7.0，游离酸的 pK_a 为 2.8。

苯唑西林是利用生物电子等排原理以异噁唑取代侧链苯环，同时在其 C-3 和 C-5 上分别以苯基和甲基取代，而苯基兼有吸电子和空间位阻的作用。苯唑西林为第一个发现的耐酶、耐酸的青霉素。

苯唑西林在弱酸性水溶液中，水浴加热半个小时后，经分子重排得到苯唑青霉烯酸，按照分光光度法，在399nm波长处有最大吸收。

本品主要用于治疗耐青霉素 G 的金黄色葡萄球菌感染和抗表皮葡萄球菌感染。

阿莫西林　Amoxicillin

化学名为 $(2S,5R,6R)$ -3,3-二甲基-6-[(R)-(-)-2-氨基-2-(4-羟基苯基)乙酰氨基]-7-氧代-4-硫杂-1-氮杂双环[3.2.0]庚烷-2-甲酸三水合物,又名为羟氨苄青霉素。

本品为白色或类白色结晶性粉末;味微苦。本品在水中微溶,在乙醇中几乎不溶。在水溶液(2mg/ml)中比旋度为+290°至+315°。

本品临床应用为右旋体,其构型为 R 构型。本品结构中既有酸性的羧基、弱酸性的酚羟基,又有碱性的氨基,故阿莫西林具有三个 pK_a,分别为2.4、7.4和9.6。其水溶液在 pH6 时比较稳定。

本品侧链 α-氨基具有强亲核性,易进攻另一分子的 β-内酰胺环上的羰基,从而引起多聚合反应。

本品为耐酸、广谱半合成青霉素,临床主要用于治疗敏感菌所致的泌尿系统、呼吸系统、胆道等的感染。

二、头孢菌素及半合成头孢菌素类

(一)概述

头孢菌素(cephalosporins)是从青霉菌近源的头孢菌属真菌中分离得到的抗生素,其化学结构中均含有 β-内酰胺环并合氢化噻嗪环,天然的有三种,即头孢菌素C、头孢菌素N和头孢菌素P。

头孢菌素C

头孢菌素C分子中C-2,C-3的双键与N-1上的孤对电子对形成共轭,可减小 β-内酰胺环分子内张力,使 β-内酰胺环趋于稳定。故多数头孢菌素类抗生素对酸稳定。在头孢菌素分子结构中,由于C-3位乙酰氧基是一个较好的离去基团,与C-2,C-3间的双键及N-1形成一个较大的共轭体系,易受到亲核试剂对 β-内酰胺羰基的进攻,乙酰氧基带着负电离去,并导致 β-内酰胺环破裂,使头孢菌素活性降低。

半合成头孢菌素主要是从天然头孢菌素类的结构出发对其进行结构改造,即以7-氨基头孢烷酸(7-aminocephalosporanic acid,7-ACA)或7-氨基-3-去乙酰氧基头孢烷酸(7-ADCA)为母核结构进行改造。可以改造的位置有四处:(Ⅰ)7-酰基部分,此处抗菌谱的决定性基团;(Ⅱ)7-α氢原子,它能影响对 β-内酰胺酶的稳定性；（Ⅲ）环中的硫原子，影响其抗菌效力；（Ⅳ）3 位取代基，影响抗生素效力和药物动力学的性质。

表 8 - 2 头孢菌素类代表药物

药物名称		药物结构	作用特点
第一代头孢菌素类抗生素	头孢唑林 Cefazolin		对革兰阴性菌作用强，耐酸，耐酶，注射给药
	头孢噻吩 Cefalotin		临床主要用于革兰阳性菌感染，耐酶
	头孢羟氨苄 Cefadroxil		对革兰阴性菌作用强，血药浓度高且持久，可口服和注射给药
	头孢拉定 Cefradine		对抗耐药金黄色葡萄球菌和耐药杆菌感染疗效好，可口服和注射给药
第二代头孢菌素类抗生素	头孢孟多 Cefamandole		在 C - 3 位以（1 - 甲基四氮唑）- 硫甲基取代，对革兰阴性菌有效，需注射给药
	头孢呋辛 Cefuroxime		在 C - 7 位侧链上连有顺式的甲氧肟基，耐 β - 内酰胺酶，临床用其钠盐和头孢呋辛酯，前者只能注射
	头孢西丁 Cefoxitin		对革兰阴性菌活性强，但与多数头孢菌素类药物有拮抗作用

续表

药物名称		药物结构	作用特点
第二代头孢菌素类抗生素	头孢克洛 Cefaclor		在3位上以氯原子取代，抗菌活性与头孢唑林相似，对胃酸稳定，可口服给药
第三代头孢菌素类抗生素	头孢哌酮 Cefoperazone		在3位甲基上以硫代杂环取代，此杂环的芳香性和亲水性可提高其抗菌活性并有良好的药代动力学性质，血药浓度较高。对铜绿假单胞菌的作用较强。本品注射给药
	头孢曲松 Ceftriaxone		在C-3位引入酸性较强的1,2,4-三嗪-5,6-哌酮，具有独特非线性剂量依赖性药代动学性质，对肠杆菌科细菌活性强，该药在消化道不吸收
	头孢他啶 Ceftazidime		对革兰阴性菌活性突出，尤其对抗铜绿假单胞菌感染的效果比其他抗生素强
	头孢克肟 Cefixime		在C-7位侧链上连有顺式的乙酸氧肟基，对β-内酰胺酶非常稳定，主要用于链球菌、肺炎球菌、大肠埃希菌、淋球菌等感染
第四代头孢菌素类抗生素	头孢吡肟 Cefepime		抗菌谱比第三代抗生素有了进一步扩大，如对革兰阳性菌、阴性菌包括肠杆菌属、铜绿假单胞菌、葡萄球菌及链球菌（除肠球菌外）等都有较强抗菌活性。对β-内酰胺酶稳定

续表

药物名称	药物结构	作用特点
第四代头孢菌素类抗生素 头孢匹罗 Cefpirome		C-3位甲基引入带正电荷季铵基团，能迅速穿透细菌细胞壁，对青霉素结合蛋白亲和力较强，抗菌谱广，对甲氧西林敏感的葡萄球菌、耐青霉素的肺炎球菌有较好活性

（二）典型药物

头孢氨苄　Cefalexin

化学名为(6R,7R)-3-甲基-7-[(R)-2-氨基-2-苯乙酰氨基]-8-氧代-5-硫杂-1-氮杂双环[4.2.0]辛-2-烯-2-甲酸一水合物，又名先锋霉素Ⅳ，头孢力新。

本品为白色至微黄色结晶性粉末；微臭。本品在水中微溶，在乙醇、三氯甲烷或乙醚中不溶。在水溶液（5mg/ml）中比旋度为+149°至+158°。

本品干燥状态下较稳定。但水溶液在pH8.5以下较为稳定，在pH9以上则迅速被破坏，加热和光均能加速其分解。

本品加入含硝酸的硫酸溶液，可被氧化而呈黄色。

本品在高温和高湿度的条件下易形成高聚物，从而导致过敏反应发生，故对青霉素有过敏史的患者必须进行相应的过敏反应试验。

本品临床上主要用于大肠埃希菌、链球菌等敏感菌所引起的呼吸道、咽喉、扁桃体、泌尿道、皮肤、软组织等部位感染的治疗。

头孢噻肟钠　Cefotaxime Sodium

化学名为(6R,7R)-3-[(乙酰氧基)甲基]-7-[(2-氨基-4-噻唑基)-(甲氧亚氨基)乙酰氨基]-8-氧代-5-硫杂-1-氮杂双环[4.2.0]辛-2-烯-2-甲酸钠盐。

本品为白色至微黄白色结晶或粉末；无臭或微有特殊臭。在水中易溶解，在乙醇中微溶，在三氯甲烷中不溶。在水溶液（10mg/ml）中比旋度为+58°至+64°。

本品α位的甲氧肟基通常为顺式构型，对β-内酰胺酶有高度的稳定作用，其顺式异构体的抗菌活性为反式异构体活性的 40～100 倍，而 2－氨基噻唑基可以增加药物与细菌青霉素结合蛋白的亲和力。这两个基团的存在使本品具有耐酶、广谱的特点。

本品在光照下会发生顺式异构体向反式异构体的转化，致使活性降低，故通常需避光保存，在临用前加灭菌注射用水溶解后立即使用。

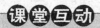

课堂互动

试比较头孢菌素类和青霉素类稳定性情况。

三、非经典的 β－内酰胺类抗生素和 β－内酰胺酶抑制剂

非经典的 β－内酰胺类抗生素主要包括：碳青霉烯、青霉烯、氧青霉烷和单环 β－内酰胺类。

大多数的 β－内酰胺酶抑制剂均属于非经典的 β－内酰胺类抗生素。β－内酰胺酶是由细菌产生的一种能水解 β－内酰胺环上酰胺键的保护性酶，该酶的作用可使细菌对 β－内酰胺类抗生素产生耐药性。临床常用的 β－内酰胺酶抑制剂根据化学结构可分为氧青霉烷类和青霉烷砜类。

表 8－3 非经典 β－内酰胺抗生素和 β－内酰胺酶抑制剂的代表药物

药物名称	药物结构	作用特点
氨曲南 Aztreonam		单环 β－内酰胺类抗生素。主要用于革兰阴性菌包括铜绿假单胞菌所致的感染，耐酶性好，能通过血脑屏障，副反应少。口服吸收少，宜注射给药。与青霉素和头孢菌素不发生交叉过敏反应
亚胺培南 Imipenem		碳青霉烯类抗生素。具有抗菌活性高、广谱、耐酶等特点。单独使用时，在体内易受肾肽酶的降解而失去活性，在临床上常与肾肽酶抑制剂西司他丁（cilastatin）合并使用，以增加疗效，减少肾毒性
美罗培南 Meropenem		碳青霉烯类抗生素。不被肾肽酶分解，对大多数 β－内酰胺酶稳定

续表

药物名称	药物结构	作用特点
克拉维酸钾 Clavulanate Potassium		氧青霉烷类 β - 内酰胺酶抑制剂，又称棒酸。是第一个用于临床的 β - 内酰胺酶抑制剂，具有广谱抑酶作用。常与青霉素类药物配伍使用，提高疗效。口服、注射均可
舒巴坦 Sulb Actam		青霉烷砜类 β - 内酰胺酶抑制剂。广谱、比克拉维酸稳定性高。可与青霉素类、头孢菌素类合用，口服吸收差，宜注射给药

知识拓展

β - 内酰胺酶抑制剂的联合用药

β - 内酰胺酶抑制剂多数单用时无效，常与 β - 内酰胺类抗生素联合使用以提高疗效，并可以有效减少 β - 内酰胺类抗生素产生耐药性。如阿莫西林/克拉维酸钾（可使阿莫西林增效 130 倍），注射用氨苄西林钠/舒巴坦钠，注射用头孢哌酮钠/舒巴坦钠等，其抗菌活性均显著增强。

第二节　大环内酯类抗生素

　　大环内酯类抗生素（macrolide antibiotics）的特征是化学结构中含有一个十四元、十五元或十六元的内酯环，并通过内酯环上的羟基与 6 - 去氧糖或去氧氨基糖缩合成碱性苷，因此它们多为弱碱性抗生素。十四元大环内酯类抗生素主要是红霉素类（erythromycins）及其衍生物；十五元大环内酯类抗生素主要有阿奇霉素（Azithromycin）；十六元环大环内酯类抗生素主要有麦迪霉素类（midecamycins）、螺旋霉素类（spiramycins）等。

一、概述

　　红霉素是从红色链丝菌培养液中分离提纯而得，包括红霉素 A、B 和 C，其中红霉素 A 为抗菌主要成分，而 B 和 C 不仅活性弱且毒性高，无药用价值，被视为杂质，因此通常所说的红霉素是指红霉素 A。

　　红霉素类药物水溶性差，且易被胃酸破坏，生物利用度低。为了增加其在水中的溶解性，将其与乳糖醛酸成盐，可供注射使用。为了增加药物的稳定性，将红霉素 C - 5 位的氨基糖 - 2′ - OH 成酯修饰，制成各种酯的衍生物，如红霉素碳酸酯（erythromycin ethylcarbonate)、红霉素硬脂酸酯（erythromycin stearate）、琥乙红霉素（Erythromycin Ethylsuccinate）、依托红霉素（Erythromycin Estolate）。琥乙红霉素可使红霉素苦味消失，是口服红霉素的替代品。

表8-4　红霉素成酯衍生物

基本结构	取代基	药物名称
	R=H	红霉素 Erythromycin
	R= — COOCH$_2$CH$_3$	红霉素碳酸酯 erythromycin ethylcarbonate
	R= — CO(CH$_2$)$_{16}$CH$_3$	红霉素硬脂酸酯 erythromycin stearate
	R= — CO(CH$_2$)$_2$OCOCH$_2$CH$_3$	琥乙红霉素 Erythromycin Ethylsuccinate
	R= — COOCH$_2$CH$_3$ A=C$_{12}$H$_{25}$SO$_3$H	依托红霉素 Erythromycin Estolate

红霉素在酸性条件下主要发生 C-9 羰基和 C-6 羟基脱水环合，导致进一步反应而失活。通过改变 C-6 羟基、C-9 羰基及 C-8 氢，阻断降解反应的发生来提高药物对酸的稳定性，得到一系列红霉素的半合成衍生物。见表8-5。

表8-5　红霉素的半合成衍生物

药物名称	药物结构	作用特点
克拉霉素 Clarithromycin		将红霉素6位羟基甲基化，使其不能与9位羰基形成半缩醛而表现为耐酸性。体内活性比红霉素强2~4倍，毒性低，血药浓度高而持久，对需氧菌、厌氧菌、支原体、衣原体均有效。对细胞色素 P450 酶有抑制作用，和其他药物一起使用时需注意
罗红霉素 Roxithromycin		将红霉素9位羰基转化成肟，再对其进行醚化。本品化学稳定性好，口服吸收迅速，副作用小，抗菌活性是红霉素的6倍，在组织中分布较广，尤其是在肺组织中浓度较高

续表

药物名称	药物结构	作用特点
氟红霉素 Flurithromycin		利用电子等排原理，在红霉素的 8 位上以氟原子代替氢。其对酸稳定，半衰期长，对肝无损害
阿奇霉素 Azithromycin		是红霉素肟经贝克曼重排后得到的扩环产物，是第一个环内含氮的十五元大环内酯抗生素。对许多革兰阴性杆菌有较大活性，在组织中浓度较高，半衰期较长（68～76h）。抗菌谱比红霉素更广，作用更强，对淋球菌等的感染有特效，对某些难对付的细菌具有杀菌作用，还可治疗艾滋病患者的鸟分枝杆菌复合体感染

麦迪霉素（Midecamycin）是碳霉胺糖和碳霉糖与十六元环内酯缩合而成的碱性苷。天然的麦迪霉素是麦迪霉素 A_1、A_2、A_3、A_4 的混合物，但因 A_1 含量最高，为主要的抗菌活性成分。对革兰阳性菌、奈瑟菌和支原体有较好的抗菌活性，临床上主要用于敏感菌所致的呼吸道、皮肤、软组织感染。

螺旋霉素是由螺旋杆菌新种产生的一类含有双烯结构的大环内酯类抗生素，为多组分抗生素，主要有螺旋霉素Ⅰ、Ⅱ和Ⅲ三种，国产螺旋霉素主要为螺旋霉素Ⅱ和Ⅲ，国外螺旋霉素主要为螺旋霉素Ⅰ。螺旋霉素口服吸收差，体内易降解而导致活性较低，故将螺旋霉素碳霉糖的 C-3 和 C-4 位上的羟基进行乙酰化即得乙酰螺旋霉素（Acetylspiramycin），引入乙酰基后，提高了亲脂性，使乙酰螺旋霉素对酸稳定，口服吸收好，抗菌作用增强。临床主要用于呼吸道、皮肤、软组织感染，肺炎、丹毒等的治疗。

R₁= ——H	R₂= ——CH₃CO	乙酰螺旋霉素 Ⅰ
R₁= ——CH₃CO	R₂= ——CH₃CO	乙酰螺旋霉素 Ⅱ
R₁= ——CH₃CH₂CO	R₂= ——CH₃CO	乙酰螺旋霉素 Ⅲ

二、典型药物

红霉素 Erythromycin

本品为白色或类白色的结晶或粉末；无臭，味苦；微有引湿性。本品在甲醇、乙醇或丙酮中易溶，在水中极微溶解。在无水乙醇溶液（20mg/1ml）中比旋度为 -71°至 -78°。

红霉素是由红霉内酯与去氧氨基糖及红霉糖苷缩合而成。其中 C-3 位上的羟基与红霉糖相连，C-5 位上的羟基与去氧氨基糖连接。

本品饱和水溶液对石蕊试纸呈中性或弱碱性，能与酸成盐。

在酸性溶液中，红霉素 C-6 位上的羟基与 C-9 位上的酮基形成半缩酮的羟基，再与 C-8 位上的氢消去一分子水，形成脱水化合物，并进一步加成、环合、脱水并同时水解成红霉胺和红霉糖，使其失效。

本品加硫酸，即显红棕色；本品的丙酮溶液加入盐酸，即显橙黄色，逐渐变为紫红色，转入三氯甲烷中显蓝色。

红霉素对各种革兰阳性菌有很强的抗菌活性，对某些革兰阴性菌如百日咳杆菌、流感杆菌、淋球菌等也有效，对支原体亦有较强的作用，且与其他抗生素之间无交叉耐药性；它是治疗耐青霉素的金黄色葡萄球菌和溶血性链球菌引起感染的首选药物。

第三节　氨基糖苷类抗生素

一、概述

氨基糖苷类抗生素是由链霉菌、小单胞菌及细菌产生的一类具有氨基糖苷结构的抗生素，为广谱抗生素。临床常用的氨基糖苷类抗生素主要有链霉素、卡那霉素、庆大霉素、新霉素、巴龙霉素和核糖霉素等。

氨基糖苷类抗生素是由碱性多元环己醇与氨基糖缩合而成，形成了本类抗生素的母核结构，故本类药物的理化通性为：①分子结构中含有苷键，易发生水解反应；②因该类抗生素为极性化合物，水溶性较高，故在胃肠道吸收差，需注射给药；③分子结构中含碱性基团，可与硫酸、盐酸成盐等。

表 8-6　常用其他氨基糖苷类抗生素

药物名称	药物结构	作用特点
卡那霉素 A Kanamycin A		是卡那霉素临床使用的主要组分，为广谱抗生素，对革兰阴性杆菌、阳性菌和结核杆菌均有效
庆大霉素 C_1 Gentamicin C_1		为广谱抗生素，尤其对铜绿假单胞菌、大肠杆菌、痢疾杆菌、肺炎杆菌、痢疾杆菌等革兰阴性菌有强效，主要用于尿路感染、脑膜炎、烧伤感染和败血症
依替米星 Etimicin		为我国自主研发的半合成氨基糖苷类抗生素，抗菌谱似庆大霉素，具有抗菌谱广、抗菌活性强、抗交叉耐药性好等特点

续表

药物名称	药物结构	作用特点
奈替米星 Netilmicin		用于严重革兰阴性杆菌感染，常与β-内酰胺类抗生素联用。耳毒性发生率低，程度轻
地贝卡星 Dibekacin		抗菌谱与庆大霉素相似，对革兰阳性菌作用较弱，对铜绿假单胞菌有较强的抗菌活性

二、典型药物

硫酸链霉素　Streptomycin Sulfate

本品化学名为 O-2-甲氨基-2-脱氧-α-L-葡吡喃糖基-（1→2）-O-5-脱氧-3-C-甲酰基-α-L-来苏呋喃糖基-（1→4）-N^1，N^3-二脒基-D-链霉胺硫酸盐。

本品为白色或类白色的粉末；无臭或几乎无臭，味微苦；有引湿性。本品在水中易溶，在乙醇或三氯甲烷中不溶。

本品是由链霉胍和链霉双糖胺缩合而成的碱性苷，其分子结构中含有三个碱性中心。

在酸性条件下，链霉素可分步水解，首先水解生成链霉胍和链霉双糖胺，然后链霉双糖胺进一步水解为链霉糖和 N-甲基葡萄糖胺。

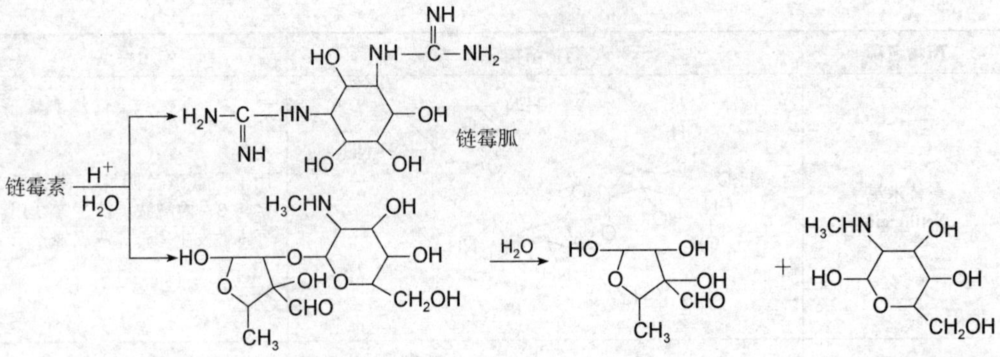

链霉脯

链霉双糖胺　　　　链霉糖　　　　　N-甲基葡萄糖胺

在碱性条件下，链霉素可快速水解，生成的链霉糖部分分子经脱水重排为麦芽酚。麦芽酚在酸性溶液中，与三价铁离子生成紫红色配位化合物，此为麦芽酚反应。

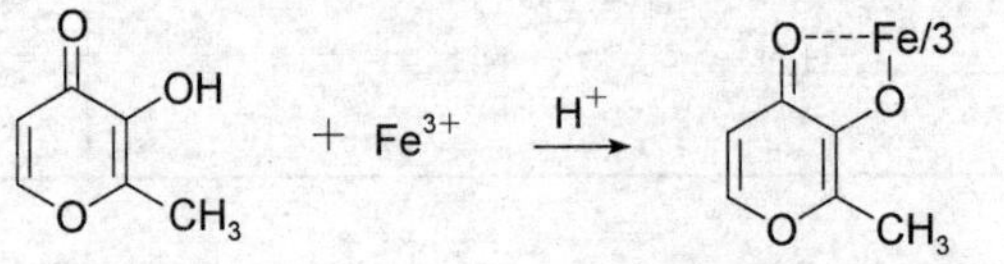

麦芽酚　　　　　　　　紫红色配位化合物

本品加入氢氧化钠试液，水解生成的链霉脯与 8 - 羟基喹啉和次溴酸钠试液反应，呈橙红色，此为坂口反应。

本品分子结构中含有醛基，遇氧化剂（如高锰酸钾、氯酸钾、过氧化氢等）易被氧化成链霉素酸而失效；遇还原剂（如维生素 C、葡萄糖、半胱氨酸等）易被还原成双氢链霉素而使毒性增强。

硫酸阿米卡星　Amikacin Sulfate

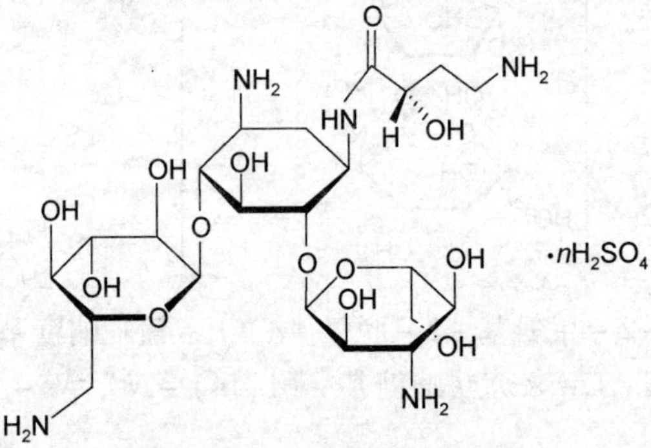

化学名为 O - 3 - 氨基 - 3 - 脱氧 - α - D - 葡吡喃糖基 - (1→6) - O - [(6 - 氨基 - 6 - 脱氧 - α - D - 葡吡喃糖基 - (1→4)] - N - (4 - 氨基 - 2 - 羟基 - 1 - 氧丁基) - 2 - 脱氧 - D - 链霉胺硫酸盐，又名硫酸丁胺卡那霉素。

本品为白色或类白色的结晶性粉末；几乎无臭，无味。本品在水中极易溶解，在甲醇、丙酮、乙醚或三氯甲烷中几乎不溶。在水溶液（20mg/ml）中比旋度为 +76°至 +84°。

本品与蒽酮的硫酸试液反应，呈蓝紫色。

本品在碱性溶液中与硝酸钴试液反应，生成蓝紫色絮状沉淀。

本品结构中引入的 α-羟基酰胺结构含有手性碳，为 L-(-) 型；若为 D-(+)型，则抗菌活性大大减低；若为 DL-(±) 型，抗菌活性只有 L-(-) 型的一半。

本品主要用于铜绿假单胞菌及其他假单胞菌、大肠埃希菌、变形杆菌属、克雷伯菌属、肠杆菌属、沙雷菌属、不动杆菌属等敏感菌所致严重感染，如细菌性心内膜炎、呼吸道、骨关节、胆道、腹腔、尿路、皮肤、软组织等感染。

第四节 四环素类抗生素

一、概述

四环素类抗生素是由放线菌属产生的一类可以口服的广谱抗生素，主要有天然四环素类抗生素（金霉素、Chlortetracycline，土霉素、Oxytetracycline，四环素、Tetracycline）和半合成四环素类抗生素（米诺环素、Minocycline，美他环素、Metacycline，多西环素、Doxycycline 等），见表 8-7。

表 8-7 天然四环素类抗生素和部分半合成四环素类抗生素

药物名称	药物结构	作用特点
四环素 Tetracycline		目前多数细菌已对其产生耐药。是立克次体病、支原体感染、衣原体感染、回归热、霍乱、鼠疫等的首选药，也对青霉素过敏的破伤风、梅毒、淋病患者有效
土霉素 Oxytetracycline		5 位羟基取代的四环素，用途与四环素相同
金霉素 Chlortetracycline		7 位氯取代的四环素，抗菌谱与四环素相似。但因刺激性较大，现已不作内服或注射，多为外用药
米诺环素 Minocycline		又名二甲胺四环素，是目前治疗活性中最好的四环素，具有高效、速效、长效的特点

续表

药物名称	药物结构	作用特点
美他环素 Metacycline		又名甲烯土霉素，口服吸收良好，血药浓度维持时间长，活性比四环素强

案例分析

案例："梅花 K"牌黄柏胶囊是我国某制药集团于 2001 年生产的，主要用于治疗泌尿系统疾病，但很多患者服用该药后出现呕吐、腹泻、消化道出血等中毒症状，严重者甚至出现肾功能衰竭、心脏骤停等。

分析：经分析检测表明，该产品是因为添加了变质的四环素，而四环素降解产物的限量远远超出国家允许的安全范围，从而引发了震惊全国的"梅花 K"事件。

四环素类抗生素是十二氢化并四苯的衍生物，故本类化合物具有一系列的共同性质。

1. 此类抗生素绝大部分为黄色结晶性粉末，味苦，水溶性差。

2. 含有烯醇式羟基、酚羟基及二甲氨基，故该类抗生素都为两性化合物，在临床使用其盐酸盐。

3. 本类药物在干燥时性质较稳定，遇光渐变色，故须避光密闭保存。

4. 其盐在酸、碱性溶液中均不稳定，失去活性。

在强酸（pH<2）条件下，C-6 位上的羟基和 C-5 位上的氢发生反式消除反应，生成无活性的橙黄色脱水物。

在酸性（pH2~6）条件下，C-4 位上的二甲氨基易发生差向异构化，生成无活性的差向异构体，毒性增大。磷酸根离子、醋酸根离子等阴离子可促进差向异构化反应的速度。差向异构化的顺序为金霉素 > 四环素 > 土霉素。

在碱性（pH>7.5）条件下，C-6 位上羟基向 C-11 位进行分子内亲核进攻，使 C 环破裂，生成含内酯结构的异构体。

5. 含多羟基、烯醇羟基和羰基，在近中性条件下能与多种金属离子形成不溶性螯合物。与钙或镁离子形成不溶性的钙盐和镁盐；与铁离子形成红色配合物；与铝离子形成黄色配合物。

6. 均与浓硫酸发生显色反应。如金霉素初显蓝色，后转为橄榄绿色；土霉素显深朱红色；四环素显深紫色。

7. 本类药物的盐酸盐显较强酸性，如盐酸金霉素 pH 2.3~3.3；盐酸土霉素 pH 2.3~2.9；盐酸四环素 pH 1.8~2.8；盐酸多西环素 pH 2.0~3.0。故与碱性药物配伍时，可析出沉淀，使用时应注意。

上述共同性质中，C-6位上的羟基发生脱水反应和重排成内酯是引起本类药物不稳定的主要因素，故改造此部位可以得到对酸、碱较稳定的半合成四环素，如米诺环素和多西环素（Doxycycline）等，其显著特点是半衰期延长，抗菌作用增强。

知识链接

儿童"四环素牙"

四环素类药物能与钙离子形成不溶性黄色螯合物，故不宜与含金属离子的药物一起使用，如中和胃酸的含铝制剂及治疗缺铁性贫血的药物等。因为在牙齿发育的矿化期，四环素可与牙体组织内的钙结合，形成非常稳定的络合物，进而沉积于牙体组织中，致使牙着色。故药师建议：从胚胎（约4个月后）到儿童（约7~8周岁）换牙期前，禁用四环素类药物。妊娠期和哺乳期妇女，也不宜使用。

二、典型药物

盐酸多西环素 Doxycycline Hyclate

化学名为6-甲基-4-（二甲氨基）3,5,10,12,12a-五羟基-1,11-二氧代-1,4,4a,5,5a,6,11,12a-八氢-2-并四苯甲酰胺盐酸盐半乙醇半水合物，又名盐酸脱氧土霉素，盐酸强力霉素。

本品为淡黄色至黄色结晶性粉末；无臭，味苦。本品在水或甲醇中易溶，在乙醇或丙酮中微溶，在三氯甲烷中几乎不溶。有引湿性，室温下较稳定，遇光易变质。减压干燥到100℃时失去结晶水和结晶醇。在盐酸（9→100）、甲醇（1→100）溶液（10mg/ml）中比旋度为-105°至-120°。

本品临床上主要用于治疗慢性支气管炎、肺炎、泌尿系统等感染，抗菌活性比四环素强，对四环素耐药菌有效。对支原体肺炎、霍乱和出血热等也具有较好的疗效。

第五节 其他类抗生素

抗生素种类繁多，结构类型也十分复杂，除本章前面介绍的几大类别的抗生素外，目前应用的其他类别的抗生素还有氯霉素类、利福霉素类、磷霉素类、环孢菌素类、林可酰胺类等。

氯霉素 Chloramphenicol

本品化学名为 D-苏式-(-)-N-[α-(羟基甲基)-β-羟基-对硝基苯乙基]-2,2-二氯乙酰胺。

本品为白色至微带黄绿色的针状、长片状结晶或结晶性粉末；味苦。本品在甲醇、乙醇及丙酮或丙二醇中易溶，在水中微溶。熔点为 149～153℃。在无水乙醇溶液（50mg/ml）中比旋度为 +18.5° 至 +21.5°。

本品分子结构中含有两个手性碳原子，有四个光学异构体。临床使用的仅为（1R,2R）（-）或称 D-(-)-苏阿糖型。

D-(-)-苏阿糖型	D-(+)-赤藓糖型	L-(+)-苏阿糖型	L-(-)-赤藓糖型
1R, 2R(-)	1S, 2S(+)	1S, 2R(+)	1R, 2S(-)

本品性质较稳定，尤其是对热稳定，固体在干燥条件下可保持抗菌活性 5 年以上，水溶液冷藏几个月，即使煮沸 5h 亦不影响抗菌活性。

本品在中性或弱酸性溶液中（pH 4.5～7.5）较稳定，但在强酸（pH 2 以下）、强碱性（pH 9 以上）的水溶液中，结构中的酰胺键和二氯键均可水解而失效。

本品分子结构中的硝基经锌粉和氯化钙还原成羟胺衍生物，在醋酸钠存在下和苯甲酰氯反应，生成的酰化物在弱酸性条件下与 Fe^{3+} 反应，生成紫红色配合物。

本品长期和多次应用可损坏骨髓的造血功能，引起再生障碍性贫血。为了克服氯霉素毒性大、水溶性不好、味苦等不足，对其进行了结构改造，合成了琥珀氯霉素和棕榈氯霉素，前者水溶性大，后者消除了苦味，又名无味氯霉素，尤其适合于儿童用药。

氯霉素对革兰阴性菌的活性比对革兰阳性菌强。临床上主要用于伤寒、副伤寒、斑疹伤寒的治疗，是控制伤寒、斑疹伤寒的首选药，对百日咳、沙眼、细菌性痢疾、尿道感染等有效。此外，对衣原体、支原体感染有特效，是其他抗生素无法替代的药物。

环孢素　Ciclosporin

本品化学名为 $[[(E)-(2S,3R,4R)-3-$ 羟基 $-4-$ 甲基 $-2-$ (甲氨基) $-6-$ 辛烯酰] $-L-2-$ 氨基丁酰 $-N-$ 甲基甘氨酰 $-N-$ 甲基 $-L-$ 亮氨酰 $-L-$ 缬氨酰 $-N-$ 甲基 $-L-$ 亮氨酰 $-L-$ 丙氨酰 $-D-$ 丙氨酰 $-N-$ 甲基 $-L-$ 亮氨酰 $-N-$ 甲基 $-L-$ 亮氨酰 $-N-$ 甲基 $-L-$ 缬氨酰]，又名环孢菌素 A。

本品为白色或类白色粉末；无臭。本品在甲醇、乙醇或乙腈中极易溶解，在乙酸乙酯中易溶，在丙酮或乙醚中溶解，在水中几乎不溶。在甲醇溶液（10mg/ml）中比旋度为 $-185°\sim-193°$。

本品甲醇溶液，与高锰酸钾试液作用，可使高锰酸钾试液的紫红色逐渐消失。

本品主要用于预防和治疗同种异体器官移植或骨髓移植后的排斥反应及移植物抗宿主反应。也可用于经其他免疫抑制剂治疗无效的狼疮肾炎、难治性肾病综合征等疾病的治疗。

盐酸林可霉素 Lincomycin Hydrochloride

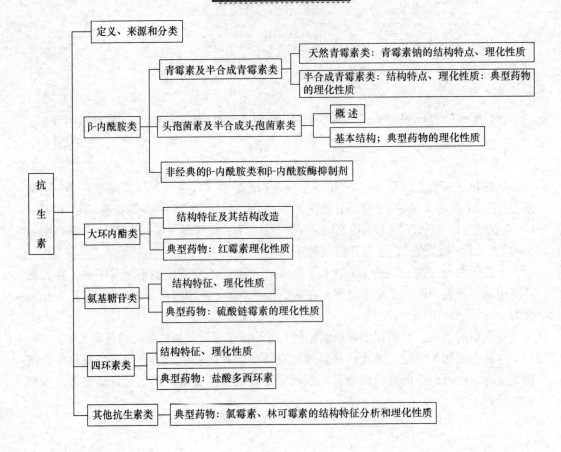

化学名为6-(1-甲基-反-4-丙基-L-2-吡咯烷甲酰氨基)-1-硫代-6,8-二脱氧-D-赤式-α-D-半乳辛吡喃糖甲苷盐酸盐一水合物，又名盐酸洁霉素。

本品为白色结晶性粉末；有微臭或特殊臭，味苦。本品在水或甲醇中易溶，在乙醇中略溶。

本品为林可酰胺类抗生素。其4-丙基-N-甲基吡咯烷酸与氨基辛硫代甲苷通过酰胺键相连，在酸、碱溶液中及氧化剂存在条件下，本品可发生降解反应。

本品临床上主要用于治疗败血症及呼吸道、五官等感染。制成口服制剂时，吸收较差，易受食物影响，可制成注射液。

学习小结

抗生素

- 定义、来源和分类
- β-内酰胺类
  - 青霉素及半合成青霉素类
    - 天然青霉素类：青霉素钠的结构特点、理化性质
    - 半合成青霉素类：结构特点、理化性质；典型药物的理化性质
  - 头孢菌素及半合成头孢菌素类
    - 概述
    - 基本结构；典型药物的理化性质
  - 非经典的β-内酰胺类和β-内酰胺酶抑制剂
- 大环内酯类
  - 结构特征及其结构改造
  - 典型药物：红霉素理化性质
- 氨基糖苷类
  - 结构特征、理化性质
  - 典型药物：硫酸链霉素的理化性质
- 四环素类
  - 结构特征、理化性质
  - 典型药物：盐酸多西环素
- 其他抗生素类
  - 典型药物：氯霉素、林可霉素的结构特征分析和理化性质

目标检测

一、选择题

（一）A型题（单选题）

1. 下列为阿莫西林的化学结构式是（　　　）

A.

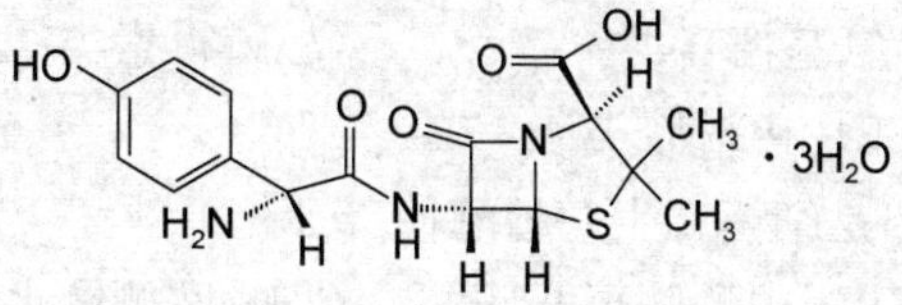

B.

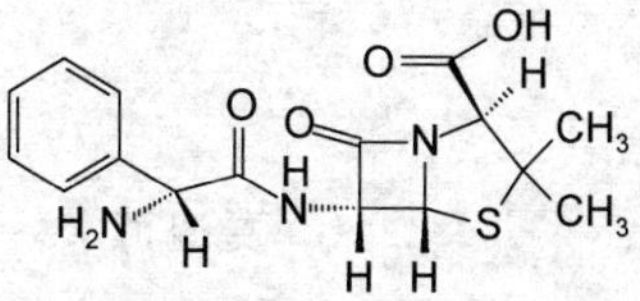

C.

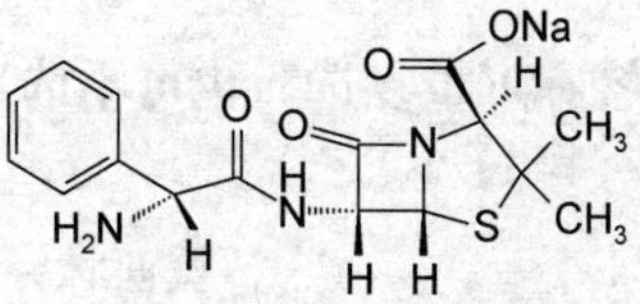

D.

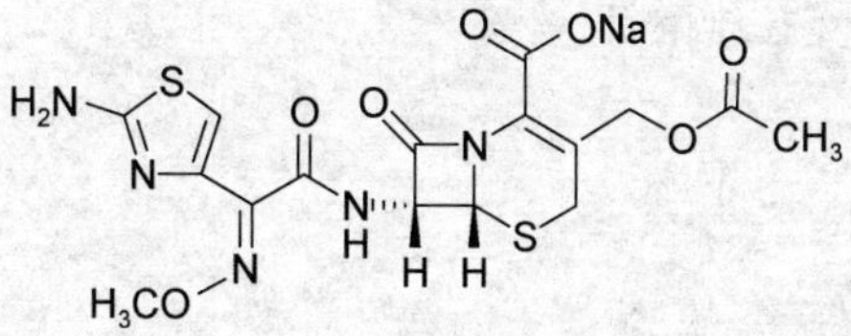

E.

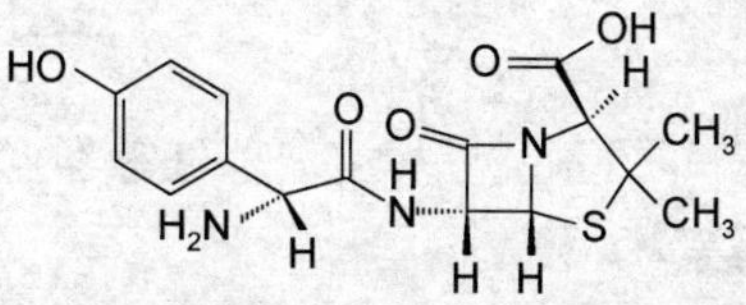

2. 下列哪一药物的化学结构属于单环β-内酰胺类抗生素（　　　）

　　A. 苯唑西林　　　　　　　　　　B. 舒巴坦　　　　　　　　C. 氨曲南

　　D. 克拉维酸　　　　　　　　　　E. 青霉素 G 钠

3. 属于大环内酯类抗生素的药物是（　　　）

　　A. 多西环素　　　　　　　　　　B. 罗红霉素　　　　　　　C. 阿米卡星

　　D. 克拉维酸　　　　　　　　　　E. 青霉素 G 钠

4. 青霉素在强酸条件下的最终分解产物为（　　　）

　　A. 青霉噻唑酸　　　　　　　　　B. 青霉烯酸　　　　　　　C. 青霉二酸

　　D. 青霉醛和青霉胺　　　　　　　E. 碳青霉烯

5. 在碱性条件下能够发生麦芽酚反应的药物是（　　　）

　　A. 青霉素 G 钠　　　　　　　　　B. 链霉素　　　　　　　　C. 卡那霉素

　　D. 红霉素　　　　　　　　　　　E. 苯唑西林

6. 氯霉素有两个手性碳原子，四个光学异构体，临床应用为（　　）

    A. D－（－）－苏阿糖型　　　B. L－（＋）－苏阿糖型　　　C. D－（＋）－赤藓糖型

    D. L－（－）－赤藓糖型　　　E. DL－（－）－苏阿糖型

7. 半合成青霉素的原料是（　　）

    A. 6－ACA　　　　　　　B. 7－APA　　　　　　　C. 6－APA

    D. 7－ACA　　　　　　　E. 7－CAC

8. 阿米卡星属于（　　）

    A. 大环内酯类　　　　　　B. 氨基糖苷类　　　　　　C. 磷霉素类

    D. 四环素类　　　　　　　E. β－内酰胺类

9. 细菌对青霉素产生耐药性的原因是细菌产生一种酶使（　　）

    A. 噻唑环开环　　　　　　B. β－内酰胺环开环　　　C. 酰胺侧链水解

    D. 噻唑环氧化　　　　　　E. 噻嗪环开环

10. 下列哪一药物属于 14 元大环内酯类抗生素（　　）

    A. 红霉素　　　　　　　　B. 阿奇霉素　　　　　　　C. 麦迪霉素

    D. 螺旋霉素　　　　　　　E. 庆大霉素

（二）B 型题（每小组 5 个备选答案，备选答案可重复选，也可不选）

[1~4]

    A. 舒巴坦钠　　　　　　　B. 亚胺培南　　　　　　　C. 替莫西林

    D. 氨曲南　　　　　　　　E. 克拉维酸钾

1. 为青霉烷砜类药物的是（　　）

2. 为单环 β－内酰胺类药物的是（　　）

3. 为氧青霉烷类的药物是（　　）

4. 为碳青霉烯类的药物是（　　）

[5~7]

    A. 琥乙红霉素　　　　　　B. 红霉素　　　　　　　　C. 罗红霉素

    D. 阿奇霉素　　　　　　　E. 螺旋霉素

5. 结构中含有 16 元内酯环的是（　　）

6. 结构中含有 15 元内酯环的是（　　）

7. 结构中含有双酯结构的是（　　）

[8~11]

    A. 哌拉西林　　　　　　　B. 阿米卡星　　　　　　　C. 克拉霉素

    D. 土霉素　　　　　　　　E. 克林霉素

8. 属于氨基糖苷类抗生素的是（　　）

9. 属于四环素类抗生素的是（　　）

10. 属于大环内酯类抗生素的是（　　）

11. 属于 β－内酰胺类抗生素的是（　　）

（二）X 型题（多选题）

1. 具有酸碱两性的抗生素是（　　）

A. 多西环素 　　　　　　B. 卡那霉素 　　　　　　C. 头孢氨苄

D. 氨苄西林 　　　　　　E. 阿莫西林

2. 下列哪些属于 β－内酰胺类抗生素（　　　）

A. 多西环素 　　　　　　B. 罗红霉素 　　　　　　C. 青霉素

D. 头孢氨苄 　　　　　　E. 氯霉素

3. 天然青霉素的缺点有（　　　）

A. 对胃酸不稳定 　　　　B. 易发生过敏反应 　　　C. β－内酰胺环易开环

D. 易产生耐药性 　　　　E. 毒性小

4. 对 β－内酰胺类抗生素有增效作用的是（　　　）

A. 舒巴坦钠 　　　　　　B. 硫酸链霉素 　　　　　C. 克拉维酸钾

D. 氨曲南 　　　　　　　E. 克拉霉素

5. 含酰胺结构的抗生素药物有（　　　）

A. 头孢菌素类 　　　　　B. 青霉素类 　　　　　　C. 大环内酯类

D. 氯霉素类 　　　　　　E. 氨基糖苷类

二、问答题

1. 为什么天然青霉素 G 不能口服？试述半合成青霉素的结构修饰方法有哪些？

2. 试分析耐酸、耐酶、广谱青霉素的结构特点，并各举一例。

三、实例分析

1. 王某，50 岁，两周前因急性阑尾炎入院手术治疗，出院后发现伤口部位红肿，有触痛感，并可挤出大量黄色脓液，送检验科做革兰染色试验，结果发现脓液中有大量的革兰阳性球菌，但微生物检测试验必须 3 天后才有结果。因王某工作繁忙，不能住院治疗，医生决定用青霉素类药物（如青霉素 G、氨苄西林、氯唑西林等）进行治疗。

若您是药师，请根据病人的病情，并结合药物的性质与作用特点，提出您的用药治疗建议。

（兰作平）

第九章 | 抗肿瘤药

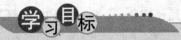
肿瘤是指机体在各种致瘤因素作用下，局部组织的细胞异常增生而形成的局部肿块。分良性肿瘤（benign tumor）和恶性肿瘤（malignant tumor）。良性肿瘤容易清除干净，一般不转移、不复发，对器官、组织只有挤压和阻塞作用。恶性肿瘤还可以破坏组织、器官的结构和功能，引起坏死出血合并感染，患者最终可能由于器官功能衰竭而死亡。

抗肿瘤药（antineoplastic agents）是指抗恶性肿瘤的药物，又称抗癌药，按作用机制和来源分为生物烷化剂、抗代谢药、抗肿瘤天然药物及其他抗肿瘤药。

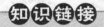

恶性肿瘤的危害及治疗方法

恶性肿瘤是一种严重威胁人类健康的常见病和多发病，人类因恶性肿瘤而引起的死亡率居所有疾病死亡率的第二位，仅次于心脑血管疾病。肿瘤的治疗方法有手术治疗、放射治疗和药物治疗（化学治疗，简称化疗），其中药物治疗是最主要的治疗方法。

第一节 生物烷化剂

生物烷化剂（bioalkylating agents）又称烷化剂，是抗肿瘤药中使用最早的一类。这类药物在体内能形成缺电子活泼中间体或其他具有活泼的亲电性基团的化合物，进而与生物大分子（如 DNA、RNA 或某些重要的酶类等）中的含有丰富电子的基团（如氨基、巯基、羟基、羧基、磷酸基等）发生共价结合，使其丧失活性或使 DNA 分子发生断裂，导致肿瘤细胞死亡。

生物烷化剂属于细胞毒类药物，抗肿瘤活性强，但这类药物选择性不高。在抑制和毒害增生活跃的肿瘤细胞的同时，对其他增生较快的正常细胞，如骨髓细胞，肠上皮细胞，毛发细胞和生殖细胞也同样产生抑制作用，因而会产生许多严重的不良反应，如恶心、呕吐、骨髓抑制、脱发等。同时还易产生耐药性而失去治疗作用。临床上一般采用合并用药。

生物烷化剂按化学结构可分为氮芥类、亚硝基脲类、乙撑亚胺类、甲磺酸酯及多元醇类、金属配合物等。

一、氮芥类

（一）概述

氮芥类药物的发现源于第二次世界大战期间使用芥子气（sulphurmustard）作为毒气，实际上是一种生物烷化剂毒剂。后来发现芥子气对淋巴癌有治疗作用，但由于其反应性和毒性太大不能用于临床。第一个用于临床的氮芥类药物是盐酸氮芥（mechlorethamine hydrochloride），只对淋巴瘤有效，且选择性差，毒副作用多，不能口服。为了使药物能够浓集于肿瘤组织，提高抗肿瘤作用的选择性，将肿瘤细胞生长所需要的苯丙氨酸作为载体，引入氮芥分子中，合成了美法仑（溶肉瘤素，Melphalan）和氮甲（Formylmerphalan），为多发性骨髓瘤的首选药，属于细胞周期非特异性药物。另外有报道称，在肿瘤组织中磷酰胺酶的活性高于正常组织，以此为目的合成一些含磷酰胺基的前体药物，如环磷酰胺（Cyclophosphamide）、异环磷酰胺（Ifosfamide），他们在肿瘤组织中被磷酰胺酶催化裂解成有活性的代谢产物而发挥作用。

知识链接

氮芥类药物的结构特点及类型

氮芥类药物结构可分为两部分：烷基化部分和载体部分。烷基化部分为双 β - 氯乙胺，是产生烷基化的关键基团；载体部分可以改善该类药物在体内的吸收、分布等药代动力学性质，提高其选择性和抗肿瘤活性。根据载体的不同，氮芥类药物可分为脂肪氮芥、芳香氮芥、氨基酸氮芥、杂环氮芥和甾体氮芥等类型。

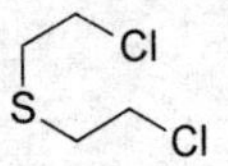

芥子气 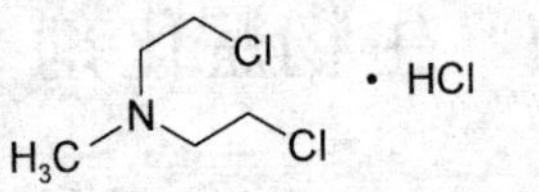　　　　　　盐酸氮芥 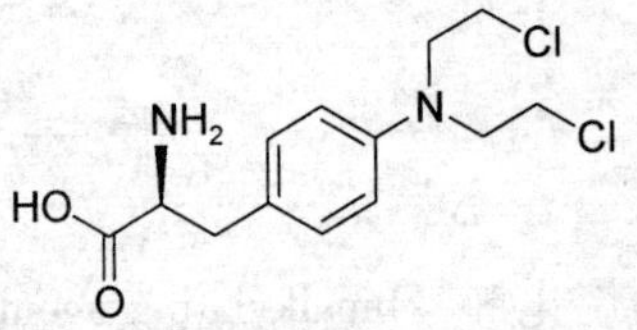　　　　　　　美法仑

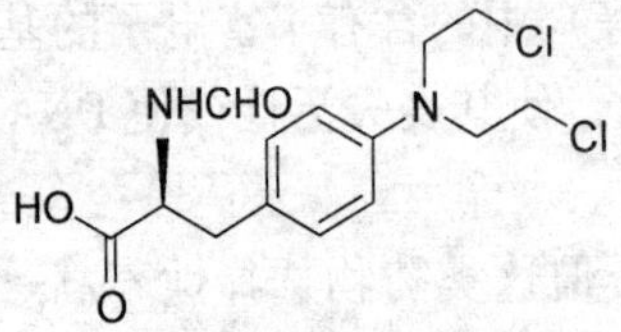

氮甲 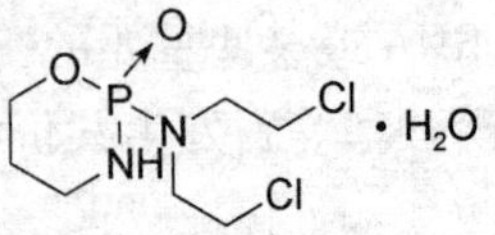　　　　　　　　环磷酰胺 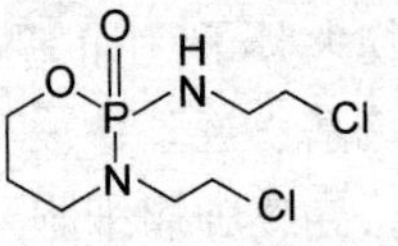　　　　　　异环磷酰胺

（二）典型药物

氮甲　Formylmerphalan

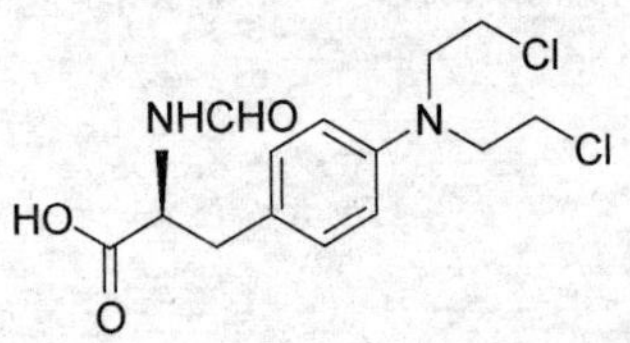

化学名为 N - 甲酰基 - 对 - ［双（β - 氯乙基）氨基］- α - 苯丙氨酸，又名甲酰溶肉瘤素。

本品为白色或淡黄色结晶性粉末。在水中不溶，在乙醇中溶解；遇光易变成红色。熔点为 150～155℃。

本品在碱性溶液中酰胺键可水解，产生 α - 氨基酸的结构，与茚三酮盐酸溶液共热显紫红色。

知识拓展

氮甲是将美法仑的氨基进行甲酰化后得到的产物，毒性较美法仑小，可口服给药，进入体内后重新代谢生成美法仑发挥作用。

氮甲对睾丸精原细胞瘤疗效突出，对多发性脊髓瘤和恶性淋巴瘤也有效。本品应遮光，密封保存。

环磷酰胺　Cyclophosphamide

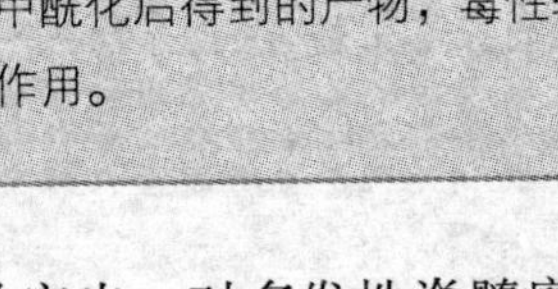

化学名为 P -［N,N - 双（β - 氯乙基）］- 1 - 氧 - 3 - 氮 - 2 - 磷杂环己烷 - P - 氧

化物一水合物，又名癌得星。

本品含一个结晶水，为白色结晶或结晶性粉末，失去结晶水后即液化；本品在乙醇中易溶，在水或丙酮中溶解。熔点为 48.5~52℃。

本品结构中具有磷酰胺基，其水溶液不稳定，遇热更易分解而失去生物烷化作用，故应在溶解后短期内使用。

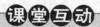

> 环磷酰胺注射液为什么溶解后必须马上使用？

本品与无水碳酸钠加热熔融后，冷却，加水使溶解，滤过，滤液加硝酸使成酸性后，显磷酸盐与氯化物的鉴别反应。

环磷酰胺是前体药物，在体外对肿瘤细胞无效，只有进入体内经过活化才能发挥作用。环磷酰胺在肝脏中被细胞色素 P450 氧化酶氧化生成具有活性的 4-羟基环磷酰胺，后者在正常组织和肿瘤组织中存在不同的代谢途径。在正常组织中 4-羟基环磷酰胺经酶的作用转变为无毒的化合物；在肿瘤组织中因缺乏正常组织中所具有的酶，使其不能转化为无毒化合物，而转化成磷酰氮芥和丙烯醛，磷酰氮芥则可以进一步转化成去甲氮芥，以上这三种代谢产物均是毒性很强的烷化剂。因此，环磷酰胺比其他氮芥类药物对肿瘤组织的选择性高，对人体的毒性小。

知识拓展

> 环磷酰胺和异环磷酰胺比其他氮芥类药物毒性小，但在体内能代谢成丙烯醛，可能产生膀胱毒性，因此，须和泌尿系统保护剂美司钠（巯乙磺酸钠）合用。

本品的抗瘤谱较广，对恶性淋巴瘤、多发性骨髓瘤、急性淋巴细胞白血病、慢性粒细胞性白血病效果较好，对乳腺癌、卵巢癌、鼻咽癌也有效。

本品应遮光，密封（供口服用）或严封（供注射用），在30℃以下保存。

二、亚硝基脲类

（一）概述

本类药物为 β-氯乙基亚硝基脲结构，抗瘤谱广。由于结构中存在 β-氯乙基，具有较强的亲脂性，因此易通过血脑屏障进入脑脊液中，适合于脑瘤、转移性脑瘤等中枢神经系统的恶性肿瘤的治疗。临床常用的药物有卡莫司汀（Carmustine）、洛莫司汀（Lomustine）、司莫司汀（Semustine）等。其中司莫司汀的抗肿瘤活性优于卡莫司汀和洛莫司汀，且毒性较低，临床用于脑瘤、肺癌和胃肠道肿瘤。

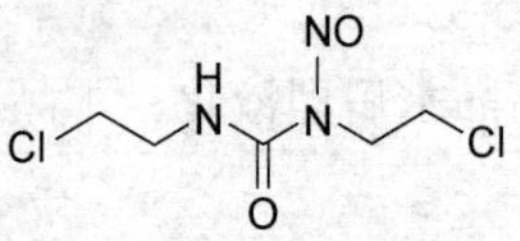

卡莫司汀 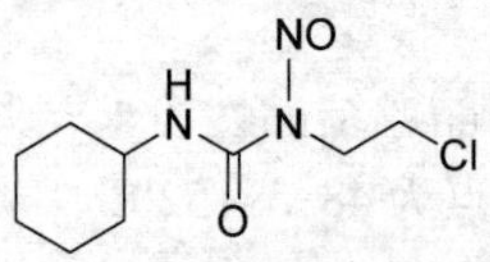　　　　　　　洛莫司汀 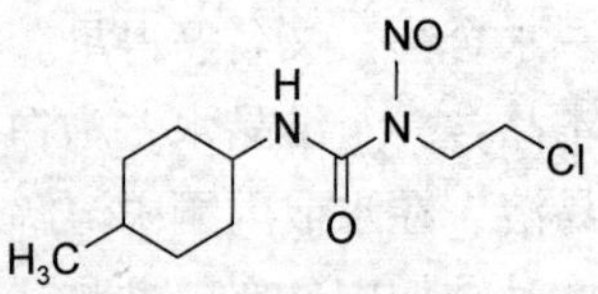　　　　　　　司莫司汀

（二）典型药物

卡莫司汀　Carmustine

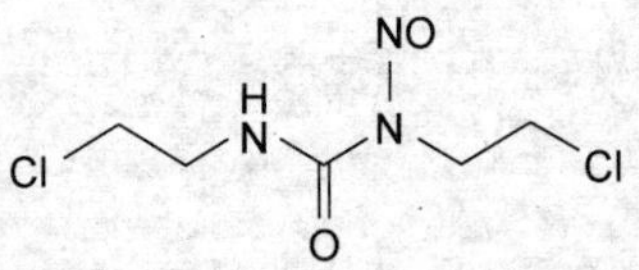

化学名为 1,3 – 双（2 – 氯乙基）– 1 – 亚硝基脲，又名卡氮芥。

本品为无色至微黄色或微黄绿色的结晶或结晶性粉末；无臭。本品在甲醇或乙醇中溶解，在水中不溶。熔点为 30～32℃，熔融时同时分解。因本品脂溶性大，故其注射液用聚乙二醇的灭菌溶液。

本品对酸、碱均不稳定，在氢氧化钠条件下水解，经稀硝酸酸化后，再加硝酸银试液，可生成氯化银白色沉淀。

本品的水溶液加磺胺溶液，再加 1% N –（甲萘基）盐酸二氨基乙烯溶液显红色。

本品主要用于脑瘤、转移性脑瘤及其他中枢神经系统肿瘤及恶性淋巴瘤等的治疗，与其他抗肿瘤药物合用时可增强疗效。其主要的不良反应为迟发性和累积性骨髓抑制。

三、乙撑亚胺类

（一）概述

在研究氮芥类生物烷化剂在体内生物转化过程中发现，此类药物尤其是脂肪氮芥类药物是通过转变为乙撑亚胺活性中间体而发挥烷基化作用的，据此合成了一些直接含有乙撑亚胺基团的药物，称为乙撑亚胺类抗肿瘤药。同时为了降低乙撑亚胺基团的反应性，在氮原子上用吸电子基团取代，以降低其毒性。临床上常用的乙撑亚胺类药物有替派（Tepa）和塞替派（Thiotepa）。

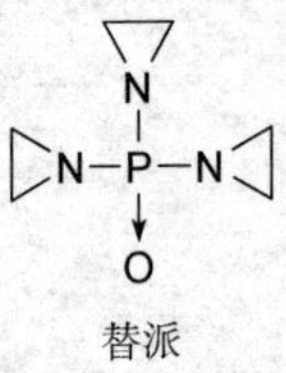

替派 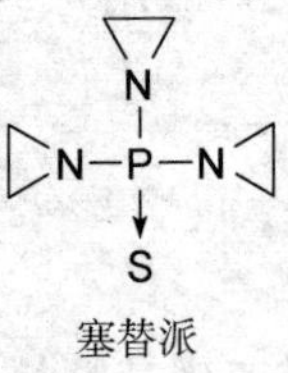　　　　　　　　　塞替派

（二）典型药物

塞替派　Thiotepa

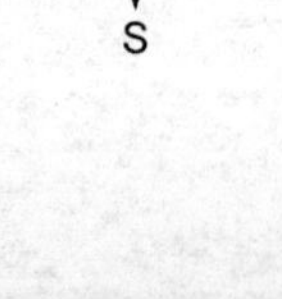

化学名为 1,1′,1″ - 硫次膦基三氮丙啶，又名三胺硫酸。

本品为白色鳞片状结晶或结晶性粉末；无臭或几乎无臭。本品在水、乙醇或三氯甲烷中易溶，在石油醚中略溶。其注射液为无色或几乎无色的黏稠澄清液体。熔点为52～57℃。

本品与无水碳酸钠混合，炽灼至碳化，放冷，加水使溶解，加硝酸使成酸性，加入钼酸铵试液，加热，即生成黄色沉淀；另在此酸性溶液中加氯化钡试液，即生成白色沉淀。

本品不稳定，遇酸则乙烯亚胺环易开环生成聚合物而失效。溶液须新鲜配制，并避光保存。

> **知识拓展**
>
> 塞替派由于含有体积较大的硫代磷酰基，其脂溶性大，对酸不稳定，不能口服，在胃肠道吸收较差，须通过静脉注射。本品进入人体后，很快被肝 P450 酶系代谢生成替派，而发挥抗肿瘤作用，因此，塞替派被认为是替派的前体药物。

本品可直接注射入膀胱，是治疗膀胱癌的首选药。另外还主要用于治疗乳腺癌、卵巢癌和消化道癌。本品应遮光、密封、在冷处保存。

四、甲磺酸酯及多元醇类

（一）概述

在有机合成的烷基化反应中，人们认识到甲磺酸酯基的存在可以使 C—O 键之间更活泼，发生断裂后生成碳正离子，具有很好的烷基化作用。基于对这一点的认识，在氮芥类药物发现后，人们就开始研究磺酸酯类药物，发现 1～8 个次甲基的双甲磺酸酯具有抗肿瘤活性，可成为双功能的烷化剂，其中活性最强的为 4 个次甲基的化合物白消安（Busulfan）。

多元醇类抗肿瘤药主要是卤代多元醇，如二溴甘露醇（Mitobronitol，DBM），在体内脱去溴化氢，形成双环氧化物而产生烷基化作用。主要用于治疗慢性粒细胞白血病。

二溴甘露醇

（二）典型药物

白消安　Busulfan

化学名为 1,4 - 丁二醇二甲磺酸酯，又名马利兰。

本品为白色结晶性粉末；几乎无臭。本品在丙酮中溶解，在水或乙醇中微溶。熔点为 114～118℃。

本品在碱性条件下不稳定，易水解而失效，遇热水解加速。水解产物的水溶液加氯化钡可产生白色沉淀。

本品在氢氧化钠溶液中水解生成丁二醇，再脱水生成具有乙醚样特臭的四氢呋喃。

本品临床上主要用于慢性粒细胞白血病的缓解治疗。主要不良反应为消化道反应及骨髓抑制。

五、金属配合物

继 1969 年有报道称顺铂（Cisplatin）对动物肿瘤有强烈的抑制作用后，大量的金属化合物，如金、铂、锡、钌等元素的配合物不断出现，铂的配合物为这类药物的代表。常用的抗肿瘤金属配合物见表 9 - 1。

表 9 - 1　常用的抗肿瘤金属配合物

药物名称	药物结构	作用特点
顺铂 Cisplatin		治疗睾丸癌和卵巢癌的一线药物。但其水溶性差，且仅能注射给药，毒性大，长期使用会产生耐药性
卡铂 Carboplatin		主要用于治疗晚期头颈部癌、小细胞肺癌等。其肾毒性、耳毒性和消化道毒性都比顺铂低
奥沙利铂 Oxaliplatin		有三个立体异构体，但只有 $1R,2R$ - 异构体开发用于临床。对大肠癌、非小细胞癌、卵巢癌及乳腺癌等多种肿瘤细胞株有显著的抑制作用。可用于对顺铂和卡铂耐药的肿瘤株

第二节　抗 代 谢 药

抗代谢药（antimetabolic agents）是利用代谢拮抗原理，通过抑制 DNA 合成中所需要的叶酸、嘌呤、嘧啶及嘧啶核苷途径，从而干扰肿瘤细胞的生存和复制所必需的代谢途径，进而导致肿瘤细胞死亡。抗代谢药的选择性小，对增殖较快的正常组织如骨髓、消化道黏膜等也具有毒性。

知识拓展

代谢拮抗（metabolic antagonism）就是设计与生物体内基本代谢物的结构有某种程度相似的化合物，使之竞争性地与特定的酶相作用，干扰基本代谢物的被利用，从而干扰生物大分子的合成；或以伪代谢物的身份掺入生物大分子的合成中，形成伪生物大分子，导致致死合成，从而影响细胞的生长。代谢拮抗概念已广泛用于抗菌、抗疟以及抗肿瘤药物的设计中。

抗代谢药的抗瘤谱相对于生物烷化剂比较窄，临床上多用于治疗白血病、绒毛上皮瘤，对某些实体瘤也有效。抗代谢药的结构与代谢物一般都很相似，且大多数抗代谢药是将代谢物的结构做细微的改变而得。常用的抗代谢药有嘧啶类、嘌呤类以及叶酸类抗代谢物等。

一、嘧啶类

（一）概述

嘧啶类抗代谢物主要分为尿嘧啶和胞嘧啶两类。

1. 尿嘧啶类

尿嘧啶掺入肿瘤细胞的速度比其他嘧啶快，根据生物电子等排原理，用卤原子代替氢原子合成了一系列卤代尿嘧啶衍生物，其中以氟尿嘧啶（fluorouracil）的抗肿瘤活性最强。氟尿嘧啶虽是治疗实体瘤的首选药物，疗效好但毒性较大。为了降低毒性，提高疗效，研制了大量的衍生物，见表9-2。

| 尿嘧啶 | 氟尿嘧啶 | 胞嘧啶 | 盐酸阿糖胞苷 |

2. 胞嘧啶类

研究尿嘧啶类抗代谢药的构效关系时发现，将尿嘧啶4位上的氧用氨基取代后得到的胞嘧啶衍生物也具有较好的抗肿瘤作用。盐酸阿糖胞苷（cytarabine hydrochloride）是此类药物的代表，另外还有其他一些胞嘧啶衍生物，见表9-2。

表9-2 常用的其他嘧啶类抗代谢药

药物类别	药物名称	药物结构	作用特点
尿嘧啶类	去氧氟尿苷（氟铁龙）Doxifluridine		是前体药物，在肿瘤组织中被高活性的嘧啶核苷磷酸酶转化成氟尿嘧啶，发挥选择性抗肿瘤作用，毒性低。临床上用于治疗胃癌、乳腺癌、结肠癌、直肠癌、鼻咽癌
	替加氟 Tegafur		是氟尿嘧啶的前体药物，毒性低。主要治疗消化道肿瘤，如胃癌、结肠癌、直肠癌和胰腺癌，也可用于治疗乳腺癌、支气管肺癌和肝癌等

续表

药物类别	药物名称	药物结构	作用特点
尿嘧啶类	卡莫氟 Carmofur		也是氟尿嘧啶的前体药物。抗瘤谱较广，临床上对胃癌、结肠癌、直肠癌及乳腺癌有一定疗效，尤其对结肠癌、直肠癌有效
胞嘧啶类	依诺他滨 Enocitabine		为阿糖胞苷氨基酰化得到的衍生物，在体内代谢为阿糖胞苷而起作用，常用于治疗各种类型的急性白血病
胞嘧啶类	吉西他滨 Gemcitabin		为双氟取代的胞嘧啶核苷衍生物，为细胞周期特异性抗肿瘤药，临床上主要用于治疗胰腺癌和非小细胞肺癌，也可用于治疗膀胱癌、乳腺癌及其他实体肿瘤
胞嘧啶类	卡培他滨 Capecitabine		从结构上看是胞嘧啶核苷的衍生物，但实际上是氟尿嘧啶的前体药物，疗效高，毒性小。临床用于治疗对紫杉醇和蒽醌类抗肿瘤药产生耐药性的恶性乳腺癌，还可以用于转移性结肠癌、直肠癌、食管癌患者的治疗

（二）典型药物

氟尿嘧啶　Fluorouracil

化学名为 5 - 氟 - 2,4（1H, 3H）- 嘧啶二酮，简称 5 - FU。

本品为白色或类白色的结晶或结晶性粉末。本品在水中略溶，在乙醇中微溶，在三氯甲烷中几乎不溶，在稀盐酸和氢氧化钠溶液中溶解。熔点为 281 ～ 284℃，熔融时同时分解。

本品在空气及水溶液中均非常稳定，在亚硫酸钠水溶液中较不稳定，易发生亲核加成反应；遇强碱则发生开环反应。

课堂互动

氟尿嘧啶注射液中可以加亚硫酸氢钠作稳定剂吗？

本品结构中有不饱和双键，遇溴试液可发生加成反应，使溴试液褪色。

本品与氢氧化钡试液反应生成紫色沉淀。

本品与碱熔融破坏后的水溶液显氟化物的特殊反应。

本品抗瘤谱比较广，针对绒毛上皮癌和恶性葡萄胎有显著疗效，对结肠癌、直肠癌、胃癌等有效，是治疗实体肿瘤的首选药物。

盐酸阿糖胞苷 Cytarabine Hydrochloride

化学名为 1 - β - D - 阿拉伯呋喃糖基 - 4 - 氨基 - 2（1H）嘧啶酮盐酸盐，简称 ARA - C。

本品为白色至类白色细小针状结晶或结晶性粉末。本品在水中极易溶解，在乙醇中略溶，在乙醚中几乎不溶。熔点为 189 ～ 195℃，熔融时同时分解。

本品水溶液显氯化物的鉴别反应。

本品在血及组织中很容易被胞嘧啶脱氨酶迅速脱氨形成阿糖尿苷而失去活性。

知识拓展

盐酸阿糖胞苷在体内经脱氧胞嘧啶激酶的催化下先转化为 5 - 磷酸核苷酸，后者与核苷酸激酶反应形成二磷酸和三磷酸核苷酸。5 - 磷酸核苷酸的积聚可抑制 DNA 聚合酶及少量掺入 DNA，阻止 DNA 的合成，抑制细胞生长，发挥抗癌作用。

本品主要治疗急性粒细胞性白血病，是非急性淋巴细胞性白血病治疗的首选药物，并逐渐扩大到某些急性淋巴细胞性白血病和恶性淋巴瘤。与其他抗癌药合用可提高疗效。

二、嘌呤类

(一) 概述

腺嘌呤和鸟嘌呤为脱氧核糖核酸（DNA）和核糖核酸（RNA）的重要组成部分，次黄嘌呤是合成腺嘌呤和鸟嘌呤的重要中间体。嘌呤类抗代谢物主要是鸟嘌呤和次黄嘌呤的衍生物，以及腺嘌呤核苷拮抗物。这类药物中最早应用的是巯嘌呤（Mercaptopurine），但其具有水溶性差、起效慢、有耐药性等缺点。为改善其溶解性，在巯基上以二硫键引入磺酸基合成了水溶性的前体药物磺巯嘌呤钠（Sulfomercaprine Sodium），在体内遇酸或巯基化合物分解成巯嘌呤而发挥作用，显效快、毒性低。氟达拉滨（Fludarabine）为阿糖腺苷的 2 - 氟代衍生物，对 B 细胞慢性淋巴白血病（CLL）疗效显著，特别是对常规治疗方案失效的患者有效。

腺嘌呤	鸟嘌呤	次黄嘌呤

巯嘌呤	磺巯嘌呤钠	氟达拉滨

(二) 典型药物

巯嘌呤　Mercaptopurine

化学名为 6 - 嘌呤巯醇一水合物，又名乐疾宁，简称 6 - MP。

本品为黄色结晶性粉末；无臭，味微甜。本品在水或乙醇中极微溶解，在乙醚中几乎不溶。遇光易变色。

本品的乙醇溶液与醋酸铅试液作用，生成巯嘌呤铅盐的黄色沉淀。

本品分子中的巯基可被硝酸氧化生成 6 - 嘌呤亚磺酸，进一步被氧化为 6 - 嘌呤磺酸，再与氢氧化钠反应生成黄棕色的磺酸钠盐。

本品还可与氨水反应生成铵盐而溶解，遇硝酸银试液生成不溶于热硝酸的白色絮状沉淀。

本品遇光变色，所以应遮光、密封保存。

本品用于治疗各种急性白血病，对绒毛膜上皮癌、恶性葡萄胎有效。

三、叶酸类

（一）概述

叶酸（Folic Acid）是核酸生物合成的代谢物，也是红细胞发育生长的重要因子，临床用作抗贫血及预防畸胎。当叶酸缺乏时，白细胞减少，因此叶酸的拮抗剂能有效地缓解急性白血病。现已合成多种叶酸拮抗剂，如甲氨蝶呤（Methotrexate），其与二氢叶酸还原酶的亲和力比二氢叶酸强 1000 倍，几乎是不可逆地和二氢叶酸还原酶结合，使二氢叶酸不能转化为四氢叶酸，从而影响辅酶 F 的生成，干扰胸腺嘧啶脱氧核苷酸和嘌呤核苷酸的合成，因而抑制 DNA 和 RNA 的合成，阻碍肿瘤细胞的生长。常用的其他叶酸类抗肿瘤药见表 9-3。

表 9-3 常用的其他叶酸类抗肿瘤药

药物名称	药物结构	作用特点
亚叶酸钙 Leucovorin Calcium		静脉注射提供四氢叶酸，用于甲氨蝶呤剂量过大引起中毒时的解毒，还用于抗贫血
雷替曲塞 Raltitrexed		为新一代水溶性胸苷酸合酶抑制剂，主要用于晚期直肠、结肠癌的一线治疗

续表

药物名称	药物结构	作用特点
培美曲塞 Pemetrexed	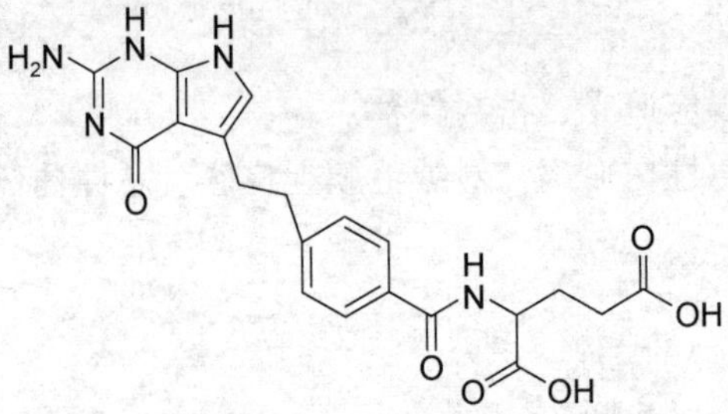	具有多靶点抑制作用，通过运载叶酸的载体和细胞膜上的叶酸结合蛋白运输系统进入细胞。临床上主要用于非小细胞肺癌和耐药性皮瘤的治疗

（二）典型药物

甲氨蝶呤　Methotrexate

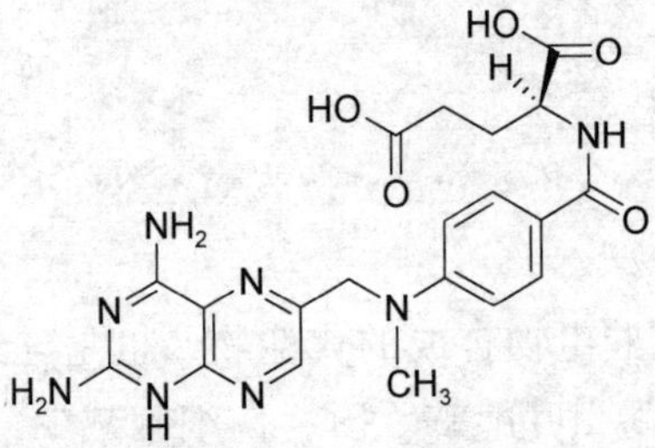

化学名为 L-(+)-N-[4-[[(2,4-二氨基-6-蝶啶基)甲基]甲氨基]苯甲酰基]谷氨酸，又名氨甲基叶酸，简称为 MTX。

本品为橙黄色结晶性粉末。本品在水、乙醇、三氯甲烷或乙醚中几乎不溶；在稀碱溶液中易溶，在稀盐酸中溶解。

本品在强酸性溶液中不稳定，酰胺键会水解，生成蝶呤酸和谷氨酸而失去活性。

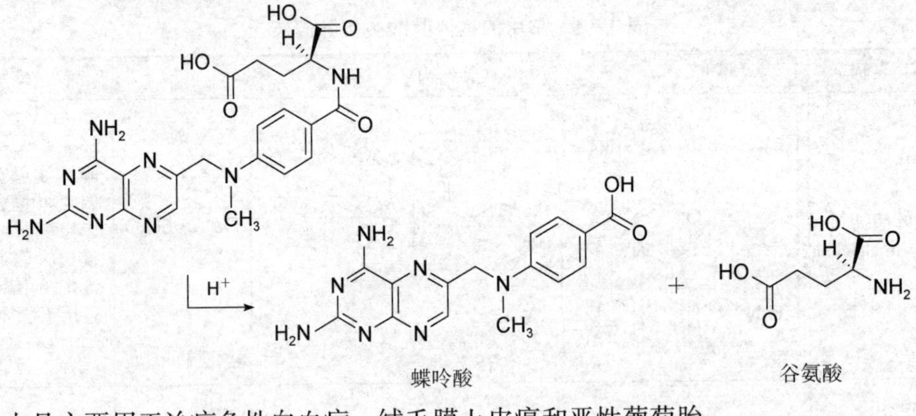

蝶呤酸　　　　　　　　　　　谷氨酸

本品主要用于治疗急性白血病、绒毛膜上皮癌和恶性葡萄胎。

第三节　抗肿瘤天然药物及其他抗肿瘤药

一、抗肿瘤天然药物

这类药物主要有抗生素和植物药有效成分及其衍生物。

（一）抗肿瘤抗生素

抗肿瘤抗生素是由微生物产生的具有抗肿瘤活性的化学物质。他们大多直接作用于 DNA 或嵌入 DNA，干扰模板的功能，是细胞周期非特异性药物。

目前已发现多种抗生素用于抗肿瘤，常用的抗肿瘤抗生素按化学结构可分为蒽醌类和多肽类。

1. 蒽醌类抗生素

本类药物是 20 世纪 70 年代发展起来的一类抗肿瘤抗生素，常用的蒽醌类抗生素见表 9 - 4。

表 9 - 4　常用的蒽醌类抗肿瘤抗生素

药物名称	药物结构	作用特点
盐酸多柔比星 Doxorubicin Hydrochloride	· HCl	是广谱的抗肿瘤药，具有酸碱两性，易通过细胞膜进入肿瘤细胞，药效强。临床上主要用于治疗乳腺癌、肺癌、急性粒细胞白血病、急性淋巴细胞白血病、甲状腺癌、卵巢癌、肉瘤等实体瘤
盐酸柔红霉素 Daunorubicin Hydrochloride	· HCl	临床上主要治疗急性粒细胞白血病和急性淋巴细胞白血病。但缓解期短，需与其他抗肿瘤药联合用药
盐酸表柔比星 Epirubicin Hydrochloride	· HCl	为多柔比星的差向异构体，具有排泄快和在心脏的分布浓度低的特点，对心脏毒性和骨髓抑制都较轻，抗瘤谱广，临床应用与多柔比星相似，治疗指数较多柔比星高
盐酸米托蒽醌 Mitoxantrone Hydrochloride	· 2HCl	是第一个合成的蒽醌类抗生素，为细胞周期非特异性药物。抗癌活性高于多柔比星，心脏毒性较低，临床用于治疗晚期乳腺癌、非霍奇金病和成人非淋巴细胞白血病复发

2. 多肽类抗生素

本类药物主要包括博来霉素（Bleomycin）、放线菌素 D（Actinomycin D）、丝裂霉素 C（Mitomycin C）等。博来霉素是含有 10 多种组分的复合物，主要成分为 A_2，主要用于头颈部、食管、皮肤、宫颈、阴道、外阴、阴茎的鳞癌和霍奇金病及恶性淋巴瘤、睾丸癌等，亦可用于治疗银屑病。放线菌素 D 主要适用于恶性淋巴瘤、霍奇金病、绒毛膜上皮癌、肾母细胞瘤、恶性葡萄胎等。丝裂霉素 C 为链霉菌培养液中得到的一种抗生素，临床上主要用于胃癌和胰腺癌的治疗。

丝裂霉素C

博来霉素

放线菌素D

（二）抗肿瘤植物药有效成分及其衍生物

抗肿瘤植物药主要有：从喜树中分离得到的喜树碱类；从美鬼臼和喜马拉雅鬼臼根茎中分离得到的鬼臼毒素类；由夹竹桃科植物长春花中分离得到的长春花生物碱类；从美国西海岸的短叶红豆杉的树皮中提取的紫杉烷类等。这些植物中的有效成分虽然表现出良好的抗肿瘤活性，但来源有限，毒副作用较大。为了降低抗肿瘤植物药有效成分的毒性，增强其疗效，对上述几类药物的结构进行修饰得到了一些半合成的药物。

1. 喜树碱类

从喜树中分离出的生物碱主要有喜树碱（Camptothecin）和羟喜树碱（Hydroxy-camptothecin），对消化系统肿瘤有效，如胃癌、结肠癌、直肠癌等，对肝癌和白血病也有一定疗效。两者均不溶于水，后者较前者抗肿瘤活性更高，毒性较小。

后来通过研究发现此类药物的作用靶点是作用于 DNA 拓扑异构酶 I，而使 DNA 复制和转录受阻，最终导致 DNA 的断裂，因此设计和合成了一系列水溶性较大、毒性较低的半合成衍生物。如伊立替康（Irinotecan）和拓扑替康（Topotecan）。伊立替康属前体药物，在体内（主要是肝脏）经代谢生成 SN－38 而发挥作用，主要用于小细胞肺癌、非小细胞肺癌、结肠癌、卵巢癌、子宫癌、恶性淋巴瘤等的治疗，主要副作用是中性粒细胞减少和腹泻。拓扑替康主要用于转移性卵巢癌的治疗，对小细胞肺癌、乳腺癌、结肠癌、直肠癌的疗效也较好。

	R_1	R_2	R_3
喜树碱	—H	—H	—H
羟喜树碱	—OH	—H	—H
伊立替康	(见结构式)	—H	—C_2H_5
拓扑替康	—OH	—$CH_2N(CH_3)_2$	—H

2. 鬼臼毒素类

鬼臼毒素

鬼臼毒素（Podophyllotoxin）是美鬼臼和喜马拉雅鬼臼根茎中的主要生物碱，因毒性反应严重，而不能用于临床。鬼臼毒素 4 位差向异构化得到的表鬼臼毒素可以明显地增强对细胞增殖的抑制作用，而且毒性较低。因此临床使用及研究之中的鬼臼毒素的衍生物均为表鬼臼毒素的结构。常用的此类衍生物有依托泊苷（Etoposide）及其磷酸酯和替尼泊苷（Teniposide）。依托泊苷为细胞周期特异性抗肿瘤药，作用于 DNA 拓扑异构酶Ⅱ，对单核细胞白血病有效，对小细胞肺癌疗效显著，为小细胞肺癌化疗的首选药物；为了解决依托泊苷水溶性差的问题，在 4′位酚羟基上引入磷酸酯结构得到依托泊苷磷酸酯（Etoposide Phosphate），进入体内迅速水解成依托泊苷而发挥作用，是前药。替尼泊苷脂溶性高，因可通过血脑屏障，而成为脑瘤首选药物。

知识链接

周期特异性抗肿瘤药

某些抗肿瘤药通过干扰肿瘤细胞的代谢过程发挥作用，因此对处于增殖周期的细胞有明显的抑制作用，而对处于静止期的肿瘤细胞基本没有作用，故又称为周期特异性抗肿瘤药，具有相对的选择性，毒性低。某些药物能直接破坏或影响 DNA，对增殖或非增殖周期的细胞都有抑制或杀灭作用，称为周期非特异性抗肿瘤药，选择性差，毒性大。

	R_1	R_2
依托泊苷	—CH_3	—OH
依托泊苷磷酸酯	—CH_3	—O—P(=O)(OH)OH
替尼泊苷	(thiophen-2-yl)	—OH

3. 长春碱类

本类药物是由夹竹桃科植物长春花中分离出来的一类具有抗肿瘤活性的生物碱及其半合成衍生物，主要有长春碱（Vinblastine）、长春新碱（Vincristine）及半合成衍生物长春地辛（Vindesine）、长春瑞滨（Vinorebine）。本类药物主要用于急性淋巴细胞白血病、恶性淋巴瘤及绒毛膜上皮癌。

	R_1	R_2	R_3
长春碱	—CH_3	—OCH_3	—$COCH_3$
长春新碱	—CHO	—OCH_3	—$COCH_3$
长春地辛	—CH_3	—NH_2	—H

长春瑞滨

4. 紫杉烷类

紫杉醇（Paclitaxel）是从美国西海岸的短叶红豆杉的树皮中提取得到的具有紫杉烯环的二萜类化合物。紫杉醇通过与细胞中微管蛋白结合，促使细胞中微管装配，抑制微管解聚，从而形成稳定但无功能的微管，阻断细胞的有丝分裂而发挥抗肿瘤作用。主要用于治疗乳腺癌、卵巢癌及非小细胞肺癌，对难治性卵巢癌及乳腺癌有效。多西他赛（Docetaxel）为紫杉醇的半合成衍生物，具有水溶性好，毒性较小、抗瘤谱广等优点，对除结肠癌、肾癌、直肠癌以外的其他实体肿瘤均有效。

	R_1	R_2
紫杉醇	(phenyl)	—$COCH_3$
多西他赛	—$OC(CH_3)_3$	—H

二、其他抗肿瘤药

（一）基于肿瘤生物学机制的药物

随着生命科学的发展，有关肿瘤发生和发展的生物学机制更多地被人们所认识，使得抗肿瘤药物的研究开始走向干扰或直接作用于肿瘤细胞的特定生物过程，开展靶向合理药物设计的研究途径，产生了一些新型的、高选择性的药物。本类药物主要包括蛋白激酶抑制剂和蛋白酶体抑制剂。

1. 蛋白激酶抑制剂

蛋白激酶是催化蛋白质磷酸化的一组结构各不相同的酶，在调节代谢、基因表达、细胞生长、细胞分裂和细胞分化等方面起关键性作用。蛋白激酶抑制剂是分子靶向治疗中常见的一类治疗药物，在恶性肿瘤的治疗中有良好效果。临床常用的蛋白激酶抑制剂见表9-5。

知识拓展

蛋白质的磷酸化

蛋白质的磷酸化反应是指通过酶促反应把磷酸基团从一个化合物转移到另一个化合物上的过程，是生物体内存在的一种普遍的调节方式，在细胞信号的传递过程中占有极其重要的地位。蛋白质的磷酸化和去磷酸化这一可逆过程，受蛋白激酶和磷酸酶的协同作用控制。酶蛋白的磷酸化是在蛋白激酶的催化下，由 ATP 提供磷酸基及能量完成的，而去磷酸化则是由磷蛋白磷酸酶催化的水解反应。

表 9-5 常用的蛋白激酶抑制剂

药物名称	药物结构	作用特点
甲磺酸伊马替尼 Imatinib Mesilate		抑制"费城染色体"的 Bcr-Abl 酪氨酸激酶，用于治疗费城染色体阳性慢性粒细胞白血病和恶性胃肠道间质肿瘤
吉非替尼 Gefitinib		为第一个选择性表皮生长因子受体酪氨酸激酶抑制剂。适用于铂类和多西他赛等药物无效的晚期或转移性非小细胞癌

续表

药物名称	药物结构	作用特点
厄洛替尼 Erlotinib		为高效、可口服、高特异性、可逆的表皮生长因子受体酪氨酸激酶抑制剂。是目前唯一被证实的对晚期非小细胞癌具有抑制作用的药物，耐受性好，无骨髓抑制和神经毒性
索拉非尼 Sorafenib		是一种新型的可口服的作用于多个激酶靶点的抗肿瘤药物。用于晚期肾细胞癌的治疗，能够获得明显而持续的治疗作用；对晚期的非小细胞癌、肝细胞癌、黑色素瘤也有较好的疗效

2. 蛋白酶体抑制剂

泛素－蛋白酶体（UPP）是哺乳动物细胞内主要的蛋白水解酶体系，参与和调控细胞的增殖、分化和凋亡，激活或抑制原癌基因及抑癌基因的表达，从而直接或间接影响各种恶性肿瘤的发生。硼替佐米（Bortezomib）是第一个用于临床的蛋白酶体抑制剂，临床用于治疗复发性和难治性多发性骨髓癌。

硼替佐米

（二）激素类药物

前列腺癌、睾丸癌、甲状腺癌、乳腺癌、子宫癌以及卵巢癌等都与激素有关。通过研究发现，上述这些癌变部位有较多雄激素和雌激素受体，因此利用激素受体拮抗剂阻断激素对受体的作用，可以达到治疗这些肿瘤的目的。常用的有雌激素拮抗剂和雄激素拮抗剂。

1. 雌激素拮抗剂

包括抗雌激素药物和芳香酶抑制剂。体内的雌激素雌二醇和雌酮的生物合成除了可以由体内胆固醇转变而来这条途径外，还可以由雄激素睾酮经芳香酶的催化，A环芳构化形成。研究表明，使用芳香酶抑制剂可以降低乳腺癌组织内的雌激素水平，用于乳腺癌术后预防复发转移的辅助治疗和复发转移后的解救治疗。临床常用的雌激素拮抗剂见表9-6。

表 9-6 临床常用的雌激素拮抗剂

药物类别	药物名称	药物结构	作用特点
抗雌激素药物	他莫昔芬 Tamoxifen	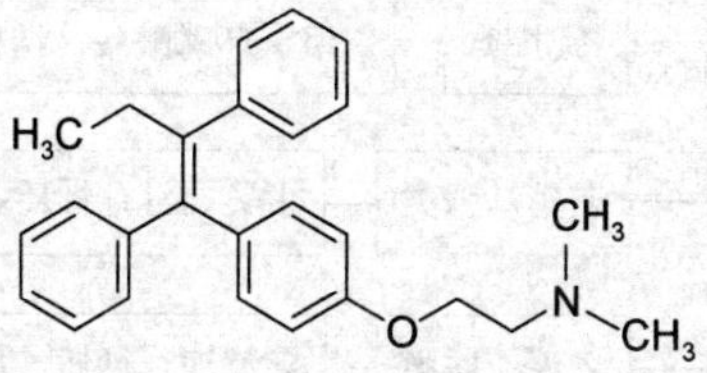	为三苯乙烯类抗雌激素药物,其结构存在顺反异构体,药用品为顺式异构体。临床上为治疗绝经后妇女晚期乳腺癌的一线药物
	托瑞米芬 Toremifene	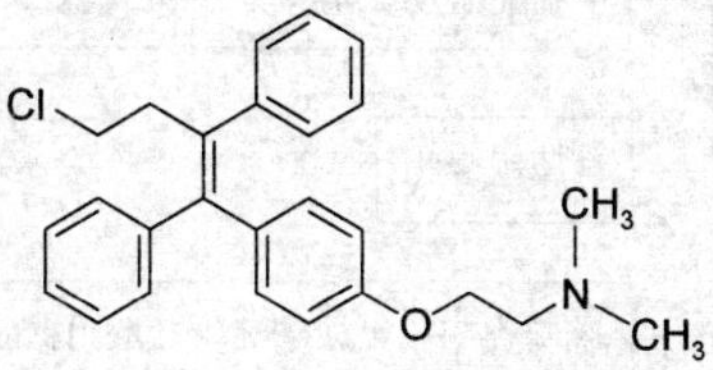	主要用于治疗绝经后妇女的晚期乳腺癌
芳香酶抑制剂	来曲唑 Letrozole	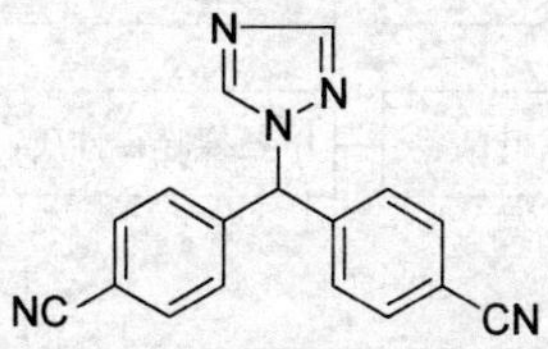	具有选择性高、耐受性好、药理作用强的特点,用于治疗抗雌激素治疗无效的晚期乳腺癌
	阿那曲唑 Anastrozole	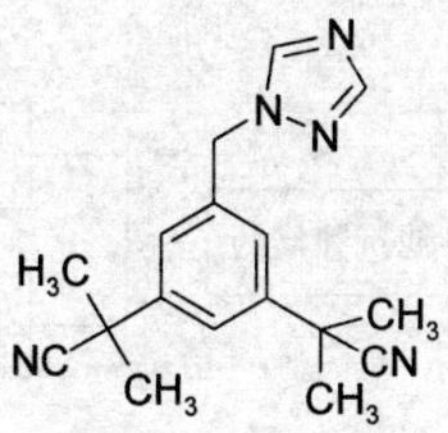	适用于他莫昔芬及其他抗雌激素药不能控制的绝经后妇女的晚期乳腺癌

2. 雄激素拮抗剂

人们在研究非甾体雄激素受体拮抗剂时,发现了一类取代苯胺衍生物,具有良好的雄激素受体拮抗作用。这类药物的代表药是氟他胺(氟他米特,Flutamide),与亮脯利特合用治疗转移性前列腺癌。也用于治疗老年性前列腺肥大。

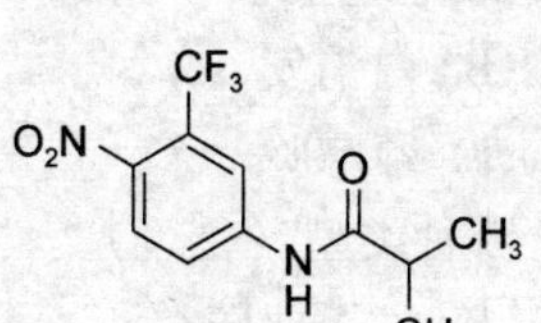

氟他胺

学习小结

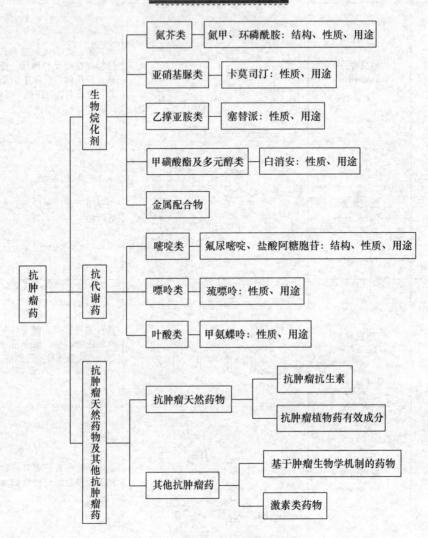

目标检测

一、选择题

（一）A 型题（单选题）

1. 下列哪个不属于烷化剂类的抗肿瘤药（　　）
   A. 美法仑　　　　　　B. 白消安　　　　　　C. 塞替派
   D. 异环磷酰胺　　　　E. 巯嘌呤

2. 按化学结构环磷酰胺属于哪种类型（　　）
   A. 氮芥类　　　　　　B. 乙撑亚胺类　　　　C. 甲磺酸酯类
   D. 多元醇类　　　　　E. 亚硝基脲类

3. 异环磷酰胺属于哪一类抗肿瘤药（　　）

A. 生物烷化剂   B. 抗肿瘤抗生素   C. 抗代谢抗肿瘤药

D. 抗肿瘤生物碱   E. 抗肿瘤金属配合物

4. 下列哪个药物是抗肿瘤金属配合物 （   ）

    A. 米托蒽醌   B. 奥沙利铂   C. 紫杉醇

    D. 白消安   E. 氮甲

5. 环磷酰胺毒性较小的原因是 （   ）

    A. 在正常组织中，经酶代谢生成无毒代谢物   B. 烷化作用强，剂量小

    C. 体内代谢快   D. 抗瘤谱广   E. 注射给药

6. 紫杉醇对哪类难治性的疾病很有效 （   ）

    A. 白血病   B. 乳腺癌、卵巢癌   C. 脑瘤

    D. 黑色素瘤   E. 淋巴瘤

7. 环磷酰胺经体内代谢活化，在肿瘤组织中生成具有烷化剂作用的是 （   ）

    A. 4 - 羟基环磷酰胺   B. 4 - 酮基环磷酰胺   C. 羧基磷酰胺

    D. 磷酰氮芥、丙烯醛和去甲氮芥   E. 醛基磷酰胺

8. 抗肿瘤药塞替派属于哪种结构类型 （   ）

    A. 氮芥类   B. 乙撑亚胺类   C. 甲磺酸酯类

    D. 多元醇类   E. 亚硝基脲类

9. 不属于抗肿瘤天然药物的是 （   ）

    A. 紫杉醇   B. 放线菌素 D   C. 长春碱

    D. 卡莫氟   E. 喜树碱

10. 不符合甲氨蝶呤特点的是 （   ）

    A. 是二氢叶酸合成酶抑制剂

    B. 强酸条件下，水解产物是谷氨酸和蝶呤酸

    C. 主要用以治疗急性白血病

    D. 大剂量引起中毒时，可用亚叶酸钙解救

    E. 是二氢叶酸还原酶抑制剂

（二）B 型题 （每小组 5 个备选答案，备选答案可重复选，也可不选）

[1 ~ 3]

A. 氟尿嘧啶   B. 阿糖胞苷   C. 白消安

D. 环磷酰胺   E. 去氧氟尿苷

1. 属于胞嘧啶类抗代谢药的是 （   ）

2. 在体内转化为氟尿嘧啶发挥作用的是 （   ）

3. 具有甲磺酸酯结构的药物是 （   ）

[4 ~ 6]

A. 长春地辛   B. 多西他赛   C. 奥沙利铂

D. 吉西他滨   E. 卡莫氟

4. 手性的抗肿瘤铂配合物，对结肠癌疗效较好 （   ）

5. 半合成长春碱衍生物，对非小细胞肺癌疗效好 （   ）

6. 氟尿嘧啶的前体药物，对结肠癌和直肠癌疗效较好 （   ）

[7~10]

A. 氟尿嘧啶　　　　　　B. 阿糖胞苷　　　　　　C. 吉西他滨

D. 环磷酰胺　　　　　　E. 依托泊苷

7. 属细胞周期特异性抗肿瘤药,主要杀伤 S 期的细胞 (　　　)

8. 属于生物烷化剂的是 (　　　)

9. 抑制微管的组装和拓扑异构酶Ⅱ,用于治疗小细胞肺癌等 (　　　)

10. 是非急性淋巴细胞性白血病的首选药物的是 (　　　)

(三) X 型题 (多选题)

1. 下列哪些属于抗代谢抗肿瘤药 (　　　)

　　A. 氟尿嘧啶　　　　　　B. 阿糖胞苷　　　　　　C. 氮甲

　　D. 巯嘌呤　　　　　　　E. 甲氨蝶呤

2. 下列哪些是前药 (　　　)

　　A. 塞替派　　　　　　　B. 卡莫氟　　　　　　　C. 环磷酰胺

　　D. 甲磺酸伊马替尼　　　E. 卡莫司汀

3. 下列哪些属于生物烷化剂类抗肿瘤药 (　　　)

　　A. 卡莫氟　　　　　　　B. 卡莫司汀　　　　　　C. 米托蒽醌

　　D. 依托泊苷　　　　　　E. 白消安

4. 下列哪些叙述与氮芥类抗肿瘤药相符 (　　　)

　　A. 分子中有烷基化部分和载体部分

　　B. 选择性差,毒性大

　　C. 改变载体部分,可以提高药物选择性

　　D. 为细胞毒类药物

　　E. 卡莫司汀、白消安、氟尿嘧啶均属此类

5. 以下对卡莫司汀表述正确的是 (　　　)

　　A. 具较强亲脂性,易通过血脑屏障,适用于脑瘤等

　　B. 属于氮芥类

　　C. 分子中的 β - 氯乙基与亚硝基脲相连

　　D. 有骨髓抑制副作用

　　E. 又名卡氮芥

二、简答题

1. 写出美法仑和氮甲的化学结构式,并分析如何用化学方法对两者进行鉴别。

2. 大剂量使用甲氨蝶呤导致中毒该如何解救? 为什么?

三、实例分析

一名护士为了方便,在给患者输液过程中,提前配好了环磷酰胺注射液,请问这种做法对吗? 为什么?

(宁素云)

第十章 | 激素及降血糖药

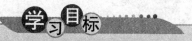
激素（hormones）是一种化学信使物质，由内分泌腺上皮细胞合成并直接分泌进入血液或淋巴液，经血流到达全身，并在特定组织与相应受体结合，具有调节新陈代谢、生长发育和生殖等生理作用。目前有治疗价值的激素类药物有前列腺素、肾上腺素、甾体激素、肽类激素等。本章介绍的激素类药物包括甾体激素和胰岛素，胰岛素属于肽类激素，临床中主要用于治疗糖尿病，本章还介绍非激素类口服降糖药。

第一节 甾体激素

甾体激素（steroid hormones）又称类固醇激素，是由肾上腺皮质和性腺分泌，在维持生命、调节性功能、免疫调节、皮肤疾病治疗及生育控制方面有明确的药理作用。

一、概述

甾体激素特指含有甾体母核结构的激素类物质，按照药理作用可分为性激素和肾上腺皮质激素，性激素又包括雌激素、雄激素和孕激素；按照化学结构可分为雌甾烷、雄甾烷及孕甾烷类化合物。

（一）甾体激素的化学结构

甾体激素具有环戊烷多氢菲的基本结构，结构中含有 A、B、C、D 四环，其中 A、

B、C 环为六元环，D 环为五元环。当 C–13 位有角甲基时为雌甾烷；当 C–10 位和 C–13 位均有角甲基时为雄甾烷；当 C–10 位和 C–13 位均有角甲基，C–17 位有乙基时为孕甾烷（一般把甾核 10 位、13 位上的甲基称为角甲基）。

甾烷（甾体药物基本母核）　　　　　　　　雌甾烷

雄甾烷　　　　　　　　　　　　孕甾烷

　　甾核四环中共有 6 个手性碳原子，理论上有 2^6 种稠合方式，但由于四个环并合在一起，互相牵制，碳原子相对固定，难以翻转，目前已知甾体激素均以最稳定的全反式方式稠合，其中 A、B、C 环以椅式构象存在，D 环以半椅式构象存在。在构象中，各键与环平面有不同夹角。夹角较大的，与环平面垂直的键称为直立键或 a 键；夹角较小的，与环平面平行的键称为平伏键或 e 键。

（二）甾体激素的一般性质

> ### 知识拓展
>
> ## 甾体化合物的命名规则
>
> 　　1. 处于甾环平面上方的取代基为 β 构型，用实线表示；处于甾环平面下方的取代基为 α 构型，用虚线表示；构型未定者用波纹线表示。
>
> 　　2. 用"去"或"降"表示比原化合物减少一个甲基或环缩小时减少一个碳原子；用"高"表示环扩大或侧链增加一个碳原子。
>
> 　　3. 有些甾体药物要用其类似的甾核作母体，命名时用氢化或去氢来表示增加或失去二个氢原子（失氧表示少一个氧原子）。
>
> 　　4. 双键的位次除用阿拉伯数字表示外，亦可用"△"来表示，如 $\triangle^{1,4}$ 表明 1，2 位间，4，5 位间各有一个双键；$\triangle^{5(10)}$ 表明 5 位和 10 位之间含有一个双键。
>
> 　　在甾体药物的命名中，先选择一个适当的母核，在母核前后分别加上取代基的位次、构型及名称。

甾体激素多为白色结晶性粉末，在水和石油醚中难溶，在乙醚、丙酮等极性有机溶剂中溶解；有光学活性，常将比旋度的测定作为该类药物鉴定的依据之一。甾体激素在结构上比较相似，故在化学性质方面表现出一些共同特性。

1. 羰基与氨的衍生物的缩合反应

含有羰基的甾类药物可与羟胺或氨基脲生成具一定熔点的肟或缩氨脲。测定这些生成物的熔点，可用于本类药物的鉴别或含量测定。与氨的衍生物（2,4 - 二硝基苯肼、硫酸苯肼或异烟肼等）生成有色的腙衍生物。

2. 甲基酮反应

甾体药物含有甲基酮和亚甲基酮，在碱性条件下与亚硝基铁氰化钠作用，生成蓝色复合物，可用于定性鉴别。如黄体酮。

3. α - 醇酮基的还原性

C_{17}位 α - 醇酮基可与多种氧化剂发生反应，如与碱性酒石酸铜试液反应生成砖红色的氧化亚铜沉淀；与氨制硝酸银发生银镜反应，生成银的沉淀。如醋酸地塞米松。

4. 羟基反应

① 成酯反应　甾体药物中含有羟基，可与酸酐或酰氯等成酯，可通过测定生成酯的熔点鉴别药物。

② 异羟肟酸铁反应　甾体药物中的羟基先与醋酸等有机酸生成酯，该酯在碱性条件下与羟胺作用，生成异羟肟酸，再在酸性条件下与高铁离子络合，呈紫红色。可用于定性鉴别或含量测定。

③ 酯交换反应　含醋酸酯结构的甾类药物与醇制氢氧化钾共热，再经硫酸催化共热，酯键断裂，生成新的乙酸乙酯，具有特殊香味，常用于甾体醋酸酯化合物的鉴别。如雌二醇、醋酸氢化可的松。

5. 炔基的反应

含乙炔基的甾体药物与硝酸银试液反应，生成炔化银白色沉淀，可用于鉴别。如炔诺酮。

6. 与强酸的呈色反应

甾类药物与硫酸、磷酸、高氯酸等强酸作用可呈色，其与硫酸的呈色反应得到了广泛应用。甾类药物与硫酸呈色的同时，往往产生荧光，加水稀释后，颜色和荧光可发生变化，结构的差异可呈现不同的颜色和荧光，此反应操作简便，可供药品的鉴别之用。一些甾类药物与硫酸的呈色及荧光见表 10 - 1。

表 10 - 1　甾体药物与硫酸的呈色反应

药品	加浓硫酸		加水稀释后颜色
	颜色	荧光颜色	
雌二醇	绿	黄绿	红色
甲睾酮	黄	黄绿	暗黄、淡绿色荧光
炔诺酮	红褐	黄绿	黄褐色沉淀
炔雌醇	橙红	黄绿（反射光）	玫瑰红絮状沉淀
醋酸可的松	黄褐	—	颜色消失
氢化可的松	橙黄→红	绿	黄→橙黄，微带绿色荧光
醋酸氢化可的松	黄→橙黄	绿	—
氢化泼尼松	红	—	红色消失，产生灰色絮状沉淀
醋酸氢化泼尼松	红	—	红色消失，产生灰色沉淀
地塞米松	淡橙→橙	—	析出黄色絮状沉淀
倍他米松	红橙→红褐	—	—

课堂互动

根据所给药物的结构，分析其可能具有的化学性质。

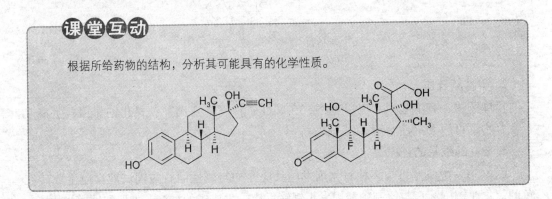

二、雌激素及抗雌激素类药物

（一）概述

雌激素由卵巢分泌，其生理作用是促进女性性器官的发育成熟及维持第二性征，与孕激素一起完成性周期、妊娠、哺乳等。临床上用于雌激素缺乏症、性周期障碍，也用于骨质疏松、前列腺癌、更年期综合征的治疗，目前亦常与孕激素共同组成复方避孕药。

雌激素类药物可分为甾体雌激素类药物及非甾体雌激素类药物两大类。天然甾体雌激素的结构特点为：属于雌甾烷类结构，A 环为苯环，C - 3 位有酚羟基（或羟基与酸形成的酯），C - 17 位有羟基（或羟基与酸形成的酯）或酮基。

1. 发展

第一个雌激素是从孕妇尿中分离出的雌酮（Estrone），不久又从妊娠哺乳动物尿中发现雌三醇，最后才把活性更高的雌二醇（Estradiol）分离出来。三种天然雌激素中雌二醇的生物活性最高，其次是雌酮，最低的是雌三醇（Estriol），三者可在体内相互转化（图 10 - 1）。

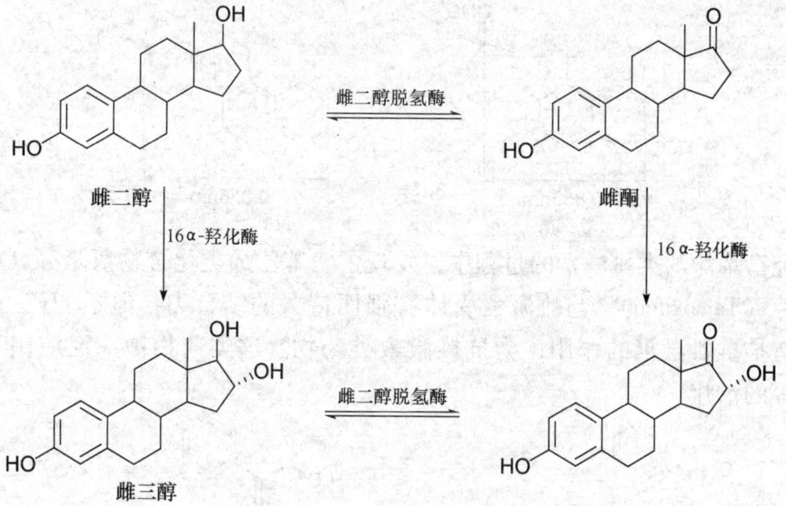

图 10 - 1　雌激素的体内代谢

　　天然雌激素如雌二醇肌内注射给药迅速起效，但在肝脏中却迅速失活，作用时间短；又容易被肠道的微生物降解破坏，不能口服。故需对其结构进行修饰，将雌二醇 C - 3 位酚羟基或 C - 17 位羟基进行酯化，虽然活性有所减弱，但其在体内被酯酶缓慢水解释放出雌二醇，达到延长作用时间的目的。如苯甲酸雌二醇（Estradiol Benzoate）、戊酸雌二醇（Estradiol Valerate）。

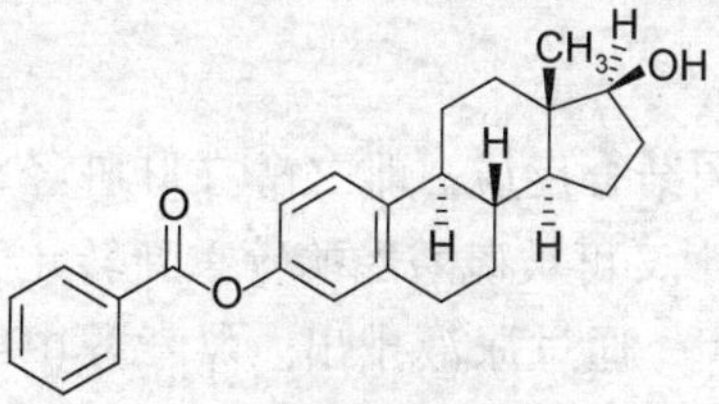

苯甲酸雌二醇 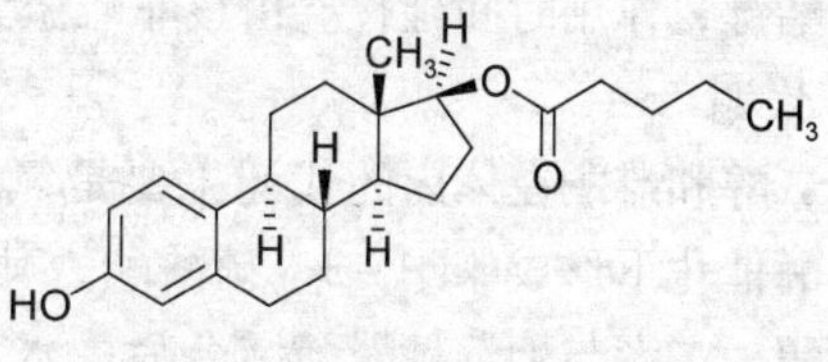　　　　　　　　　　　　　　戊酸雌二醇

　　在雌二醇 17α 位引入乙炔基，使空间位阻增加，在肝脏中阻碍了酶对药物的氧化代谢，使之能口服，得到炔雌醇（Ethinylestradiol）。将炔雌醇 3 位羟基进一步醚化，得到炔雌醚（Quinestrol），不但可以口服，还增加了脂溶性，贮存在人体脂肪中缓慢释放，作用时间延长。

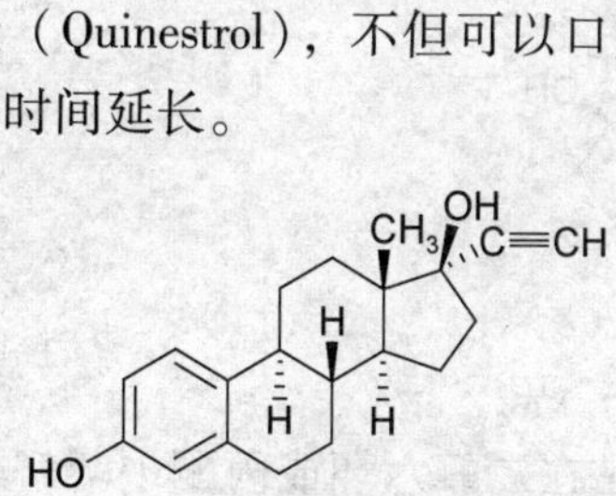

炔雌醇 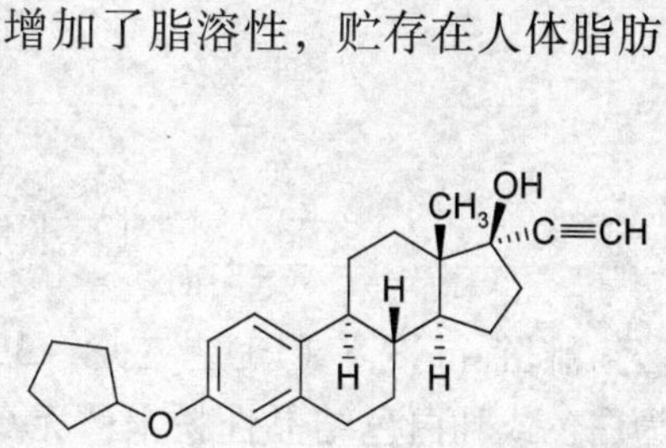　　　　　　　　　　　　　　　　　炔雌醚

　　鉴于天然雌激素的来源有限，人们试图寻找非天然雌激素的合成代用品。其中己烯雌酚（Diethylstilbestrol）为人工合成的非甾体雌激素，活性较高且口服有效，其反式立体结构的两个官能团的空间距离与雌二醇相同，都是 0.855nm，药理作用与雌二醇相近，顺式己烯雌酚的活性仅为反式的 1/10。

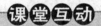

雌二醇　　　　　　　反式己烯雌酚

在研究己烯雌酚类雌激素的过程中，发现了三苯乙烯类化合物氯米芬（Clomifene）和他莫昔芬（Tamoxifen），与雌激素受体有强而持久的结合力，但不能产生雌激素效应，因而有拮抗雌激素的作用，为抗雌激素类药物。这类药物被广泛应用于乳腺癌、骨质疏松等的治疗。

氯米芬　　　　　　　他莫昔芬

2. 构效关系

甾类雌激素的基本结构特征是 A 环为苯环，C－3 上有酚羟基，C－10 无角甲基，C－17 有含氧功能基，17β 位羟基与 C－3 羟基之间需保持一定的距离。C－17 羟基 β 构型活性强于 α 构型；C－17 引入甲基或乙炔基效力增强，可口服；C－3 位或 C－17 位引入酯键，作用时间延长。甾核非雌激素必需。

3. 代谢

雌二醇和雌酮在体内的代谢主要是氧化反应和结合反应。雌二醇在肝脏经氧化剂硫酸酯酶催化下形成雌酮－3－硫酸酯，其在组织中又可被硫酸酯酶等重新转化为雌酮和雌二醇。二者与葡萄糖醛酸结合后，水溶性增大，通过尿液排出。雌三醇由前三者转化而成，分子中的 C－3、C－5、C－17 的羟基均可与葡萄糖醛酸或硫酸结合成酯。

（二）典型药物

雌二醇　Estradiol

化学名为雌甾－1,3,5（10）－三烯－3,17β－二醇。

本品为白色或乳白色结晶性粉末；无臭。本品在二氧六环或丙酮中溶解，在乙醇中略溶，在水中不溶。熔点为 175～180℃。

课堂互动

雌二醇为何口服无效，如何对此进行结构修饰，使之成为口服有效的药物？

本品在 280nm 波长处有最大吸收。

本品 C-3 上含酚羟基，显酸性，可溶于碱性溶液，如氢氧化钠水溶液。

本品与硫酸作用显黄绿色荧光，加三氯化铁呈草绿色，加水稀释，变为红色。

本品的氢氧化钠溶液与苯甲酰氯反应生成苯甲酸酯，熔点为 190～196℃。

本品用于治疗卵巢功能不全所引起的病症，如更年期障碍、月经不调及子宫发育不全等。

炔雌醇　Ethinylestradiol

化学名为 3-羟基-19-去甲基-17α-孕甾-1,3,5（10）-三烯-20-炔-17-醇。

本品为白色或类白色结晶性粉末；无臭。本品在乙醇、丙醇或乙醚中易溶，在三氯甲烷中溶解，在水中不溶。熔点为 180～186℃。在吡啶溶液（10mg/ml）中比旋度为 -26°～-31°。

本品在硫酸中显橙红色，于反射光下呈黄绿色荧光，加水稀释后成玫瑰红色凝聚状沉淀。

本品在碱性条件下与苯甲酰氯反应，生成炔雌醇苯甲酸酯，熔点为 201℃。

本品的乙醇溶液遇硝酸银试液产生白色的炔雌醇银沉淀。

本品为口服、高效、长效的雌激素，活性为雌二醇的 7～8 倍，这可能是由于 17α

位引入乙炔基之后，在肝中 17β 羟基的硫酸酯化代谢受阻，在肠胃道中也可抵御微生物的降解作用的原因。临床用于补充雌激素不足、月经紊乱、更年期综合征，还用于前列腺癌等。与孕激素配伍制成口服避孕药。

己烯雌酚 Diethylstilbestrol

化学名为 (E) – 4,4' – (1,2 – 二乙基 – 1,2 – 亚乙烯基) 双苯酚。

本品为无色结晶或白色结晶性粉末；几乎无臭。本品在乙醇、乙醚、脂肪油或稀氢氧化钠溶液中溶解，在三氯甲烷中微溶，在水中几乎不溶。熔点为 169 ~ 172℃。

本品含两个酚羟基，稀乙醇溶液加三氧化铁溶液，生成绿色配合物。

本品与硫酸显橙黄色，加水稀释后颜色消失。本品用稀乙醇溶解后，加 1% 三氯化铁溶液 1 滴，生成绿色配合物缓缓变成黄色。

本品与醋酐、无水吡啶加热生成二乙酰己烯雌酚，干燥后，熔点为 121 ~ 124℃。

> **课堂互动**
>
> 从几何异构的角度分析已烯雌酚的生物活性。

本品为人工合成雌激素代用品，反式体有效，顺式体无效。用于垂体功能异常引起的月经紊乱、功能性子宫出血、绝经期综合征等。大剂量也用于治疗前列腺癌。

本品可以很快从胃肠道吸收，在肝中失活很慢，口服有效，多制成口服片剂应用，也有将它溶在植物油中制成油针剂。本品应遮光，密封保存。

已烯雌酚的两个酚羟基是活性官能团，用于制备各种衍生物。目前作为商品的最常用的衍生物是已烯雌酚丙酸酯及其钠盐。

> **知识链接**
>
> ### 骨质疏松与雌激素缺乏
>
> 骨质疏松症是一种全身代谢性骨病，其特点是骨量减少和骨组织的微细结构受损，因而骨的脆性增加，易于发生骨折。
>
> 20 世纪 40 年代有人提出骨质疏松发病与雌激素水平降低有着密切的关系，称为绝经后骨质疏松。其原因主要是雌激素水平降低，对成骨细胞的刺激减弱。经过研究，老化因素并不是骨质疏松发病的主要因素，而雌激素水平降低才是其发病的首要因素，由此提出雌激素可用于防治绝经后骨质疏松症。后来，大量实验证明了这一观点。对绝经后妇女给以雌激素替代治疗，可降低骨质疏松的发病率，有效预防骨质疏松性骨折。

枸橼酸他莫昔芬 Tamoxifen Citrate

化学名为（Z）– N,N – 二甲基 – 2 – [4 – (1,2 – 二苯基 – 1 – 丁烯基）苯氧基] 乙胺枸橼酸盐。

本品为白色或类白色结晶性粉末；无臭。本品在甲醇中溶解，在乙醇或丙酮中微溶，在三氯甲烷中极微溶解，在水中几乎不溶，在冰醋酸中易溶。熔点为 142～148℃，熔融时同时分解。

本品加入醋酐 – 吡啶（1∶5）摇匀，置水浴上加热，溶液颜色由黄色变为红色。

本品为雌激素拮抗剂，在临床上主要用于治疗晚期乳腺癌和卵巢癌。

三、雄激素和蛋白同化激素类药物

雄激素主要由睾丸产生，具有雄性活性和蛋白同化活性，能促进男性性器官发育成熟和维持男性第二性征的作用；并能促进蛋白质的合成和骨质形成，抑制蛋白质的代谢，使肌肉发达，骨骼粗壮，体重增加。

雄激素的结构特点为：属于雄甾烷类结构，含有 4 – 烯 – 3 – 酮的结构（C – 3 位有酮基，C – 4 位上有双键），17β 位有羟基或羟基与羧酸形成的酯。

（一）概述

1931 年，Butenandt 从男性尿液中提取分离到雄酮（Androsterone）。1935 年，David 从公牛睾丸中提取得到睾酮（Testosterone）的纯品，其活性为雄素酮的 6～10 倍。这是最早获得的天然雄性激素纯品，同年合成成功。

雄酮 　　　　　　　睾酮

由于睾酮的作用时间短，又易在消化道被破坏，口服无效。为了寻找到长效、高效、低毒、口服有效的药物，对睾酮进行了一系列的结构改造。

将睾酮的 17β 位羟基酯化，使脂溶性增加，吸收缓慢而作用时间延长，如丙酸睾酮（Testosterone Propionate）。在 17α 位引入甲基，使空间位阻增加，仲醇基变成叔醇基，不易被代谢氧化，稳定性增加，口服有效，如甲睾酮（Methyltestosterone）。

丙酸睾酮 　　　　　　　甲睾酮

雄性激素的结构专一性很强，对睾酮的结构稍做改变就可使雄性激素活性降低，蛋白同化活性增加。将雄甾烷上的 C-10 位角甲基去掉，其雄性激素作用大大降低，蛋白同化作用保留，得到蛋白同化激素。如将 C-17 位羟基酯化得到苯丙酸诺龙（Nandrolone Phenylpropionate）；对 A 环进行改造，得到达那唑（Danazol）、司坦唑醇（Stanozolol）；对 A 环改造，C-2 位引入取代基或 C-4 位引入卤素，得到氯司替勃（Clostebol）、羟甲烯龙（Oxymetholone）。达那唑为雄激素抑制药，无雌激素和孕激素作用，能够抑制异位子宫内膜组织生长，用于治疗子宫内膜异位症。司坦唑醇蛋白同化作用是甲睾酮的 30 倍，雄激素作用只有甲睾酮的 1/4。

达那唑   司坦唑醇

氯司替勃   羟甲烯龙

（二）典型药物

甲睾酮　Methyltestosterone

化学名为 17α-甲基-17β-羟基-雄甾-4-烯-3-酮。

本品为白色或类白色结晶性粉末；无臭，无味；微有引湿性；本品在乙醇、丙酮、三氯甲烷中易溶，在乙醚中略溶，在植物油中微溶，在水中不溶。熔点为 163~167℃。在乙醇溶液（10mg/ml）中比旋度为 +79° 至 +85°。

本品遇光易变质。

本品加硫酸-乙醇（2:1）溶液显黄色并带有黄绿色荧光；遇硫酸铁铵显橙红色，继变为樱红色。

本品与醋酐吡啶反应得乙酰化物，熔点为 176℃。

本品在肝内破坏较缓慢，经胃肠道及口腔黏膜吸收较完全，口服或舌下给药有效。

本品兼具雄激素作用与蛋白同化作用，主要用于男性缺乏睾丸素所引起的疾病，绝经期妇女晚期乳腺癌。

丙酸睾酮　Testosterone Propionate

化学名为17β–羟基雄甾–4–烯–3–酮丙酸酯，又名丙酸睾丸素。

本品为白色或类白色结晶性粉末；无臭。本品在三氯甲烷中极易溶解，在甲醇、乙醇或乙醚中易溶，在乙酸乙酯中溶解，在植物油中略溶，在水中不溶。熔点为118～123℃。在乙醇溶液（10mg/ml）中比旋度为+84°至+90°。

本品加甲醇、异烟肼溶解后，加稀盐酸，即显黄色。

本品加甲醇溶解后，加亚硝基铁氰化钠、碳酸钠及醋酸铵，摇匀，放置10～30min，显蓝紫色。

本品为睾酮的长效衍生物，进入体内后逐渐水解出睾酮起作用，起效迅速而作用较强。能促进男性性器官的形成、发育、成熟，并对抗雌激素，抑制子宫内膜生长及卵巢垂体功能。临床用于无睾症、隐睾症、男性性腺功能减退症等；对妇科疾病如月经过多、子宫肌瘤、子宫内膜异位症亦有效。大剂量可引起女性男性化、浮肿、肝损害等。

苯丙酸诺龙　Nandrolone Phenylpropionate

化学名为17β–羟基雌甾–4–烯–3–酮–3–苯丙酸酯。

本品为白色或类白色结晶性粉末；有特殊臭。本品在甲醇或乙醇中溶解，在植物油中略溶，在水中几乎不溶。熔点为93～99℃。在二氧六环溶液（10mg/ml）中比旋度为+48°至+51°。

本品的甲醇溶液与醋酸氨基脲缩合，生成缩氨脲衍生物，熔点为182℃，熔融时分解。

本品为最早使用的蛋白同化激素，用于烫伤、骨折后不愈合、恶性肿瘤手术前后、严重骨质疏松症、早产儿、侏儒症及营养吸收不良、慢性腹泻和一些消耗性疾病。长期使用有肝脏毒性及轻微男性化倾向。

知识链接

类固醇类兴奋剂

兴奋剂是运动员为提高成绩而最早服用的药物，目前是对禁用药物的统称。国际奥委会规定的违禁药物已达七大类。合成类固醇类（蛋白同化激素类固醇）是其中之一，多数为雄性激素的衍生物，是目前体育界滥用现象最严重的药物之一，也是药检的重要对象。运动员用药后进行训练，疲劳感觉轻，恢复快，2004 年在体育界名声大噪的 THG 就是一种类固醇类兴奋剂。这类药物对运动员成绩增长效果十分明显，但同时对人体的毒性和副作用也十分可怕，如对肝脏的损害，甚至导致肝癌；增加了患心血管疾病的危险性；肌腱撕裂；导致性别畸变和生殖系统功能紊乱；甚至危及生命。

非那雄胺　Finasteride

化学名为 N – 叔丁基 – 3 – 羰基 – 4 – 氮杂 – 5α – 雄甾 – 1 – 烯 – 17β – 酰胺。

本品是睾酮代谢成二氢睾丸酮过程中的细胞内酶 – II 型 5α – 还原酶的特异性抑制剂。本品通过抑制前列腺内睾酮向二氢睾丸酮的转化而治疗良性前列腺增生，并能非常有效地减少血液和前列腺内的二氢睾丸酮。对雄激素受体没有亲和力。

四、孕激素及抗孕激素类药物

孕激素是雌性动物排卵后，破裂的卵泡中的组织形成的黄体所分泌的激素，能促进女性附性器官成熟及第二性征出现，并维持正常性欲及生殖功能。临床主要用于预防先兆流产、子宫内膜异位症、功能性出血、子宫内膜癌等，与雌激素配伍作口服避孕药。

孕激素包括孕酮类和睾酮类。孕激素的结构特点：属于孕甾烷类结构；4 – 烯 – 3 – 酮；17 – 甲基酮或 17β – 羟基、17α – 炔基、17α – 羟基。以孕酮类（黄体酮，Progesterone）为主。

抗孕激素即孕激素拮抗剂，是指能与孕激素竞争受体并拮抗其活性的化合物。能干扰早孕并终止妊娠。

（一）概述

1. 孕激素

1934 年 4 组科学家几乎同时提取到了纯孕激素，1935 年命名为黄体酮，又名孕酮。黄体酮口服易代谢失活，只能肌内注射给药。为了获得可口服并长效的孕激素，对黄体酮进行结构改造，得到了一系列的孕激素类药物。在黄体酮的 17α 位引入羟基并酯化后，得到的化合物作用增强持久，口服有效。在黄体酮的 6 位引入甲基、双键或氯原子，阻碍药物代谢，提高脂溶性，使活性增加，得到可口服、长效、强效的常用孕激素，如醋酸甲羟孕酮（Medroxyprogesterone Acetate），活性是黄体酮的 20 倍；醋酸氯地孕酮（Chlormadinone Acetate）、醋酸甲地孕酮（Megestrol Acetate），活性分别是黄体酮的 50 倍和 12 倍。

醋酸甲羟孕酮　　　　　　　　　醋酸氯地孕酮　　　　　　　　　醋酸甲地孕酮

第一个口服有效的孕激素药物是睾酮的衍生物，在睾酮的 17α 位引入乙炔基得到炔孕酮（Ethisterone），雄性激素活性大大降低，孕激素活性口服时比黄体酮强 15 倍。将炔孕酮的 C-19 甲基去掉，得到活性更强的炔诺酮（Norethisterone）。后来合成了一系列对 C-19 去甲睾酮类孕激素，如左炔诺孕酮（Levonorgestrel），活性比炔诺酮强，与雌激素合用用作紧急避孕药。也可用于治疗月经不调、子宫功能性出血及子宫内膜异位症等。

炔孕酮　　　　　　　　　　　炔诺酮　　　　　　　　　　左炔诺孕酮

2. 抗孕激素

抗孕激素也叫孕激素拮抗剂，是终止早孕的药物。最早应用到临床上的药物是米非司酮。米非司酮 20 世纪 80 年代问世，具有划时代的意义。它还具有抗排卵、抗着床、扩张和软化宫颈的作用，但单独使用效果不理想，完全流产率只有 60%。到了 90 年代，与其他药物（米索前列醇）合用，效果更佳，完全流产率达到 90%~95%。

（二）典型药物

黄体酮　Progesterone

化学名为孕甾-4-烯-3，20-二酮，又名孕酮。

本品为白色或类白色的结晶性粉末；无臭，无味。本品在三氯甲烷中极易溶解，在乙醇、乙醚或植物油中溶解，在水中不溶。熔点为 128～131℃。在乙醇溶液（10mg/ml）中比旋度为 +186°至 +198°。

本品 C-17 位上有甲基酮结构，在碳酸钠、醋酸铵作用下，与亚硝基铁氰化钠生成蓝紫色复合物。黄体酮及其合成中间体均呈类似的阳性反应，其他常用的甾体药物不显蓝紫色，可供鉴别。

课堂互动

从甾类激素的化学性质分析黄体酮的化学稳定性和适用剂型。

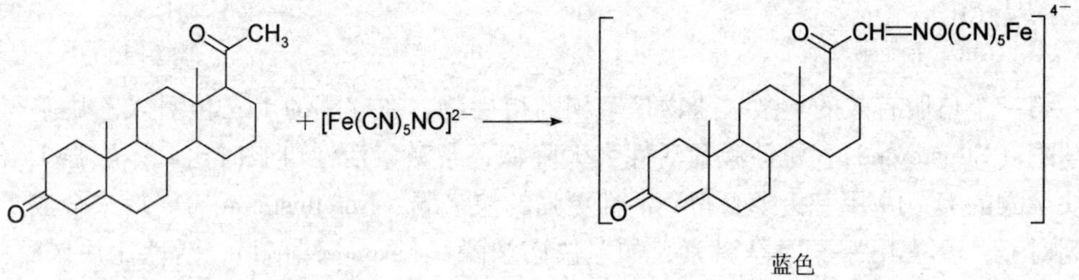

蓝色

本品与异烟肼缩合生成黄色异烟腙。

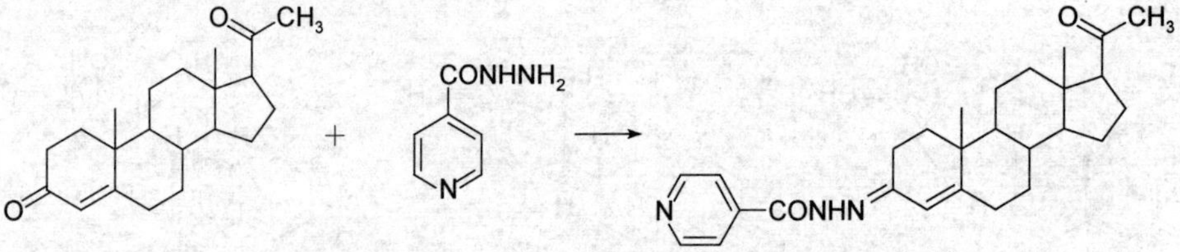

本品与盐酸羟胺反应生成黄体酮二肟，熔点为 238～240℃。

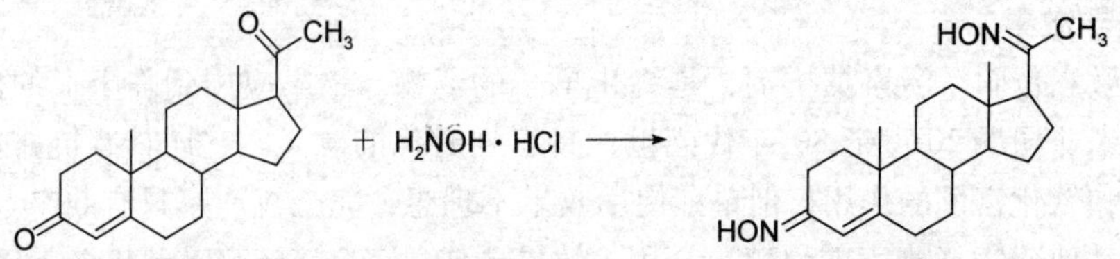

本品具有保胎作用，临床上用于黄体功能不足引起的先兆性流产和习惯性流产，月经不调等症，与雌激素类药物合用，能抑制排卵，可作为避孕药。

炔诺酮　Norethisterone

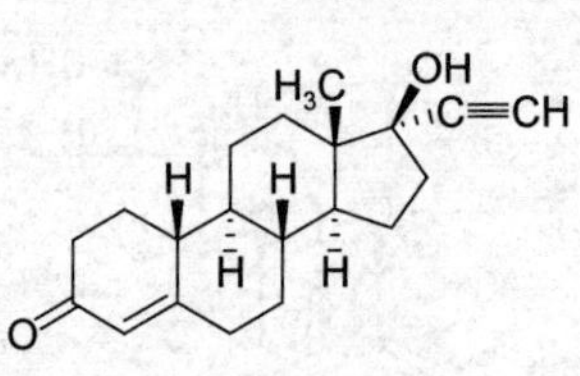

化学名为 17β-羟基-19-去甲-17α-孕甾-4-烯-20-炔-3-酮。

本品为白色或类白色粉末或结晶性粉末；无臭，味微苦。本品在三氯甲烷中溶解，在乙醇中微溶，在丙酮中略溶，在水中不溶。熔点为 202～208℃。在丙酮溶液

（10mg/ml）中比旋度为 -32° 至 -37°。

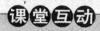

分析炔诺酮的立体异构。

本品的乙醇溶液加入硝酸银试液，产生白色炔诺酮银盐沉淀。

$$\text{(结构式)} \xrightarrow{AgNO_3} \text{(结构式)}$$

本品与盐酸羟胺及醋酸钠共热生成炔诺酮肟，熔点为 115℃，熔融时同时分解。

本品为口服强效的孕激素，用于治疗功能性子宫出血、痛经、子宫内膜异位症等。

米非司酮　Mifepristone

化学名为 11β - ［4 -（N, N - 二甲氨基）- 1 - 苯基］- 17β - 羟基 - 17α -（1 - 丙炔基）- 雌甾 -4,9 - 二烯 -3 - 酮。

本品为淡黄色结晶性粉末；无臭，无味。本品在二氯甲烷或甲醇中易溶，在乙醇或乙酸乙酯中溶解，在水中几乎不溶。熔点为 192 ~ 196℃。在二氯甲烷溶液（5mg/ml）中比旋度为 +124° 至 +129°。

本品具有抗孕激素作用，能干扰早孕并终止妊娠。主要用于抗早孕，也用于紧急避孕。妊娠早期与前列腺素类药合用可诱发流产。

五、肾上腺皮质激素类药物

（一）概述

肾上腺皮质激素是肾上腺皮质所产生的甾体激素的总称，按其生理作用可分为盐皮质激素和糖皮质激素两大类。盐皮质激素具有调节体内水、盐代谢，维持电解质平衡的作用，即促进钠潴留和钾的排泄作用很强。糖皮质激素主要与糖、脂肪、蛋白质的代谢及生长发育有关，大剂量应用时，可产生抗炎、抗毒、抗休克和抗过敏等作用，故又称为甾体抗炎激素。在此重点介绍糖皮质激素。

肾上腺皮质激素的结构特点：属于孕甾烷类结构，含有 4 - 烯 -3,20 - 二酮，17α - 羟基，17β 位有 α 醇酮基，同时在 11 位有含氧功能基（羟基或羰基氧）。

由于天然的糖皮质激素可的松（Cortisone）、氢化可的松（Hydrocortisone）具有保钠排钾的副作用，会引起水肿，为了提高糖皮质激素的活性，减少副作用，并且提高稳定性，延长作用时间，人们对糖皮质激素进行了化学结构修饰。①将氢化可的松分子中的 21 位羟基酯化得到醋酸氢化可的松（Hydrocortisone Acetate）和氢化可的松琥珀酸钠（Hydrocortisone Sodium Succinate），前者作用时间延长，且稳定性增加；后者水溶性增强，可制成注射剂；②在氢化可的松和可的松的 1，2 位引入双键，分别得到泼尼松（Prednisone）和泼尼松龙（Prednisolone），其抗炎作用增强，但钠潴留作用不变；③在 6α 位引入甲基或氟原子，如氟轻松（Fluocinolone Acetonide），钠潴留作用的增加大于抗炎活性的增加，只能外用；④在 9α 位引入卤原子，如引入 F 原子抗炎活性增加，但钠潴留作用增加更多，如氟轻松只能外用；⑤在 16α 位引入羟基，糖皮质激素活性保留，盐皮质激素活性明显降低。由此合成了曲安西龙（Triamcinolone）。将曲安西龙的 16α 羟基和 17α 羟基与丙酮缩合得到曲安奈德（Triamcinolone Acetonide），作用更强；⑥在 16α 位用甲基替换羟基，抗炎活性增强，钠潴留作用降低。如地塞米松（Dexamethasone）。在 16β 位引入甲基同样也有很好的效果，如倍他米松（Betamethasone），其活性和地塞米松相当或略强。

可的松　　　　　　　　　　氢化可的松　　　　　　　　　醋酸氢化可的松

泼尼松　　　　　　　　　　泼尼松龙　　　　　　　　　　曲安西龙

曲安奈德　　　　　　　　　地塞米松　　　　　　　　　　倍他米松

（二）典型药物

醋酸地塞米松　Dexamethasone Acetate

化学名为16α-甲基-11β,17α,21-三羟基-9α-氟孕甾-1,4-二烯-3,20-二酮-21-醋酸酯。

本品为白色或类白色的结晶或结晶性粉末；无臭，味微苦；本品在丙酮中易溶，在甲醇或无水乙醇中溶解，在乙醇或三氯甲烷中略溶，在乙醚中极微溶，在水中不溶。熔点为223~233℃，熔融时同时分解。在二氧六环溶液（10mg/ml）中比旋度为+82°至+88°。

本品的甲醇溶液与碱性酒石酸铜试液作用，生成氧化亚铜的红色沉淀。

本品加入乙醇氢氧化钾试液，水浴加热，冷却后加硫酸煮沸，产生乙酸乙酯的香味。

本品显有机氟化物的特征鉴别反应。

本品需遮光，密封保存。

本品口服后4h以内有15%自尿液排出，一半以葡萄糖苷酸形式排泄，一半以非结合形式排泄。

本品是目前临床上使用的活性最强的糖皮质激素之一，主要用于风湿性关节炎、皮炎、湿疹、红斑狼疮、支气管哮喘和某些感染性疾病的治疗。

醋酸氢化可的松 Hydrocortisone Acetate

化学名为11β,17α,21-三羟基孕甾-4-烯-3,20-二酮-21-醋酸酯。

本品为白色或类白色的结晶性粉末；无臭味；本品在乙醇或三氯甲烷、甲醇或乙醇中微溶，在水中不溶；熔点为216~224℃，熔融时同时分解。在二氧六环溶液（10mg/ml）中比旋度为158°至165°。

本品加硫酸溶解后，显黄色至棕黄色，并带有绿色荧光。

本品的乙醇溶液加硫酸苯肼试液，加热后显黄色。

本品加醇制氢氧化钾试液，置水浴加热，冷却后加硫酸煮沸，产生乙酸乙酯香味。

$$KOH\text{-}C_2H_5OH, H_2SO_4 \xrightarrow{\triangle}$$

本品用于治疗风湿病、类风湿性关节炎、红斑狼疮等结缔组织病，还可用于免疫抑制、抗休克等。

醋酸氟轻松　Fluocinonide Acetate

化学名为 11β – 羟基 – $16\alpha,17$ – [（1 – 甲基亚乙基）– 双（氧）] – 21 – （乙酰氧基）– $6\alpha,9$ – 二氟孕甾 – 1,4 – 二烯 – 3,20 – 二酮。

本品为白色或类白色的结晶性粉末；无臭，无味。本品在丙酮或二氧六环中略溶，在甲醇或乙醇中微溶，在水或石油醚中不溶。在二氧六环溶液（10mg/ml）中比旋度为 $+80°$ 至 $88°$。

本品用于湿疹、神经性皮炎、皮肤瘙痒症、接触性皮炎、牛皮癣、盘状红斑狼疮、扁平苔癣、外耳炎、脂溢性皮炎、日光性皮炎、银屑病、神经性皮炎等的治疗。

第二节　降血糖药

糖尿病是一种由胰岛功能减退、胰岛素抵抗等引发的糖、蛋白质、脂肪、水和电解质等一系列代谢紊乱的内分泌疾病，患者主要表现为高血糖和尿糖。可出现"三多一少"症状，即多尿、多饮、多食、消瘦等。目前常用的降血糖药物主要包括胰岛素和口服降血糖药物，通过减少机体对糖的摄取或加快糖代谢，使血糖下降。

知识链接

糖尿病类型

临床上将糖尿病（Diabetes）分为 1 型糖尿病和 2 型糖尿病。在糖尿病患者中，2 型糖尿病所占的比例约为 90%。

其中 1 型糖尿病因胰腺 β 细胞受损，引起胰岛素分泌缺乏，只能依赖外源性胰岛素补充以维持生命，多发生于青少年。2 型糖尿病临床表现为机体对胰岛素不够敏感，即胰岛素抵抗（Insulin Resistance，IR），其胰岛素的分泌量并不低，甚至还偏高。多见于肥胖病人和中老年人。2 型糖尿病具有遗传性，可用化学药物治疗，以促进 β 细胞分泌更多的胰岛素或提高靶细胞对胰岛素的敏感性。

一、胰岛素

胰岛素（insulin）是胰脏 β 细胞受内源或外源性物质如葡萄糖、乳糖、核糖等的刺激而分泌的一种蛋白激素。胰岛素是机体内唯一降低血糖的激素，同时促进糖原、脂肪、蛋白质合成。外源性胰岛素主要治疗糖尿病，注射胰岛素不会有成瘾性和依赖性。

1926 年，Abel 首次从动物胰脏中提取分离得到了胰岛素结晶，1955 年，阐明了牛胰岛素全部氨基酸序列的一级结构。我国于 1965 年首次人工合成了具有生物活性的结晶牛胰岛素。不同动物的胰岛素由于其结构相似，理化性质也相似。人胰岛素含有 A、B 两条肽链，由 16 种 51 个氨基酸构成，其中 A 链有 11 种 21 个氨基酸，B 链有 15 种 30 个氨基酸。两条链通过两个二硫键结合。

胰岛素　Insulin

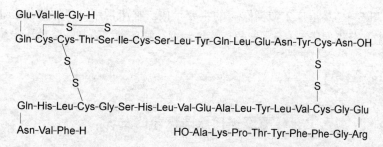

本品为白色或类白色的结晶性粉末。本品在水、乙醇中几乎不溶，在无机酸或氢氧化钠溶液中易溶；熔点为 233℃。本品与氧化锌可形成金属复合物，随 pH 的变化形成不同的晶型，在水溶液中又解离成单体而起作用。

本品具有典型蛋白质的性质，酸碱两性，等电点约为 pH5.35～5.45。在偏酸性（pH2.5～3.5）环境中较稳定，在碱性溶液中易破坏。

本品对热不稳定，通常要保存在冰箱中（5℃），但要防止冻结。

本品由于在消化道中易被胰岛素酶、胃蛋白酶、糜蛋白酶等水解，所以口服无效，必须注射使用。

本品可增加葡萄萄的利用，加速葡萄糖的酵解和氧化，促进糖原的合成和贮存，并能促进葡萄糖转变为脂肪，抑制糖的异生和糖原分解而降低血糖。此外，还能促进脂肪合成并抑制其分解。本品是治疗 1 型糖尿病的唯一药物。也可用于 2 型糖尿病的治疗。

临床上应用的胰岛素制剂根据其作用时间长短分为超短效、短效、中效、长效、超长效和双时相胰岛素，见表 10－2。

表 10 – 2　临床常用胰岛素

药物名称	所属类型	作用特点
门冬胰岛素 insulin aspart	超短效	皮下注射后起效时间 10 ~ 20min，约40min 快速达到峰值，作用持续时间 3 ~ 5 h
中性胰岛素 neutral insulin	短效	可用于皮下、肌内及静脉滴注。皮下注射后半衰期均约2h，持续5 ~ 10h
低精蛋白锌胰岛素 isophane insulin	中效	皮下注射后 2 ~ 4h 开始作用，8 ~ 12h 达高峰，持续时间 18 ~ 24h，适合于血糖波动较大、病情不易控制的病人使用
珠蛋白锌胰岛素 globin zinc insulin	中效	皮下注射后在 2 ~ 4h 开始作用，6 ~ 10h 达高峰，持续 12 ~ 18h
精蛋白锌胰岛素 protamine zinc insulin	长效	含鱼精蛋白与氯化锌的胰岛素的灭菌混悬液，吸收缓慢而均匀，皮下注射后持续时间达 24 ~ 36h，适用于轻型和中型糖尿病
慢胰岛素锌混悬液 lente insulin zinc suspension	长效	30% 无定形半慢胰岛素锌和70% 结晶性极慢胰岛素锌粒子组成的混悬液，持续时间约 18 ~ 24h
甘精胰岛素 Insulin glargine	超长效	皮下注射后易产生沉淀，可形成脂库，缓慢释放药物，每天给药1次，在24h 内持续释药而无峰值变化

二、口服降糖药

(一) 概述

目前口服降糖药是治疗 2 型糖尿病的主要手段。临床常用的口服降糖药根据作用机制可分为胰岛素分泌促进剂、α - 葡萄苷酶抑制剂、胰岛素增敏剂和醛糖还原酶抑制剂。

知识链接

磺酰脲类口服降糖药的发现

1941 年在法国发现有一种治疗伤寒的新药 2254RP（磺胺药），可以造成患者不明原因的死亡，安全性评估结论是低血糖患者死亡的原因。1942 年通过动物试验发现，该药是通过刺激胰岛 β 细胞分泌胰岛素起到降糖作用。1954 年，两名德国医生发现另一种名叫氨磺丁脲的新型磺胺类消炎药也具有降糖作用，他们将该药用于治疗不需要胰岛素治疗的成年糖尿病患者，获得成功。不久，甲苯磺丁脲（D860）被合成，该药仅具降糖功效。1955 年甲苯磺丁脲被广泛应用于临床。如果说 20 世纪 20 年代胰岛素的发现结束了糖尿病无药可治的历史，那么，甲苯磺丁脲的问世就结束了糖尿病只能用胰岛素治疗的时代。此后，多种口服降糖药陆续合成上市。

1. 胰岛素分泌促进剂

可促使胰岛 β 细胞分泌更多的胰岛素，降低血糖水平。按化学结构可分为磺酰脲类和非磺酰脲类。

磺酰脲类能选择性刺激胰岛 β 细胞，促进胰岛素分泌，同时，也能增强外源性胰岛素的降血糖作用，减少肝脏对胰岛素的清除，降糖作用中等偏强。常见的磺酰脲类口服降糖药见表 10 – 3。

表 10 - 3　常见的磺酰脲类口服降糖药

药物名称	R₁—	—R₂	作用持续时间/h
甲苯磺丁脲 Tolbutamide	H₃C—	⟍⟍⟍CH₃	6 ~ 12
氯磺丙脲 Chlorpropamide	Cl—	⟍⟍CH₃	>60
格列齐特 Gliclazide	H₃C—	—N⟨⟩	>24
妥拉磺脲 Tolazamide	H₃C—	N环	12 ~ 24
格列波脲 Glibornuride	H₃C —	H₃C CH₃ ... CH₃ OH	>24
格列喹酮 Gliquidone	H₃CO...—(CH₂)₂—	环己基	16 ~ 24
格列美脲 Glimepiride	H₃C...—NH—(CH₂)₂—	CH₃环己基	>24
格列吡嗪 Glipizide	H₃C...—NH—(CH₂)₂—	环己基	>24
格列本脲 Glibenclamide	Cl...O...CH₃—NH—(CH₂)₂—	环己基	>24

　　非磺酰脲类化学结构与磺酰脲类降糖药不同，但其作用机制相似，能刺激释放胰岛素使血糖水平快速降低。主要药物有瑞格列奈（Repaglinide）、那格列奈（Nateglinide）和米格列奈（Mitiglinide），瑞格列奈分子结构中含有一手性碳原子，（S）-（+）-异构体是（R）-（-）-异构体活性的 100 倍，临床用其（S）-（+）-异构体。可空腹或进食时服用，吸收良好，30~60min 达峰，在肝内快速代谢为非活性物，大部分随胆汁排泄，被称为"膳食葡萄糖调节剂"，临床上主要用于饮食控制、降低体重及运动锻炼不能有效控制高血糖的 2 型糖尿病患者。那格列奈的心脏毒性较瑞格列奈小，起效迅速，持续时间短，对周围葡萄糖浓度更为敏感而易于反应，副作用小。米格列奈上市较晚，起效更快，作用更强，持续时间更短。

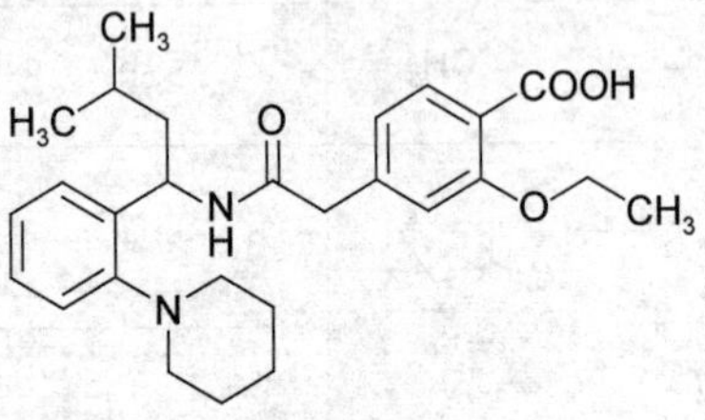

瑞格列奈 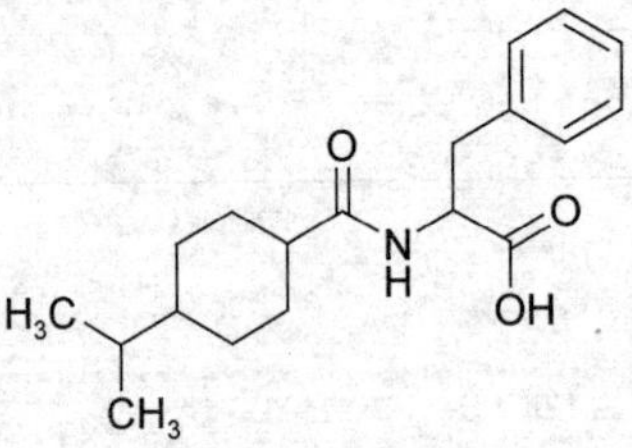　　　　　　　　　那格列奈 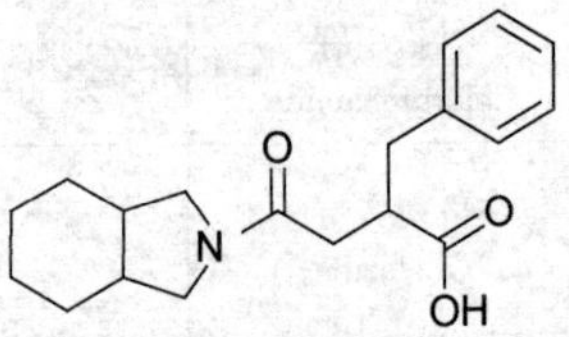　　　　　　　　　米格列奈

课堂互动

从结构特点分析磺酰脲类降糖药物的化学稳定性。

2. α-葡萄苷酶抑制剂

可竞争性地与 α-葡萄糖苷酶结合，抑制小肠的糖苷酶，减慢糖类水解为葡萄糖的速度，延缓葡萄糖的肠道吸收、降低餐后高血糖，但不增加胰岛素分泌，对 1、2 型糖尿病均适用。常用药物有阿卡波糖（Acarbose）、米格列醇（Miglitol）、伏格列波糖（Voglibose），均为糖或糖的衍生物。

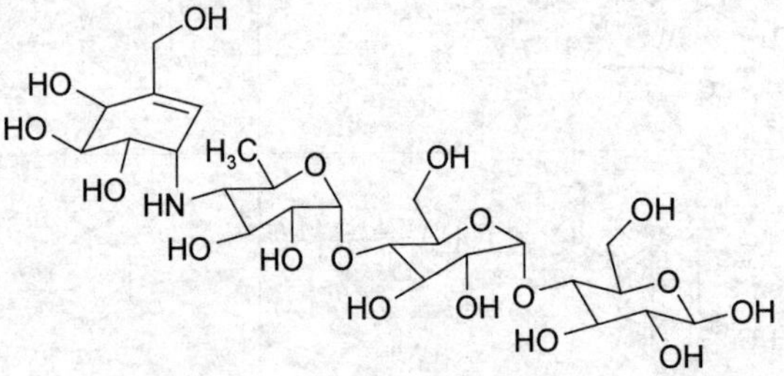

阿卡波糖

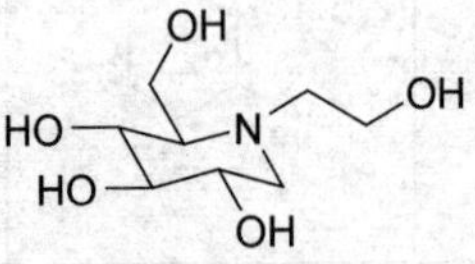

米格列醇 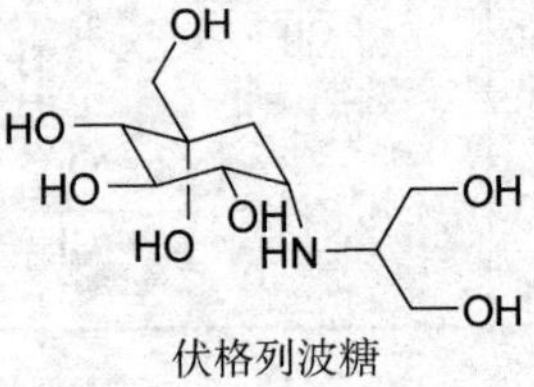　　　　　　　　　　伏格列波糖

3. 胰岛素增敏剂

可以增加组织细胞对胰岛素的敏感性，对有胰岛素抵抗的患者效果更好。目前主

要有噻唑烷二酮类和双胍类，噻唑烷二酮类直接针对胰岛素抵抗而增加胰岛素的敏感性，从而增加胰岛素刺激葡萄糖的利用，抑制肝糖的输出，如马来酸罗格列酮（Rosiglitazone Maleate）。双胍类能抑制肝糖原异生，促进葡萄糖的无氧酵解和利用，增加胰岛素的敏感性，增加脂肪组织和骨骼肌的葡萄糖氧化代谢，减少糖类的吸收，有利于降低餐后血糖，同时还能降低食欲，主要药物有二甲双胍（Metformin）。

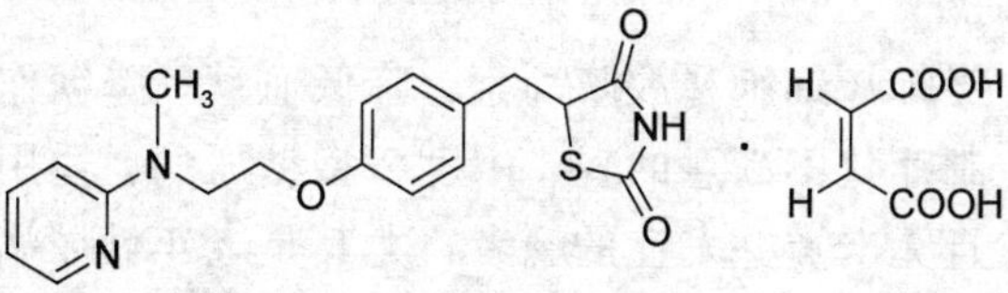

马来酸罗格列酮 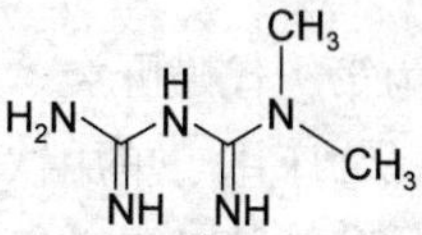　　　　　　　二甲双胍

4. 醛糖还原酶抑制剂

哺乳动物体内醛糖还原酶催化葡萄糖向山梨醇的转化，这是糖尿病并发症白内障和神经疾病的主要起因。此类药物可有效抑制糖尿病患者多个器官中山梨醇含量的异常升高，用于改善糖尿病并发症。

（二）典型药物

甲苯磺丁脲　Tolbutamide

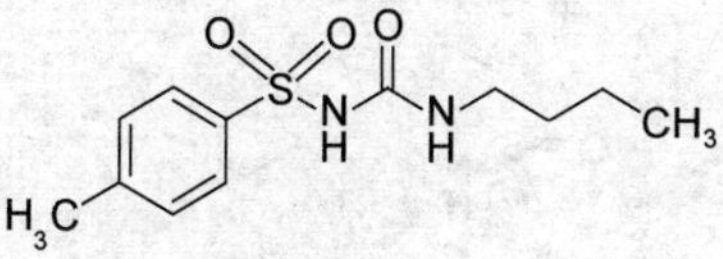

化学名为1-丁基-3-（对甲苯基磺酰基）脲素。

本品为白色结晶或结晶性粉末；无臭，无味。本品在丙酮或三氯甲烷中易溶，在乙醇中溶解，在水中几乎不溶。熔点为 $126 \sim 130℃$。

本品中的磺酰脲基呈酸性，可溶于氢氧化钠溶液。因而可采用酸碱滴定法进行含量测定。

本品在酸性溶液中受热易水解，生成对甲苯磺酰胺晶体，熔点为138℃。可用于鉴定。

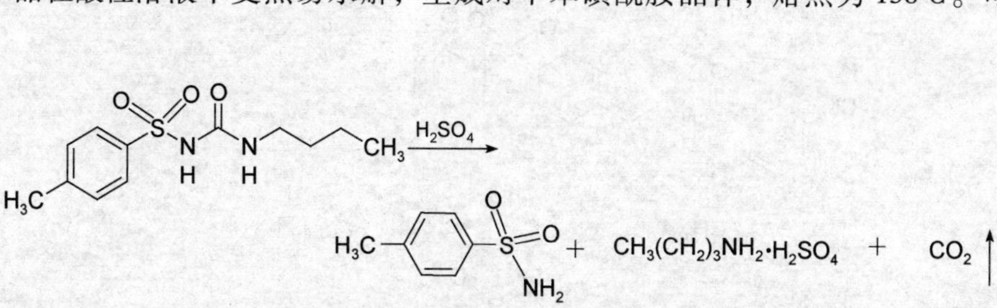

在以上滤液中加20%氢氧化钠使成碱性后，加热，即发生正丁胺的特臭。

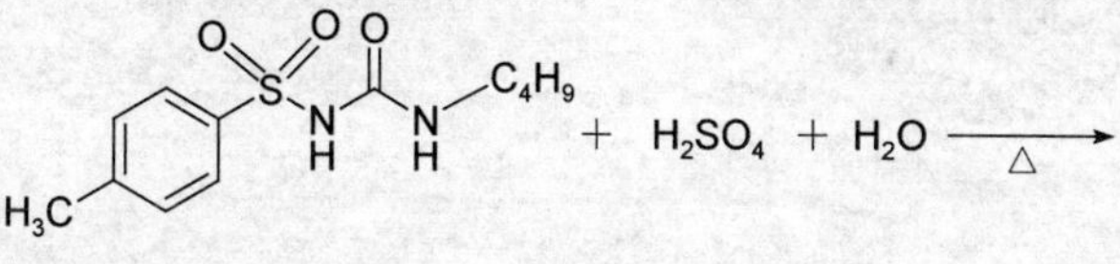

本品为第一代磺脲类，促进胰岛 β 细胞释放胰岛素，降低血糖。降糖作用较弱但安全有效，临床用于单用饮食控制疗效不满意的轻、中度 2 型糖尿病，适用于胰岛细胞有一定的分泌胰岛素功能，并且无严重并发症的患者，尤其是老年糖尿病患者。注射剂用于诊断胰岛素瘤。肝、肾功能不良者忌用。

本品口服后迅速经胃肠道吸收，2～3h 达峰，半衰期约 6h，药效持续时间 6～12h。在体循环中与血浆蛋白结合，在肝脏降解氧化为羧基或羟基衍生物而失活，主要由肾脏排出。

格列本脲 Glibenclamide

化学名为 N-[2-[4-[[[(环己氨基）羰基] 氨基] 磺酰基] 苯基] 乙基]-2-甲氧基-5-氯苯甲酰胺，又名优降糖，氯磺环己脲。

本品为白色结晶性粉末；几乎无臭，无味。在三氯甲烷中略溶，在甲醇或乙醇中微溶，在水或乙醚中不溶；熔点为 170～174℃，熔融时同时分解。

本品在常温、干燥下比较稳定，但对湿敏感，易发生水解。

本品通过促进胰腺胰岛 β 细胞分泌胰岛素；抑制肝糖原分解和糖原异生作用，肝生成和输出葡萄糖减少；也可能增加胰外组织对胰岛素的敏感性和对糖的利用。能降低空腹血糖与餐后血糖。为第二代磺酰脲类口服降糖药的第一个药物。用于治疗轻、中度 2 型糖尿病。其作用强度为甲苯磺丁脲 200 倍，降糖作用较强。

本品代谢主要是脂环的羟基化氧化而失活，代谢产物反式 – 4 – 羟基格列本脲和顺式 – 3 – 羟基格列本脲仍具有 15% 的活性。

盐酸二甲双胍　Metformin Hydrochloride

化学名为 1,1 – 二甲基双胍盐酸盐。

本品为白色结晶或结晶性粉末；无臭。本品在水中易溶，在甲醇中溶解，在乙醇中微溶，在三氯甲烷或乙醚中不溶。熔点为 220～225℃。本品 1% 水溶液 pH 为 6.68，接近于中性。二甲双胍具有碱性，pK_a 值为 12.4。

本品的水溶液显氯化物的鉴别反应。

本品水溶液加 10% 亚硝基铁氰化钠 – 铁氰化钾 – 10% 氢氧化钠试液，溶液呈红色。

本品通过增加外周糖的摄取和利用而提高胰岛素的敏感性，可减少肝糖的产生，降低肠对糖的吸收。

本品用于单纯饮食控制不满意的 2 型糖尿病患者。不但有降血糖作用，还有减轻体重和降低高胰岛素血症的效果，尤其适合肥胖和伴高胰岛素血症者。

本品以原形由尿排出，不经肝脏代谢，也不经胆汁排泄。主要经肾小管排泄。因此肾功能损害者禁用，老年人慎用。

阿卡波糖　Acarbose

化学名为 O – 4,6 – 双脱氧 – 4［［（1S,4R,5S,6S）4,5,6 – 三羟基 – 3 –（羟基甲基）– 2 – 环己烯］氨基］– D – 吡喃葡糖基（1→4）– O – D – 吡喃葡糖基（1→4）– D – 吡喃葡萄糖。

本品为类白色或淡黄色结晶性粉末。

本品是一种新型口服降糖药。在肠道内竞争性地抑制葡萄糖苷水解酶，从而抑制多糖及蔗糖分解成葡萄糖，使糖的吸收速度减慢，降低餐后血糖。一般单用或与胰岛素或其他口服降血糖药合用，用于治疗胰岛素依赖型或非依赖型糖尿病。

学习小结

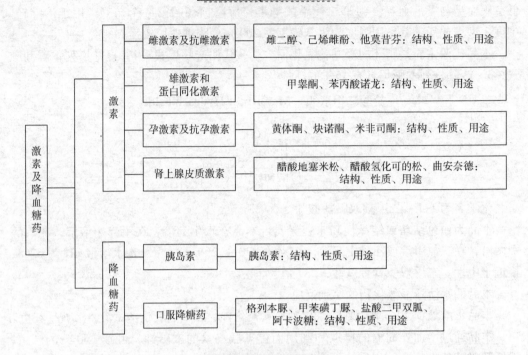

目标检测

一、选择题

（一）A 型题（单选题）

1. 黄体酮与下列哪条叙述不符（   ）

A. 为白色结晶性粉末，具右旋光性

B. 可与亚硝酰铁氰化钠反应，不显紫色

C. 可与盐酸羟胺生成二肟

D. 可与异烟肼生成淡黄色固体

E. 临床用于先兆流产和习惯性流产，不能口服

2. 雌甾烷与雄甾烷在化学结构上的区别是（   ）

A. 雌甾烷具有 18 甲基，雄甾烷不具有

B. 雄甾烷具有 18 甲基，雌甾烷不具有

C. 雌甾烷具有 19 甲基，雄甾烷不具有

D. 雄甾烷具有 19 甲基，雌甾烷不具有

E. 雌甾烷具有 20、21 乙基，雄甾烷不具有

3. 能与硝酸银的氨溶液产生白色沉淀的药物是（   ）

A. 雌二醇   B. 炔雌醇   C. 甲睾酮

D. 己烯雌酚   E. 黄体酮

4. 炔雌醇与下列哪条叙述不符（　　　）

　　A. 在碱性溶液中与苯甲酰氯作用生成固体物质，mp 约为 201℃

　　B. 其乙醇溶液遇硝酸银试液产生白色沉淀

　　C. 加硫酸后呈红色，水稀释后呈玫瑰红色凝聚状沉淀

　　D. 可与盐酸羟胺作用成肟

　　E. 可与炔诺酮或甲地孕酮制成口服避孕药

5. 睾丸素在 17α 位增加一个甲基，其设计的主要考虑是（　　　）

　　A. 可以口服　　　　　　B. 雄激素作用增强　　　　C. 雄激素作用降低

　　D. 蛋白同化作用增强　　E. 以上都对

6. 可以口服的雌激素类药物是（　　　）

　　A. 雌三醇　　　　　　　B. 炔雌醇　　　　　　　　C. 雌酚酮

　　D. 雌二醇　　　　　　　E. 炔诺酮

7. 下列哪条叙述与醋酸可的松无关（　　　）

　　A. 为白色结晶性粉末，具左旋光性

　　B. 可与亚硝酰铁氰化钠反应显深蓝色

　　C. 其甲醇溶液加新制的硫酸苯肼试液显黄色

　　D. 其乙醇溶液遇硝酸银试液生成白色沉淀

　　E. 其抗炎作用强于醋酸氢化可的松

8. 雄性激素结构改造可得到蛋白同化激素，主要原因是（　　　）

　　A. 甾体激素合成工业化以后，结构改造工作难度下降

　　B. 雄性激素结构专属性高，结构稍加改变，雄性活性降低，蛋白同化活性增加

　　C. 雄性激素已可满足临床需要，不需再发明新的雄性激素

　　D. 同化激素比雄性激素稳定，不易代谢

　　E. 同化激素的副作用小

9. 属于胰岛素增敏剂的有（　　　）

　　A. 伏格列波糖　　　　　B. 那格列奈　　　　　　　C. 马来酸罗格列酮

　　D. 米格列醇　　　　　　E. 格列本脲

10. 以下的化合物中，哪一个不是抗雌激素类化合物（　　　）

　　A. 氯米芬　　　　　　　B. 雷洛昔芬　　　　　　　C. 米非司酮

　　D. 他莫昔芬　　　　　　E. 4 - 羟基他莫昔芬

（二）B 型题（每小组 5 个备选答案，备选答案可重复选，也可不选）

[1～5]

A. 丙酸睾酮　　　　　　　B. 苯丙酸诺龙　　　　　　C. 甲羟孕酮

D. 雌二醇　　　　　　　　E. 黄体酮

1. 用于恶性肿瘤手术前后，骨折后愈合（　　　）

2. 临床上注射用的孕激素（　　　）

3. 与雌激素配伍用作避孕药的孕激素（　　　）

4. 3 - 位有羟基的甾体激素（　　　）

5. 临床上用于治疗男性缺乏雄激素病的甾体激素（　　　）

[6～10]

A. 乙醇溶液加硫酸苯肼试液，加热后显黄色

B. 甲醇溶液与碱性酒石酸铜试液作用，生成氧化亚铜的红色沉淀

C. 乙醇溶液遇硝酸银试液产生白色沉淀

D. 与硫酸作用显黄绿色，有黄绿色荧光，用水稀释后呈淡橙色

E. 与亚硝基铁氰化钠反应生成深蓝紫色阴离子复合物

6. 氢化可的松的性质（　　　）

7. 炔雌醇的性质（　　　）

8. 黄体酮的性质（　　　）

9. 雌二醇的性质（　　　）

10. 醋醋地塞米松的性质（　　　）

（三）X 型题（多选题）

1. 糖皮质激素的 16 位引入甲基的目的是（　　　）

  A. D 环构型从半椅式变成船式　　　B. 增加 17 位侧链的稳定性

  C. 降低钠滞留作用　　　D. 增加糖皮质激素的活性

  E. 改变给药途径

2. 下面哪些药物属于孕甾烷类（　　　）

  A. 甲睾酮　　　B. 可的松　　　C. 睾酮

  D. 雌二醇　　　E. 黄体酮

3. 提高肾上腺皮质激素的抗炎作用可采用哪些方法（　　　）

  A. C－9 引入氟　　　B. C－16 引入甲基　　　C. C－6 引入氟

  D. C－19 去甲基　　　E. C－17 引入乙炔基

4. 下列叙述与胰岛素相符的有（　　　）

  A. 白色或类白色结晶性粉末

  B. 具有蛋白质的酸碱两性

  C. 在偏酸性（pH2.5～3.5）环境中较稳定，在碱性溶液中易破坏

  D. 对热不稳定，通常要保存在冰箱中（5℃），但要防止冻结

  E. 可以口服

5. 雌激素的化学结构特征是（　　　）

  A. 17α－位有含氧功能基　B. 13 位角甲基　　　C. A 环芳构化

  D. 10 位角甲基　　　E. 11β－OH

6. 黄体酮具有下列哪些特点（　　　）

  A. 与亚硝酰铁氰化钠反应生成深蓝紫色阴离子复合物

  B. 可口服

  C. 3－位的羰基可与异烟肼缩合生成浅黄色的异烟腙

  D. 属于雌激素

  E. 属于孕激素

二、简答题

1. 以雌二醇为例，阐述雌激素类药物的共同结构特征。

2. 将睾酮的 17α 位引入甲基的目的是什么？

3. 在雄甾烷母核上引入不同的取代基可以减弱雄激素的活性，请举例说明结构对活性的影响。

三、实例分析

某女怀孕期间出现先兆流产迹象，医生处方用黄体酮注射液，请分析：

（1）黄体酮可不可以口服？为什么？

（2）如要口服用药，可以选择哪些药物？

（李群力）

第十一章 │ 维 生 素

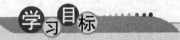

知识目标

讲出维生素 A、B 类（B_1、B_2、B_6）、C、D_3、E、K_3 等典型药物的化学名称、化学结构特点、理化性质和临床用途；

说出维生素类药物的分类和维生素 D_2 的理化性质及临床用途；

知道维生素的概念和来源。

能力要求

写出维生素 A 醋酸酯、维生素 B_1、维生素 C、维生素 E 醋酸酯的化学结构；

认识维生素 B_2、维生素 B_6、维生素 D_3、维生素 K_3 的化学结构；

学会典型药物的鉴别方法；会分析维生素 A 醋酸酯、维生素 B_1、维生素 C、维生素 E 醋酸酯、维生素 D_3、维生素 K_3 的结构特点并推测其化学稳定性。

　　维生素（vitamins）是指一类能维持机体正常代谢所必需的微量活性物质，主要参与机体的能量转移和代谢调节。维生素按照溶解性可分为水溶性和脂溶性维生素两类。根据维生素被发现的先后顺序，将其命名为维生素 A、B、C、D、E、K 等。

知识链接

Vitamin 的由来

　　1911 年有学者从米糠中成功分离出抗脚气病因子，1912 年 Funk 证明了治疗脚气病的化学物质为胺类化合物，并将该化合物命名为 Vitamine，但后来研究发现有些维生素并不属于胺类，1920 年科学家 Drummond 将其改为 Vitamin。随着科技的不断进步，科学家们先后分离和提纯出了大量的维生素类化合物，迄今为止，已发现维生素达 60 多种，并已确证了其化学结构，目前绝大部分维生素均可以人工合成或生产。

第一节　脂溶性维生素

　　脂溶性维生素（fat soluble vitamins）包括维生素 A、D、E、K 等，它们在食物中多与脂类共存，并随同脂类一起被吸收进入机体内。脂溶性维生素因在机体内排泄较缓慢，若摄取过多则易引起积蓄中毒。

一、维生素 A

维生素 A 广泛存在于动物的肝脏、奶汁、肉类及蛋黄当中，它能明显改善动物的生长。1931 年科学家从鱼肝油中分离提纯得到了维生素 A_1，又名视黄醇，并阐明了它的化学结构，它主要存在于咸水鱼及哺乳动物的肝脏中。此后又从淡水鱼的肝脏中分离出了维生素 A_2，其化学结构与维生素 A_1 比较，均为多烯烃一元醇，只是环己烯的 3 位多了一个不饱和双键，但其生物活性仅为维生素 A_1 的 30% ~ 40%。

在植物中仅仅含有维生素 A 原，如胡萝卜素、玉米黄素等，理论上一分子的胡萝卜素在体内可转化成两分子的维生素 A。在人类营养中大部分的维生素 A 来自于 β - 胡萝卜素；玉米黄素可转化成一分子的维生素 A，但因维生素 A 原在体内的转化率和吸收率均较低，故目前主要靠人工合成方法制备。

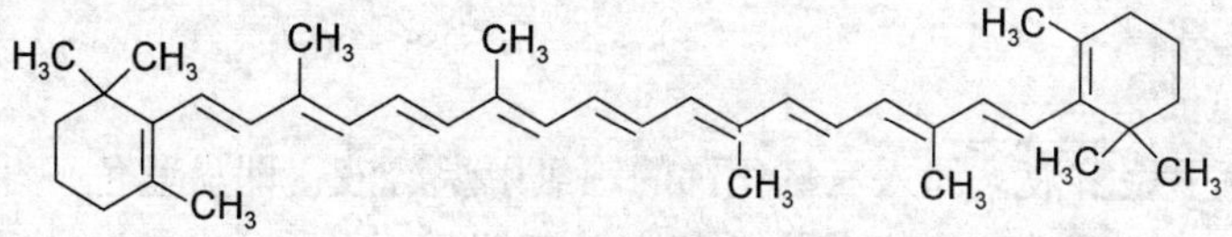

β-胡萝卜素

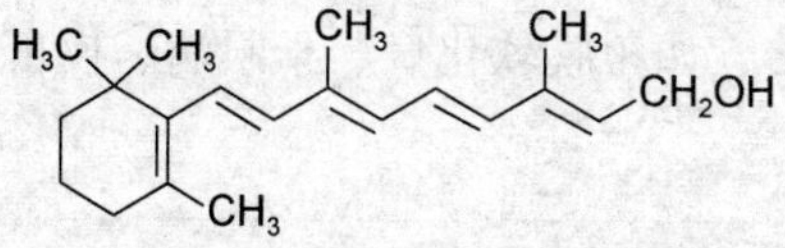

维生素A_1

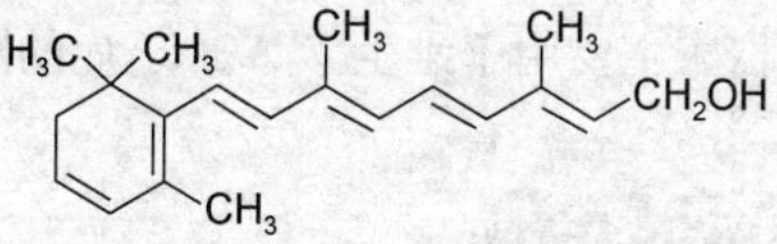

维生素A_2

维生素 A 化学结构中含有共轭多烯醇的侧链，其化学性质不稳定，对紫外线较敏感，易被空气氧化，氧化的中间产物为无活性的环氧化合物，其中 5,6 - 环氧化合物在酸性条件下经分子重排后，生成呋喃型氧化产物，并能进一步生成相应的醛和酸。若加热或金属离子（如铁离子）存在时均可促进这种氧化。故此，贮存时应装于铝制或其他适宜的容器内，充氮气、密封，在凉暗干燥处保存。《中国药典》收载的维生素 A 为维生素 A_1 的醋酸酯。

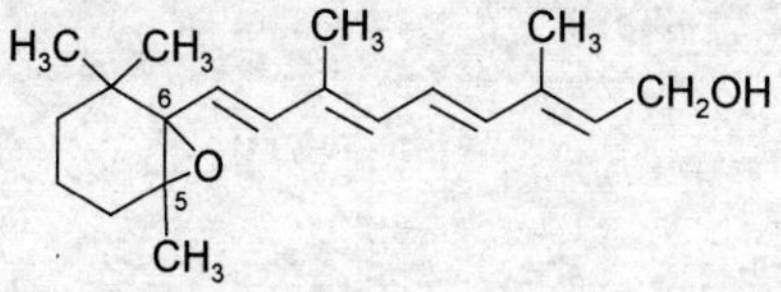

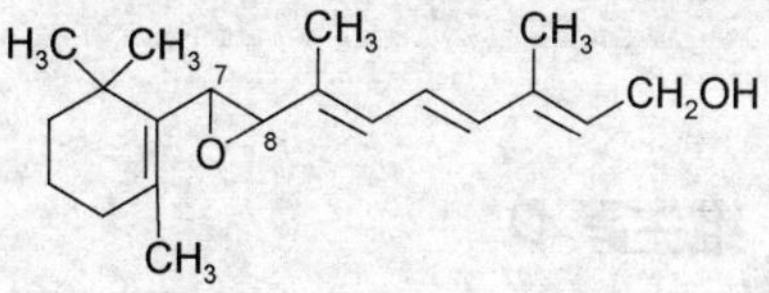

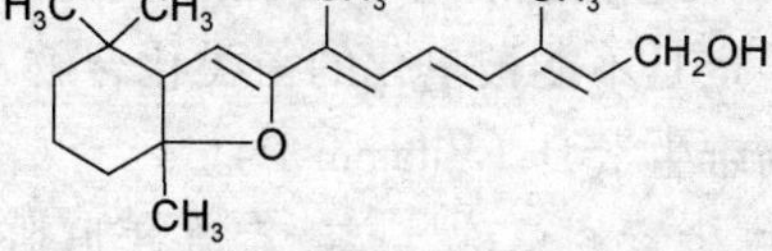

呋喃型氧化产物

维生素 A 醋酸酯　VitaminA Acetate

化学名为全反式－3,7－二甲基－9－（2,6,6－三甲基－1－环己－1－烯基）－2,4,6,8－壬四烯－1－醇醋酸酯。

本品为淡黄色的油溶液或结晶与油的混合物（加热至60℃应为澄明溶液），无臭。本品在三氯甲烷、乙醚、环己烷或石油醚中能任意混合，在乙醇中微溶，在水中不溶。

本品为酯类化合物，其化学稳定性比维生素 A 好，但在酸或碱的催化下，则易水解，生成维生素 A 和醋酸。维生素 A 具有丙烯醇型结构，酸性条件下易发生脱水反应，得脱水维生素 A，其生物活性只有维生素 A 的0.4%。

本品的三氯甲烷溶液，加入三氯化锑的三氯甲烷溶液，即显蓝色，渐变为紫红色。

维生素 A 在油溶液中比在空气中稳定，故通常将其制成油溶液制剂，临床上常将维生素 A 棕榈酸酯或维生素 A 醋酸酯溶于植物油中制备成油溶液制剂。

本品临床主要用于维生素 A 缺乏症的防治，如角膜软化病、干眼病、夜盲症等。

知识拓展

维生素 A 小知识

维生素 A 在空气中容易发生自动氧化，但食物中的维生素 A 却相对稳定，即使在加热状态下也不会被破坏，分析其原因可能是由于在食物中同时存在具有抗氧化作用的维生素 E。

常用国际单位（I.U.）表示维生素 A 的生物效价，一般将纯维生素 A 或醋酸酯作为测定效价的标准。常见的规格有两种：每1g含维生素 A 50 万单位；每 1g 含维生素 A 100 万单位。

维生素 A 常见的制剂有：维生素 A 胶丸、维生素 AD 胶丸、维生素 AD 滴剂等。

二、维生素 D

早在 19 世纪人们就知道儿童佝偻病与日光照射密切相关，直到 20 世纪初，科学家发现鱼肝油中含有对热不稳定且不能被皂化的甾类化合物，该化合物对治疗佝偻病有效，随后将这种物质命名为维生素 D（Vitamin D）。

维生素 D 是抗佝偻病维生素的总称，广泛存在于肝脏、鱼肝油、蛋黄和乳汁中。维生素 D 类在化学结构上属于甾醇的开环衍生物，目前已知有十余种，其中最主要的

为维生素 D_2 和维生素 D_3。

开环甾醇　　　　　　　维生素D_2

植物和酵母中含有维生素 D_2 的前体（麦角固醇），经日光或紫外线照射可转化得到维生素 D_2。人体皮肤内含有维生素 D_3 的前体（7 - 脱氢胆固醇），经日光或紫外线照射后可转变为维生素 D_3，此方式是人体获得维生素 D 的主要途径，通过人体皮肤合成的维生素 D_3，通常能够基本满足机体的需要。

维生素 D_3　　Vitamin D_3

化学名为 9,10 - 开环胆甾 -5,7,10（19）- 三烯 -3β - 醇，又名胆骨化醇。

本品为无色针状结晶或白色结晶性粉末；无臭，无味。本品在乙醇、丙酮、三氯甲烷或乙醚中极易溶解，在植物油中略溶，在水中不溶。熔点为 84～88℃，熔融时同时分解。在无水乙醇溶液（5mg/ml）中比旋度为 +105°～ +112°。

本品的化学结构中因侧链上无双键，C - 24 上没有甲基，故稳定性较好，但在空气中或遇光时均易变质，故贮存时应遮光，充氮、密封并在冷处保存。

本品的三氯甲烷溶液，加入醋酐和硫酸试液并摇振，溶液初显黄色，逐渐变为红色，迅即变为紫色、蓝绿色，最后变为绿色。

本品主要用于调节体内钙、磷的代谢。临床用于防治佝偻病、骨软化症和老年性骨质疏松症等。

三、维生素 E

维生素 E 是一类有抗不育作用的脂溶性物质，因化学结构上含有酚羟基，故又称为生育酚（Tocopherol）。维生素 E 是一类具有生育酚基本结构的天然化合物的总称，它们均属于苯并二氢吡喃的衍生物，苯环上均有一个酚羟基。

维生素 E 类化合物目前已知的有 8 种：即 α、β、γ、δ、ε、$ζ_1$、$ζ_2$、η - 生育酚，各异构体具有不同的生理活性，其中 α - 生育酚的活性最强。维生素 E 主要存在于植物中，特别是麦胚油、豆类及蔬菜中含量最丰富。天然维生素 E 为右旋体，人工合成品为消旋体，后者的生物活性仅为右旋体的 40％ 左右。

生育酚基本结构

名　称	R_1	R_2	R_3
α–生育酚	CH_3	CH_3	$C_{16}H_{33}$
β–生育酚	CH_3	H	$C_{16}H_{33}$
γ–生育酚	H	CH_3	$C_{16}H_{33}$
δ–生育酚	H	H	$C_{16}H_{33}$
δ–生育三烯酚	CH_3	CH_3	$C_{16}H_{27}$ $(3',7',11'–三烯)$
β–生育三烯酚	CH_3	H	$C_{16}H_{27}$ $(3',7',11'–三烯)$
γ–生育三烯酚	H	CH_3	$C_{16}H_{27}$ $(3',7',11'–三烯)$
δ–生育三烯酚	H	H	$C_{16}H_{27}$ $(3',7',11'–三烯)$

　　维生素 E 具有较强的还原性，对光线和氧化剂较敏感，遇氧化剂三氯化铁或空气中的氧，则可被氧化成黄色的生育醌，若氧化剂为三氯化铁，则反应中生成的亚铁离子可与 $2,2'$–联吡啶试液反应，生成稳定的血红色配合物。

生育醌

　　因维生素 E 易被氧化，故多制备成维生素 E 的 α–生育酚醋酸酯或 α–生育酚烟酸酯。《中国药典》收载的维生素 E 为 α–生育酚醋酸酯。

（二）典型药物

维生素 E 醋酸酯　Vitamin E Acetate

　　化学名为（±）–2,5,7,8–四甲基–2–（4,8,12–三甲基十三烷基）–6–苯并二氢吡喃醇醋酸酯，又名 dl-α–生育酚醋酸酯。

　　本品为微黄色至黄色或黄绿色澄清的透明黏稠液体；几乎无臭，遇光色渐变深。本品在无水乙醇、丙酮、乙醚或植物油中易溶，在水中不溶。折光率为 1.494～1.499。

　　本品为 α–生育酚酯类化合物，稳定性比 α–生育酚高，不易被氧化，但与氢氧化钾溶液共热可发生水解反应，生成游离 α–生育酚。

本品无水乙醇溶液，加硝酸并微热后，可生成生育红，溶液显橙红色。

生育红

本品因具有较强的还原性，易被氧化，通常将其作为油溶性制剂的抗氧剂使用。

课堂互动

为什么要将维生素 A 和维生素 E 均制备成酯类化合物的形式？

本品主要用于习惯性流产、进行性肌营养不良、不孕症等，也可用于心血管疾病、脂肪肝及抗衰老等的防治。本品应避光，密封干燥处保存。

四、维生素 K

维生素 K 是一类具有凝血作用、结构类似的维生素的总称。它广泛存在于绿色植物中，在菠菜、萝卜、白菜、卷心菜中含量最为丰富。在瘦肉、牛肝、猪肝、蛋中含量也较高，有研究发现多数微生物也能合成维生素 K。目前已知的有 7 种，即维生素 $K_1 \sim K_7$，其中维生素 $K_1 \sim K_4$ 均属于 2 - 甲基 - 1,4 - 萘醌类衍生物；维生素 $K_5 \sim K_7$ 则属于萘胺类衍生物。维生素 K_1 和维生素 K_2 主要存在于绿色植物中，维生素 K_3、K_4 为化学合成品。在维生素 $K_1 \sim K_7$ 中，维生素 K_3 的生物活性最强。

	R_1	R_2	R_3	R_4
维生素K_4	—OCOCH$_3$	—CH$_3$	—H	—OCOCH$_3$
维生素K_5	—OH	—CH$_3$	—H	—NH$_2$
维生素K_6	—NH$_2$	—CH$_3$	—H	—NH$_2$
维生素K_7	—OH	—H	—CH$_3$	—NH$_2$

维生素 K_3 Vitamin K_3

化学名为 1,2,3,4 - 四氢 - 2 - 甲基 - 1,4 - 二氧 - 2 - 萘磺酸钠盐三水合物，又名亚硫酸氢钠甲萘醌。

本品为白色结晶或结晶性粉末；几乎无臭，有吸湿性。本品在水中易溶，在乙醇中微溶，在乙醚、苯等有机溶剂中几乎不溶，水溶液对石蕊试纸呈中性。

本品水溶液遇光和热，部分可发生异构化，得到 2 – 甲基 – 1,4 – 萘氢醌及 2 – 甲基 – 1,4 – 萘氢醌 – 3 – 磺酸钠，活性降低。为防止发生这一反应，可将溶液 pH 保持在 2 ~ 5，并加入亚硫酸氢钠作为稳定剂。

上述反应生成的 2 – 甲基 – 1,4 – 萘氢醌 – 3 – 磺酸钠与邻二氮菲试剂反应，生成红色沉淀。而维生素 K_3 无此反应。

本品的水溶液与亚硫酸氢钠和甲萘醌之间存在动态平衡。其水溶液遇空气中的氧或遇酸、碱时，因体系中的亚硫酸氢钠被反应掉，使其平衡被破坏，析出黄色甲萘醌沉淀；本品水溶液遇稀盐酸时可析出黄色甲萘醌沉淀，同时放出二氧化硫气体。光和热也可促进此变化，因此本品水溶液不宜在水中久存。

本品主要用于凝血酶原过低症、新生儿出血症及维生素 K 缺乏症。

第二节　水溶性维生素

水溶性维生素（water soluble vitamins）包括维生素 B 类、维生素 C 和叶酸类，是只溶于水而不溶于油脂的维生素，有些水溶性维生素微溶有机溶剂。水溶性维生素摄入过多不会造成中毒，人体可以迅速将其排泄。

一、维生素 B 类

维生素 B 类主要有维生素 B_1（硫胺）、维生素 B_2（核黄素）、维生素 B_6（吡多辛）、维生素 B_{12}（氰钴胺）、烟酸及烟酰胺等。

1. 维生素 B_1

维生素 B_1 广泛存在于米糠、麦麸、酵母等，也可由人工合成。它具有维持糖代谢及神经传导的功能。维生素 B_1 在人体内吸收较慢，并易被硫胺酶破坏失效。

维生素 B_1　Vitamin B_1

化学名为氯化 4 – 甲基 – 3 – [（2 – 甲基 – 4 – 氨基 – 5 – 嘧啶基）甲基] – 5 – （2 – 羟基乙基）噻唑鎓盐酸盐，又称盐酸硫胺。

本品为白色结晶或结晶性粉末；有微弱的特臭，味苦。干燥品在空气中迅速吸收约 4% 的水分。本品在水中易溶，在乙醇中微溶，在乙醚中不溶。其水溶液呈酸性。熔点为 248～250℃，熔融时同时分解。

本品在干燥环境中稳定，在密闭容器中长期放置或于 100℃ 加热 24 小时，均无显著变化。但其水溶液接触空气或与铁氰化钾碱性溶液共存，则易被氧化成具有荧光的硫色素而失效。遇光、金属离子（如铜、铁、锰）等均能加速此作用。

本品的酸性水溶液较稳定，当 pH 升高时则稳定性下降，若在碱性溶液中，则噻唑环开环，生成硫醇型化合物而失效。

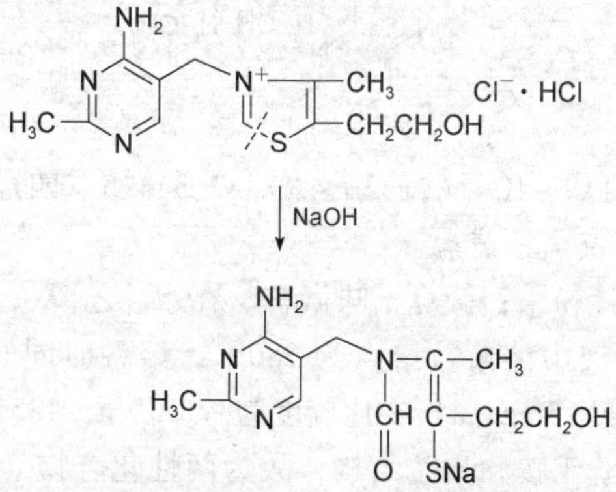

本品在氢氧化钠溶液中，噻唑环被开环，生成硫醇型化合物，加入铁氰化钾试液，氧化生成硫色素，再加入正丁醇试液，振摇并静置后，醇层显蓝色荧光，若加酸使成酸性时，荧光消失，再加碱，荧光复显。

课堂互动

本品能否与碱性药物（如苯巴比妥钠、氨茶碱等）配伍使用，为什么？

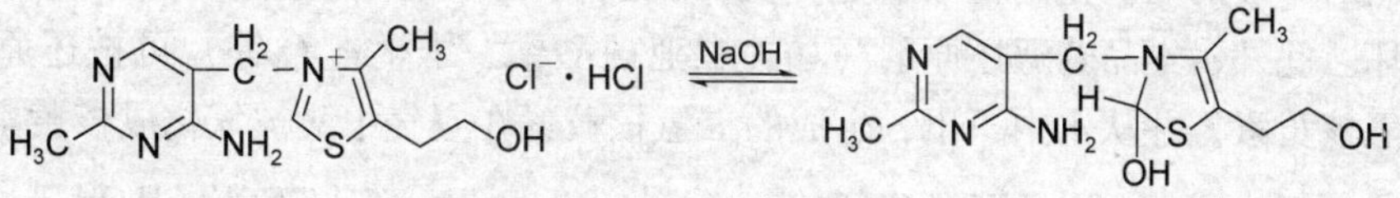

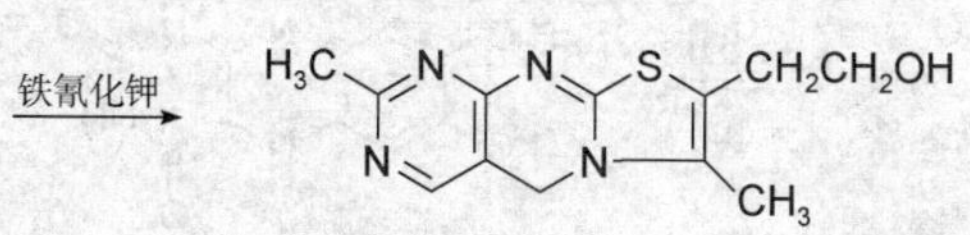

硫色素

本品水溶液在 pH5～6 时，若遇亚硫酸氢钠或碳酸氢钠均可发生分解，故本品不能使用亚硫酸氢钠或碳酸氢钠作稳定剂。

本品分子结构中有嘧啶环和噻唑环两个杂环，能与部分生物碱沉淀试剂反应，如与碘试液生成红色沉淀（B·HI·I₂）；与碘化汞钾试液反应生成淡黄色的沉淀（B·

$H_2Hg_2I_4$）；与三硝基苯酚作用生成扇形结晶。

本品主要适用于维生素 B_1 缺乏所致的脚气病的防治，也用于神经炎、消化不良等。

2. 维生素 B_2

维生素 B_2 又称核黄素，容易加氢还原成无色核黄素，故具有传递氢或电子的功能。在体内经过磷酸化生成黄素单核苷酸和黄素腺嘌呤二核苷酸，从而具有生物活性。

维生素 B_2 Vitamin B_2

化学名为 7,8 - 二甲基 - 10〔$(2S,3S,4R)$ - 2,3,4,5 - 四羟基戊基〕- 3,10 - 二氢苯并蝶啶 - 2,4 - 二酮，又名核黄素。

本品为橙黄色结晶性粉末；微臭，味微苦。在水、乙醇、三氯甲烷或乙醚中几乎不溶，在稀氢氧化钠溶液中溶解。熔点为 280℃，熔融时同时分解。在无碳酸盐的 0.05mol/L 氢氧化钠溶液（5mg/ml）中比旋度为 -115°至 -135°。

本品化学结构中有酰亚胺和叔胺结构，故为两性化合物（$K_a = 6.3 \times 10^{-12}$，$K_b = 0.5 \times 10^{-12}$），即能溶于稀碱，又能溶于稀酸；其饱和溶液的 pH 为 6。

本品水溶液显黄绿色荧光，当溶液保持 pH 6～7 时荧光最强，但加入酸或碱后，荧光迅速消失。

本品干燥时稳定，但其水溶液遇光极易分解，且其分解的速度随温度、pH 的升高而加快。在碱性条件下分解产生感光黄素；在酸性或中性溶液中，分解生成光化色素。在酸性或碱性溶液中还有少量的核黄素 - 10 - 乙酸生成。

本品酸性水溶液在避光条件下较稳定，但在碱性溶液中极不稳定，如在 1% 氢氧化钠溶液中，24 小时之内即可完全分解。

本品对一般的弱氧化剂比较稳定，但易被强氧化剂（如高锰酸钾、铬酸等）所氧化而破坏。此外，本品若遇还原剂（如连二亚硫酸钠、维生素 C 等）可被还原为无荧光的二氢核黄素，并从水中析出，生成的二氢核黄素在空气中又被氧化成核黄素。

核黄素   二氢核黄素

本品主要用于维生素 B_2 缺乏所致的结膜炎、唇炎、脂溢性皮炎等的治疗。

3. 维生素 B_6

维生素 B_6 存在吡多辛、吡多醛、吡多胺三种互变异构体。但因最初分离得到的是吡多辛，故通常将它作为维生素 B_6 的代表。

维生素 B_6　Vitamin B_6

化学名为 6 - 甲基 - 5 - 羟基 - 3,4 - 吡啶二甲醇盐酸盐，又名盐酸吡多辛。

在机体内，吡多辛可以与吡多醛、吡多胺进行相互转化。

吡多醛　　　　　　　　　吡多胺

本品为白色或类白色的结晶或结晶性粉末；无臭，味酸苦。遇光逐渐变质，有升华性。本品在水中易溶，在乙醇中微溶，在三氯甲烷或乙醚中不溶。熔点为 205 ~ 209℃，熔融时同时分解。

本品干燥时对光和空气较稳定，但因分子中有三个羟基，其水溶液可被空气中氧氧化而变色，随 pH 升高，氧化则加快。本品在酸性溶液中较稳定，而在中性或碱性溶液中遇光则分解，另外在中性水溶液中加热至120℃左右，可发生两分子聚合而失效。

本品化学结构中的两个醇羟基可被酯化，而结构中的烯醇型羟基可与三氯化铁试液作用呈红色。此外，本品因 C - 3 位羟基的对位未被取代，可与氯化亚胺基 - 2,6 - 二氯醌试液作用，生成蓝色化合物，数分钟后转化为红色。

本品摄入体内后，在酶的催化下被 ATP 磷酸化，再经氧化得到具有生物活性的 5′- 磷酸吡多胺、5′- 磷酸吡多醛，两者均为氨基酸脱羧酶、转氨酶的辅酶，参与了氨基酸和神经递质的代谢。

本品主要用于妊娠呕吐、放射病及抗癌药所致的呕吐，也可用于异烟肼中毒、脂溢性皮炎等。

二、维生素C类

维生素 C 主要存在于绿叶蔬菜和新鲜水果中，尤其是在橘子、番茄、鲜枣、山楂、辣椒当中含量最丰富。维生素 C 是胶原和细胞间质合成所必须的原料，当机体摄入不足时可导致坏血病。药用品多由化学合成方法制得。此外，维生素 C 也可作为制药和食品工业等领域的抗氧剂或添加剂。

维生素C Vitamin C

化学名为 L(＋)-苏糖型-2,3,4,5,6-五羟基-2-己烯酸-4-内酯，又名 L-抗坏血酸。

本品为白色结晶或结晶性粉末；无臭，味酸；久置色渐变微黄。本品在水中易溶，在乙醇中略溶，在三氯甲烷或乙醚中不溶。熔点为 190～192℃，熔融时同时分解。

> ### 知识拓展
>
> #### 维生素C的发现
>
> 20 世纪初，科学家们开始研究维生素，尝试在食物中分离维生素并确定它们的化学组成。1928 年，匈牙利科学家 Albert Szent - Gyorgyi 成功地从牛的副肾上腺中提取出 1g 纯粹的维生素 C，随后开展了维生素 C 和人体内氧化反应机制的研究，并成功确证了维生素 C 的化学分子式是 $C_6H_8O_6$，将其命名为 Hexuronic acid，该项成果获得了 1932 年的诺贝尔医学奖。1930 年，科学家 Haworth 阐明了维生素 C 的正确化学构造，并将维生素 C 命名为抗坏血酸（Ascorbic acid），他用不同的方法成功合成了维生素 C，由此获得了 1937 年的诺贝尔化学奖。

本品分子中含有两个手性碳原子，故有四个光学异构体。其中仅有 L-(＋)-抗坏血酸的活性最强，D-(－)-异抗坏血酸的效力仅有 L-(＋)-抗坏血酸的 1/20，D-(－)-抗坏血酸和 L-(＋)-异抗坏血酸几乎无效。

L-(＋)-抗坏血酸　　L-(＋)-异抗坏血酸　　D-(－)-抗坏血酸　　D-(－)-异抗坏血酸

本品分子结构中有连二烯醇结构，其水溶液呈酸性，但因 C-2 上的羟基能与 C-

1 上的羰基形成分子内氢键，故 C-2 羟基的酸性比 C-3 上的羟基的酸性要弱，表现为一元酸。C-3 上羟基因较强的酸性可与碳酸氢钠或稀氢氧化钠反应生成 C-3 烯醇钠。但在强碱溶液（如浓氢氧化钠溶液）中，因内酯环被破坏，将生成酮酸钠盐。

$$HOCH_2(CHOH)_3COCOONa \xleftarrow{NaOH} \qquad \xrightarrow[或稀NaOH]{NaHCO_3}$$

酮酸钠盐

本品分子中含有连二烯醇结构使其具有较强的还原性，在水溶液中易被空气中的氧氧化，也可被很多具有氧化性的化学试剂（如硝酸银、碱性酒石酸铜、三氯化铁、碘及 2,6-二氯靛酚等）所氧化，生成去氢维生素 C。被氧化后，因分子中的共轭体系被破坏，使得去氢维生素 C 更易被水解，生成 2,3-二酮古糖酸，并进一步被氧化为苏阿糖酸和草酸而失活。在空气中的氧化速度由 pH 和氧的浓度决定，重金属离子也可催化此反应。

去氢维生素C

2,3-二酮古糖酸

苏阿糖酸　草酸

本品水溶液可发生银镜反应，加入硝酸银试液，可产生黑色的金属银沉淀。

$$\xrightarrow{AgNO_3} \qquad + Ag\downarrow$$

本品可使 2,6-二氯靛酚钠试液（试液本身为青色，在酸性溶液中为红色）褪色。

本品在空气、光线、温度等的影响下，氧化生成去氢维生素 C，并可促使内酯环水解，在一定条件下发生脱羧反应而生成糠醛，聚合呈色。

$$\xrightarrow{-2H_2O} \qquad \xrightarrow{H_2O} \qquad \xrightarrow[-H_2O]{-CO_2} \qquad$$

去氢维生素C　　　　　　　　　　　　　　　　　　　糠醛

为了避免本品的分解变质，在制成片剂的过程中，需采用干法制粒。当配制注射液时，则应使用二氧化碳饱和的注射用水，pH 应严格控制在 5.7~7.0 之间，并加金属离子配合剂 EDTA-2Na 和抗氧剂焦亚硫酸钠等作为稳定剂，此外，在安瓿内还需通入二氧化碳或氮气等惰性气体置换液面上的空气以防氧化。若本品注射液或片剂颜色变为深黄色，则不能供药用。

本品主要用于防治坏血病，预防冠心病，大剂量注射本品可用于治疗克山病。也可用于高铁血红蛋白症、尿的酸化和许多其他疾病。

学习小结

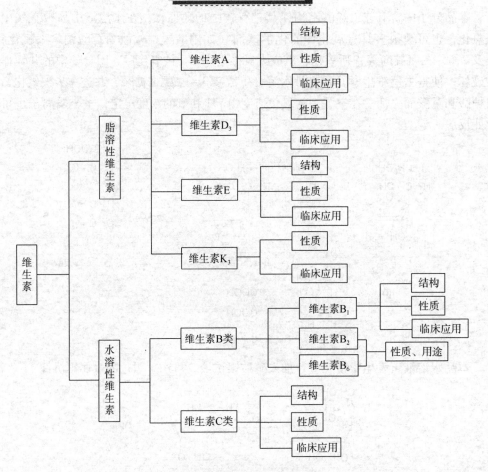

目标检测

一、选择题

（一）A 型题（单选题）

1. 下述维生素中又称为抗坏血酸的是（   ）

    A. 维生素 E   B. 维生素 B_2 C. 维生素 C

    D. 维生素 D_3 E. 维生素 K_3

2. 具有下列结构的药物是 （   ）

A. 维生素 B_6　　　　　B. 维生素 C　　　　　C. 维生素 D_3

D. 维生素 E　　　　　E. 维生素 K_3

3. 下列属于水溶性维生素的是 （   ）

A. 维生素 A　　　　　B. 维生素 B_1　　　　　C. 维生素 E

D. 维生素 K　　　　　E. 维生素 D

4. 下述维生素可作为水溶性药物抗氧剂的是 （   ）

A. 维生素 A　　　　　B. 维生素 K　　　　　C. 维生素 C

D. 维生素 E　　　　　E. 维生素 B_1

5. 具有下列结构的药物是 （   ）

A. 维生素 K_3　　　　　B. 维生素 K_1　　　　　C. 维生素 E

D. 维生素 B_1　　　　　E. 维生素 B_2

6. 能与三氯化锑的三氯甲烷溶液作用后显蓝色，渐变为红色的维生素是 （   ）

A. 维生素 A　　　　　B. 维生素 B_2　　　　　C. 维生素 C

D. 维生素 D　　　　　E. 维生素 K_1

7. 可用于治疗佝偻病的维生素是 （   ）

A. 维生素 A　　　　　B. 维生素 B_1　　　　　C. 维生素 C

D. 维生素 D　　　　　E. 维生素 K_3

8. 下列关于维生素 A 的叙述不正确的是 （   ）

A. 极易溶于三氯甲烷、乙醚

B. 含共轭多烯醇侧链易被氧化为环氧化物

C. 与维生素 E 共存时更易被氧化

D. 应装于铝制或其他适宜的容器内，充氮气密封，在凉暗处保存

E. 药典收载的是维生素 A 醋酸酯

9. 下列维生素可作为油溶性药物制剂的抗氧剂使用的是 （   ）

A. 维生素 A　　　　　B. 维生素 B　　　　　C. 维生素 C

D. 维生素 E　　　　　E. 维生素 K_3

10. 具有下列结构的药物是 （   ）

A. 维生素 B_6　　　　B. 维生素 A　　　　C. 维生素 E

D. 维生素 B_2　　　　E. 维生素 B_1

（二）B 型题（每小组 5 个备选答案，备选答案可重复选，也可不选）

[1~4]

A. 在体内经磷酸化后生成黄素核苷酸

B. 在光照条件下可氧化生成硫色素

C. 存在吡多辛、吡哆醛、吡哆胺三种形式

D. 氧化后得到多聚糠醛，是导致该物质变色的主要原因

E. 用于防治老年性骨质疏松症

1. 维生素 B_2（　　　）

2. 维生素 B_1（　　　）

3. 维生素 B_6（　　　）

4. 维生素 C（　　　）

[5~8]

A. 结构中含有萘醌

B. 结构中含有苯并二氢吡喃

C. 结构中含有噻唑环

D. 结构中含有吡啶环

E. 结构中含有烯醇型羟基

5. 维生素 B_6（　　　）

6. 维生素 E（　　　）

7. 维生素 K_3（　　　）

8. 维生素 C（　　　）

（三）X 型题（多选题）

1. 下列属于脂溶性维生素的是（　　　）

　　A. 维生素 A　　　　B. 维生素 D_3　　　　C. 维生素 E

　　D. 维生素 K　　　　E. 维生素 C

2. 在水溶液中不稳定易被空气中的氧氧化的维生素是（　　　）

　　A. 维生素 B_1　　　　B. 维生素 K_3　　　　C. 维生素 B_6

　　D. 维生素 C　　　　E. 维生素 E

3. 维生素 C 分子结构中含有连二烯醇结构，使其具有（　　　）

　　A. 酸性　　　　　　B. 碱性　　　　　　C. 不溶于水

　　D. 还原性　　　　　E. 氧化性

4. 维生素 B_2 具有下列哪些性质（　　　）

　　A. 旋光性　　　　　B. 酸碱两性　　　　C. 还原性

　　D. 水溶液显荧光性　E. 氧化性

5. 下列哪些维生素在贮存时应遮光、密封（　　　）

　　A. 维生素 A　　　　B. 维生素 K_3　　　　C. 维生素 B_1

D. 维生素 C   E. 维生素 E

二、简答题

1. 维生素 C 在制备成注射液或片剂时需要采取哪些必要措施，以防其发生变质反应？

2. 可作为油溶性或水溶性抗氧剂使用的维生素分别有哪些？

三、实例分析

小李从药房购买了两种维生素分别是维生素 A 和维生素 E，均为黄色液体，但他不小心将其标签弄丢了，请你根据所学知识，运用化学方法来区别这两种维生素。

（兰作平）

第十二章 | 药物的变质反应和代谢反应

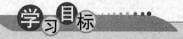

知识目标

讲出药物稳定性变化的规律和影响因素、药物贮存保管的原则和方法；

说出药物变质反应的类型和过程、二氧化碳对药物稳定性的影响、药物的物理性及化学性的配伍变化、影响药物变质的外界因素和药物代谢反应的类型；

知道药物的其他变质反应类型及药物代谢反应对药物活性的影响。

能力要求

能应用药物贮存保管的原则和方法，解决药物在调剂、制剂、分析检验、贮存保管、使用时可能发生的化学稳定性及变质反应的问题；

学会常用的保证药物稳定性的方法。

药物质量是用药安全和有效的前提，药物化学稳定性的变化即变质反应的结果直接影响药物的疗效，甚至危及患者的生命。所以，掌握药物的变质反应的规律是非常重要的。药物进入体内后，在多种酶的催化下会发生生物转化反应，使药物原有的结构发生变化，药理作用发生改变，多数情况是药物的疗效降低、丧失或产生毒性。本章讨论药物的变质反应和药物的代谢反应。

第一节 药物的变质反应

药物的变质反应是指药物在生产、制剂、贮存、调配和使用等各个环节中发生的化学变化。药物的变质反应有水解反应、氧化反应、还原反应、异构化反应、脱羧反应及聚合反应等。其中，以药物的水解反应和氧化反应最为常见。此外，空气中二氧化碳对药物质量也有一定的影响。

一、药物的水解反应

药物的水解性是药物的重要化学性质之一，药物的水解反应是引起药物不稳定和变质的重要原因。易发生水解反应的药物在化学结构上一定含有易被水解的基团。水解反应类型包括盐类、酯类、酰胺类、苷类、酰肼类、酰脲类、活泼卤素化合物、缩氨、多聚糖、蛋白质、多肽等水解。其中以盐类、酯类、酰胺和苷的水解较为常见。

（一）药物的水解反应类型

1. 盐类药物的水解

盐类药物的水解一般不发生变质，但会破坏溶液的稳定性，使溶液析出沉淀或变浑浊，从而影响制剂的使用。有机弱酸强碱盐、有机强酸弱碱盐和有机弱酸弱碱盐在水溶液中常发生不同程度的水解反应。如强碱弱酸盐磺胺嘧啶钠的溶液吸收空气中的二氧化碳发生水解后，析出磺胺嘧啶的沉淀。同理，有机强酸弱碱盐盐酸普鲁卡因在碱性条件下水解析出游离生物碱。

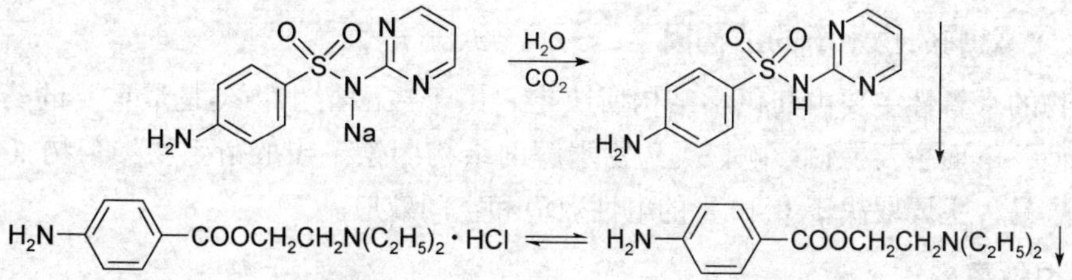

盐酸普鲁卡因　　　　　　　　　　　　普鲁卡因

2. 酯类药物的水解

酯类药物包括无机酸酯类、有机酸酯类及内酯类药物，均有水解性，水解产物为酸和醇。酯类药物的水解反应常在酸及碱催化下进行。

酸催化酯水解，反应过程是可逆的：

$$R-\overset{O}{\overset{\|}{C}}-OR' + H_2O \overset{H^+}{\rightleftharpoons} R-\overset{O}{\overset{\|}{C}}-OH + R'OH$$

碱也催化酯水解，反应速度比酸催化快得多，且水解完全，但反应过程不可逆：

$$R-\overset{O}{\overset{\|}{C}}-OR' + H_2O \xrightarrow{OH^-} R-\overset{O}{\overset{\|}{C}}-O^- + R'OH$$

3. 酰胺类药物的水解

一般来说，酰胺类药物（RCONHR′）的水解较酯类水解困难，需要在酸、碱催化、加热条件下进行，且反应均不可逆。酰胺类药物的水解过程与酯类药物相似，产物为羧酸和氨基化合物。酰胺类药物的水解反应如下式所示：

$$R-\overset{O}{\overset{\|}{C}}-NHR' + H_2O \rightleftharpoons RCOOH + R'NH_2$$

4. 苷类药物的水解

苷类药物均易水解，水解产物为苷元和糖。如链霉素水解生成链霉胍和链霉双糖胺，后者再进一步水解成链霉糖和 *N* – 甲基葡萄糖胺。

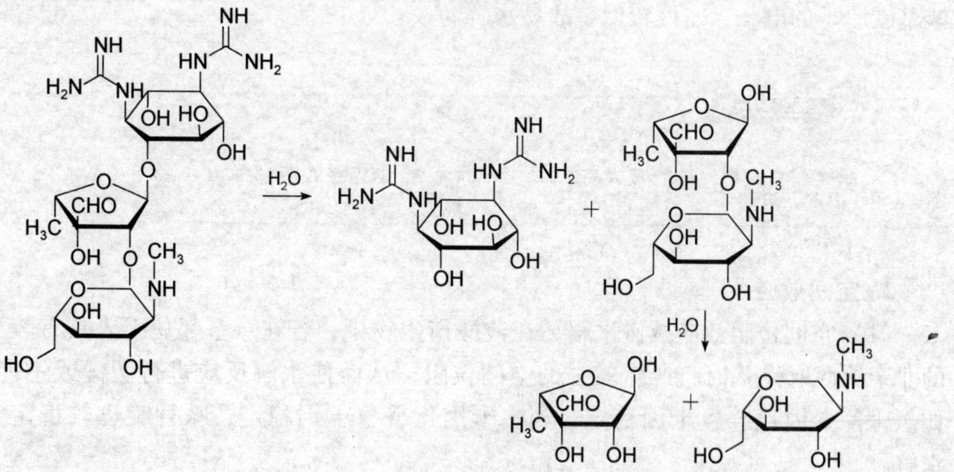

5. 其他类型药物的水解

有机药物除了上述几种结构类型易水解外，尚有一些其他易水解的基团。如酰肼、磺酰脲、活泼卤素结构、肟类、脒类、多糖以及多肽等，均可在一定条件下发生水解反应。

（二）影响药物水解的结构因素

药物的水解性主要由其化学结构所决定。由于羧酸衍生物类是最重要的药物水解反应类型，下面主要探讨影响该类药物水解的结构因素。羧酸衍生物类药物（RCOX）水解的难易，主要取决于 R 和 X 的电性效应和空间效应。

1. 电性效应

羧酸衍生物（RCOX）的水解难易取决于酰基碳原子所带正电荷的大小，若 R 和 X 使酰基碳原子所带正电荷增大，则有利于亲核试剂进攻，水解速率加快；反之，则水解速率减慢。因此有：

（1）当 RCOX 的 R 相同，X 不同时，离去酸酸性越强，越易水解（C—X 键断裂，X 和质子形成 HX，称离去酸）。

离去酸酸性强弱顺序是：

$$ArOH > ROH > H_2NCONH_2 > H_2NNH_2 > NH_3$$

所以羧酸衍生物的水解速率的快慢是：

$$酰卤 > 酸酐 > 酚酯 > 醇酯 > 酰脲 > 酰肼 > 酰胺$$

（2）当 RCOX 的 R 不同，X 相同时，即不同羧酸与同一种化合物组成的羧酸衍生物，以羧酸的酸性强者易于水解。

（3）无机酸酯比羧酸酯易水解，是因为无机酸酯极性较大，易与水分子结合的缘故。

（4）环状结构的羧酸衍生物都比相应的链状结构的羧酸衍生物较易水解，即内酯和内酰胺类易水解；环数越小，环张力越大，越易水解；稠环比单环易水解。因为环状分子为刚性分子，键呈弯曲，酰基与所连接的原子不在同一平面，电子离域受限制，酰基碳原子的电子云密度较低，故易水解。

课堂互动

酯类药物比相应的酰胺类易水解，对吗？请根据电性效应解释。

2. 空间效应

（1）空间位阻效应减慢水解　在羧酸衍生物中，若在羰基邻位引入具有较大体积的非亲核性取代基时，产生较强的空间位阻，从而使水解反应进行缓慢或不能进行。如氯普鲁卡因比普鲁卡因稳定，利多卡因比普鲁卡因稳定，哌替啶也较稳定，不易水解。

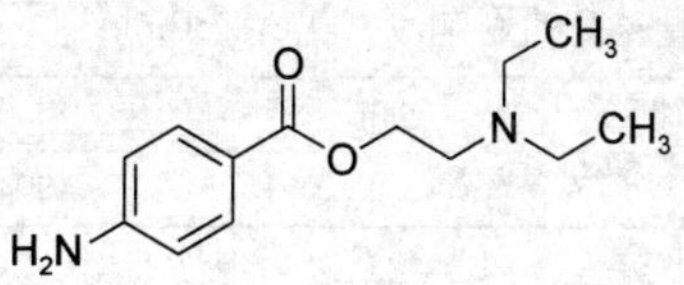

普鲁卡因

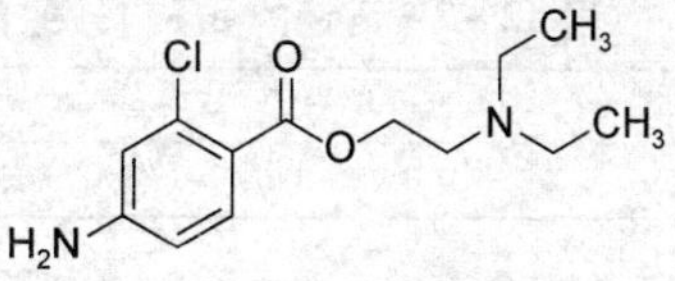

氯普鲁卡因

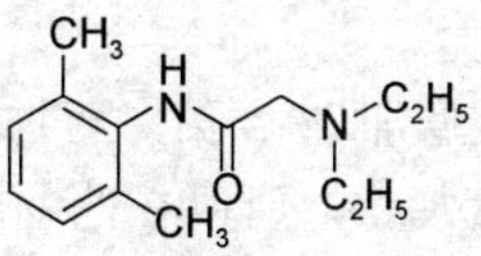

利多卡因

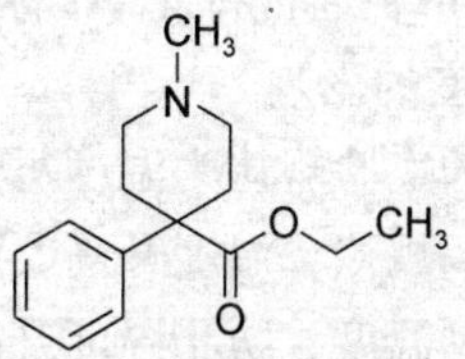

哌替啶

（2）邻助作用加速水解　在酰基邻近位置有亲核基团时，能发生分子内亲核进攻，使水解加速，称为邻助作用。如阿司匹林很不稳定，在中性溶液中即发生水解。

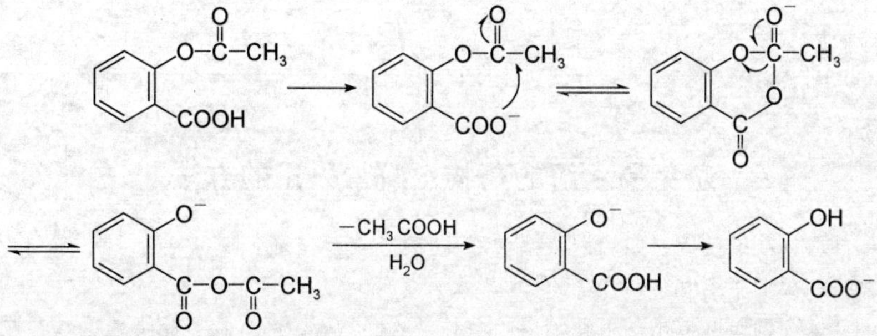

（三）影响药物水解的外界因素

影响药物水解的外界因素很多，主要有水分、溶液的酸碱性、温度、重金属离子等。

课堂互动

对于易水解的药物应该采取怎样的防范措施防止其水解？

1. 水分的影响

水分是药物水解的必要条件，易水解的药物在生产、贮存和应用中应防潮防水，以避免药物的水解。

一般情况下，易水解的药物应尽量考虑制成固体制剂使用，如片剂、糖衣片及胶囊剂等，若要制成溶液剂一定要考虑防止水解的措施或制成粉针剂临用前稀释，如青霉素钠、环磷酰胺等极易水解的药物须制成粉针剂，并严格控制粉针剂的含水量。

2. 溶液酸碱性的影响

药物溶液的酸碱性对药物的水解影响很大，常见的酯类、酰胺类和苷类药物的水解均受溶液 pH 的影响，酸和碱均可以催化水解反应。一般情况下，溶液的 pH 增大，药物的水解反应速度加快，见表 12-2。

表 12-2　溶液的 pH 对盐酸普鲁卡因水解速度的影响（100℃，30min）

pH	3.0	4.0	5.6	6.5
水解率/%	0	1.5	5.8	18.4~19.0

因此，为了防止或延缓药物的水解，通常将药物溶液的酸碱度调节至水解反应速度最小的 pH，通常将此 pH 称为稳定 pH。

3. 温度的影响

一般的实验规律为温度每升高10℃，反应速度增加2~4倍。药物的水解反应速度也遵循这一规律，温度升高，药物的水解反应速度加快。所以在药物的生产和贮存时要注意控制温度，防止温度升高使水解加快。

4. 重金属离子的影响

一些重金属离子（如 Cu^{2+}、Fe^{3+}、Zn^{2+} 等）可以促使药物（如青霉素钠、维生素 C 等）发生水解，为了避免重金属离子对水解反应的催化作用，常加入金属离子配合剂乙二胺四乙酸二钠（EDTA-2Na）。

知识拓展

避免易水解的药物水解常采用的方法

1. 制成固体制剂使用，如片剂、糖衣片及胶囊剂等。
2. 制片时采用干法制粒。
3. 制成溶液剂要考虑防止水解的措施及制成粉针剂临用前稀释，如青霉素钠、环磷酰胺等极易水解的药物须制成粉针剂，并严格控制粉针剂的含水量。
4. 尽量避免在生产和贮存的环节接触潮湿的空气；采用单剂量小包装(如泡罩包装等)。
5. 调整药物的 pH 到水解速度最小的 pH。
6. 控制生产、贮存等环节的温度。

二、药物的自动氧化反应

有机药物的氧化，一般可分为化学氧化和自动氧化。化学氧化是化学氧化剂作用引起的离子型反应，主要应用于药物的制备和质量控制方面；而自动氧化多是药物在贮存过程中接触空气中的氧气所引起的游离基链式反应，它是导致药物变质的主要原因之一。

（一）自动氧化的结构类型

发生自动氧化的药物结构类型包括酚类、芳香第一胺类、巯基类、碳碳双键类、杂环类及其他类型。

1. 酚类与烯醇类

酚类（Ar—OH，包括一元酚和二元酚）结构的药物均易发生自动氧化生成有色的醌类化合物。烯醇类（RCH=CH—OH）的自动氧化与酚类相似。如肾上腺素在空气中易氧化为红色的肾上腺素红，进一步聚合为棕色的多聚物。

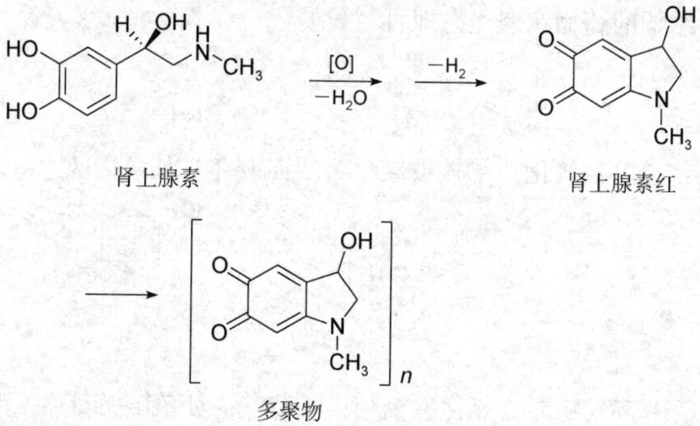

肾上腺素 [O] / −H₂O → −H₂ → 肾上腺素红

→ 多聚物

2. 芳香第一胺类

具芳香第一胺（Ar—NH₂）结构的药物易自动氧化为有色的醌类、偶氮或氧化偶氮类化合物，如普鲁卡因、磺胺类药物等。

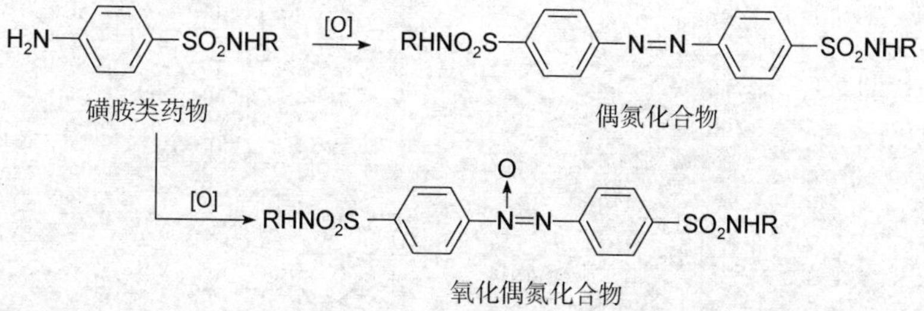

磺胺类药物 [O] → 偶氮化合物

[O] → 氧化偶氮化合物

3. 巯基类

脂肪或芳香巯基（R—SH）都具有还原性，由于硫原子的电负性小于氧，已给出电子，故巯基比酚羟基或醇羟基易于氧化生成二硫化物。常见的含巯基结构的药物有卡托普利、巯基嘌呤、二巯丙醇、二巯基丁二钠、二巯基丙磺酸钠等。

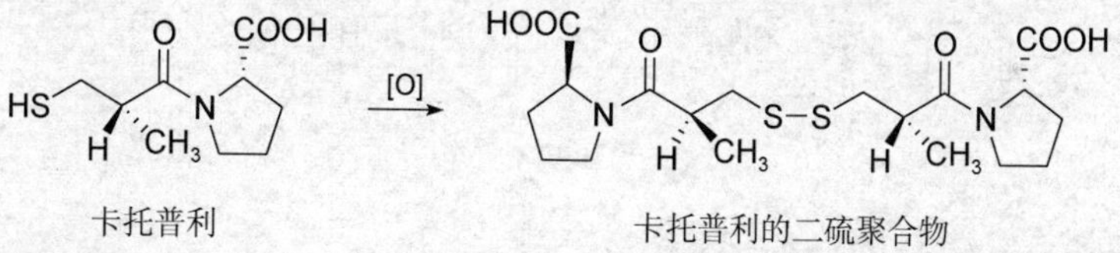

卡托普利 [O] → 卡托普利的二硫聚合物

4. 碳碳双键类

具有碳碳不饱和双键（RHC =CHR′）类型的药物易被氧化为环氧化物，而且双键越多越易被氧化，如维生素 A。

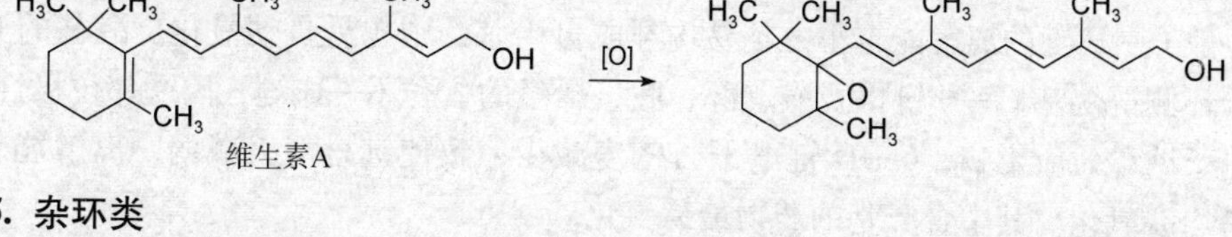

维生素A [O] →

5. 杂环类

含呋喃环、吲哚环、噻吩环、噻唑环以及吩噻嗪环等杂环结构的药物都能不同程度地被氧化，反应比较复杂，可生成开环化合物或醌型化合物或在杂原子上生成氧化物。如呋喃类药物在空气中易水解氧化成黑色聚合物。

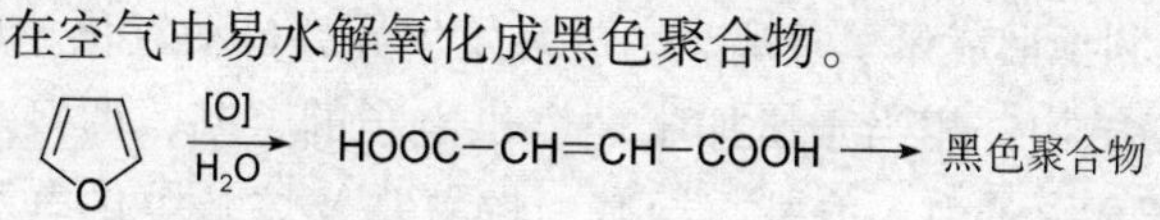

[O] / H₂O → HOOC—CH=CH—COOH → 黑色聚合物

含吡啶杂环结构的药物在遇光时即可氧化变色。

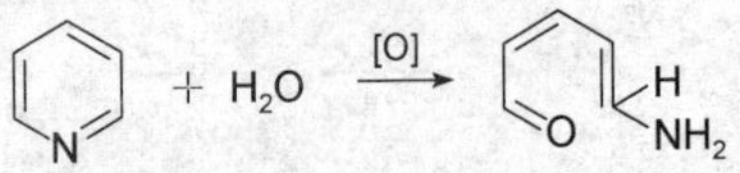

吩噻嗪类药物也可被氧化，母核被氧化为醌而变色，如氯丙嗪。

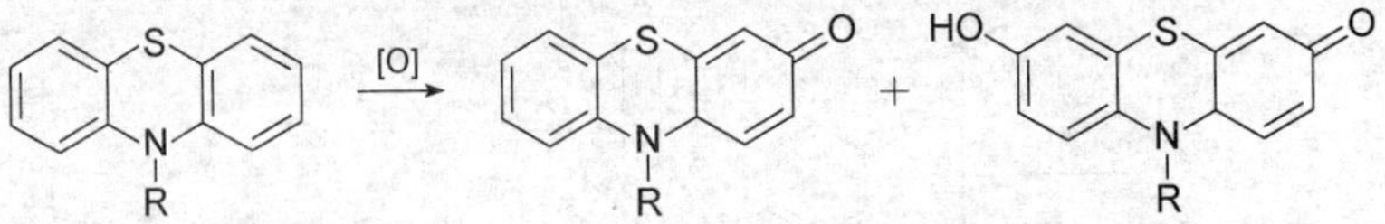

6. 其他类

醛类（R—CHO）药物能被氧化生成相应的羧酸。如硫酸链霉素、吡哆醛、葡萄糖等。醇羟基（R—OH）一般情况下还原性较弱，但连烯二醇结构或 α - 羟基 - β - 氨基结构的还原性增强，如维生素 C 和盐酸麻黄碱因分别含有连烯二醇结构或 α - 羟基 - β - 氨基结构，所以均易被氧化。

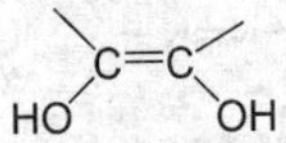

连烯二醇结构

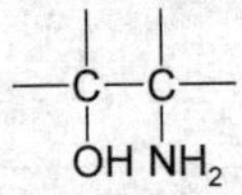

α-羟基-β-氨基结构

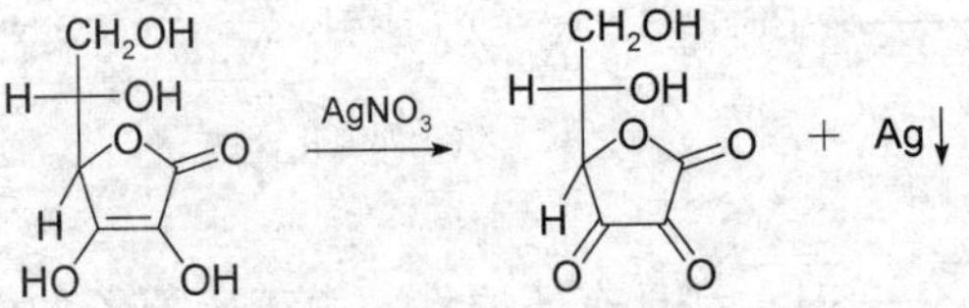

维生素C

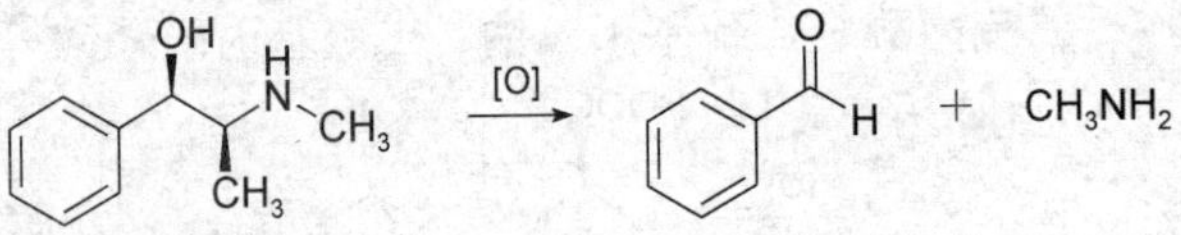

麻黄碱

（二）影响自动氧化的结构因素

从自动氧化机制来看，如果药物结构有利于形成 C—H 键的均裂和 O—H、N—H 和 S—H 键的异裂，则自动氧化反应就容易发生。现分述如下。

1. C—H 键的自动氧化

一般 C—H 键的离解能越小，越易均裂成自由基，则越易自动氧化。醛基的 C—H 键、苯环侧链烷基 C—H 键以及醚、醇、胺、烯烃的 α 位 C—H 键，因受邻位极性基团的吸电子诱导效应影响，C—H 键电子云密度减少，致使键合能力减弱，离解能较小，故较易均裂氧化。其中含醛基的药物最易氧化。

2. O—H 键的自动氧化

①酚类易被氧化，这是由于苯环和氧原子间存在 p - π 共轭，使电子云偏向苯环，O—H 键易断裂，有利于形成苯氧负离子，故易发生异裂自动氧化。儿茶酚胺类拟肾上腺素药都是邻苯二酚结构，相当于增加了一个供电子的羟基，即羟基数越多，越易发生自动氧化反应。苯环上若引入氨基、羟基、烷氧基及烷基等供电子基时，易发生自

动氧化，如吗啡、维生素 E 等。若引入羧基、硝基、磺酸基及卤素原子等吸电子基则较难发生自动氧化；②烯醇与酚类相似，易发生 O—H 键的异裂自动氧化，如维生素 C 有连二烯醇结构，相当于邻苯二酚类药物，易氧化变色；③醇的氧化不是 O—H 键的异裂或均裂，而是先发生 α 位 C—H 键的均裂。叔醇无 α 位 C—H 键，难以氧化；仲醇比伯醇易氧化。

3. N—H 键的自动氧化

胺类药物可发生 N—H 键的异裂自动氧化。芳香族胺比脂肪族胺还原性强，常温下脂肪族胺不被空气氧化，而芳香族胺可被空气氧化成有色化合物。芳香族胺中又以芳香第一胺和肼基的还原性较强，易发生自动氧化。

课堂互动

试比较下面两个药物哪个更易发生自动氧化？为什么？

4. S—H 键的自动氧化

巯基的 S—H 键比酚类或醇类的 O—H 键更易自动氧化，是由于硫原子半径比氧原子大，其原子核对核外电子约束力较弱，易给出电子。如半胱氨酸极易被氧化，常用作油溶性抗氧剂。

（三）影响自动氧化的外界因素及防止氧化的措施

常见影响自动氧化的外因主要有氧气、光线、重金属离子、溶液的酸碱性及温度等。

1. 氧气

氧气是发生自动氧化的必要条件，应尽量避免具还原性的药物与氧接触。可采取将药物密封，安瓿充惰性气体，注射用水预先煮沸排氧，加适当的抗氧剂等措施防止氧化。

2. 光线

日光中的紫外线能催化自由基的形成，从而加速药物的自动氧化；且光的热辐射导致药物温度升高也可加速氧化。采取黑纸包裹或棕色容器盛放药品，是避光抑制氧化的有效措施。

3. 酸碱度

自动氧化一般在碱性条件下易发生，在酸性条件下较稳定。故应将药液调至最稳定的 pH，是延缓氧化的有效方法。

4. 温度

氧化因升温而加速，在药物的生产、制剂及贮存中应注意控制温度。

5. 重金属离子

微量重金属离子如铁、铜、锌等可催化药物的自动氧化。可以在药液中添加 EDTA－2Na 等配合剂来掩蔽重金属离子，以消除或减弱其催化作用。

三、药物的其他变质反应

（一）异构化反应

一些药物在光照、受热及溶液 pH 改变时会发生顺反异构、旋光异构和差向异构等异构化反应，导致药物变质，使疗效降低，甚至产生不良反应。

某些药物在制备或贮存的过程中由于分子发生异构化，使得药物的活性降低或丧失。如维生素 A 长期贮存，即可部分发生顺反异构化，生成 4 - 顺式异构体和 6 - 顺式异构体，改变了维生素 A 的全反式构型，使其药理活性下降。

维生素A

4-顺式异构体维生素A   6-顺式异构体维生素A

（二）脱羧、脱水反应

某些药物受酸、碱等因素影响会发生脱羧或脱水反应而变质。如维生素 C 在一定条件下可促使内酯环水解，并进一步发生脱羧反应生成糠醛，再聚合呈色。

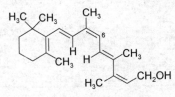

维生素C   糠醛

（三）聚合反应

聚合反应也是引起药物变质的常见反应。如葡萄糖、维生素 C 等易发生聚合变色；氨苄西林易产生大分子聚合物，能引发机体过敏反应。

四、二氧化碳对药物质量的影响

空气中有二氧化碳，且极易溶于水。药物的水溶液吸收了空气中的二氧化碳后，部分二氧化碳与水反应生成碳酸，碳酸又会电离成 H^+ 和 CO_3^{2-}。继而生成的 H^+ 或 CO_3^{2-}，与药物发生反应，引起药物酸碱度的改变、产生沉淀、浑浊或变质，从而影响药物质量。

1. 改变药物的酸碱度

CO_2 溶于水产生的 H^+，可以使水溶液的酸性增强，pH 降低，如氢氧化钠溶液吸收二氧化碳，则转变为碳酸盐使其碱性减弱。

2. 促使药物分解变质

某些药物吸收二氧化碳后可引起药物的分解，如硫代硫酸钠注射液吸收二氧化碳后分解而析出硫的沉淀。

3. 导致药物产生沉淀

CO_2 使药物水溶液发生沉淀的主要原因是：①二氧化碳可以降低溶液的 pH，使一些酸性低于碳酸的弱酸强碱盐析出游离的难溶弱酸；②二氧化碳使溶液含有 CO_3^{2-}，可与某些金属离子结合成难溶的碳酸盐，如氢氧化钙溶液、氯化钙溶液、葡萄糖溶液等吸收二氧化碳均会生成碳酸钙沉淀。

4. 引起固体药物变质

二氧化碳使固体药物变质的主要原因是固体药物在吸收二氧化碳的同时也吸收水分，在药物的表层发生化学反应，使一些碱性金属氧化物生成碱式碳酸盐，如氧化锌可吸收二氧化碳及水分转变成碱式碳酸锌。

知识拓展

怎样识别药物是否变质

药物是否变质，是药物是否有效的关键问题。家庭中可以通过仔细观察药物的外观性状：色、嗅、味等形态来识别药物是否变质。下列情况表明药物已变质：药片变色或出现霉点、斑点；颗粒剂、糖浆剂变味或发霉；注射剂发黄或颜色加深、变混浊；糖衣片出现爆裂、异色斑块或斑点、自溶、变黑、发霉等现象。

第二节　药物的代谢反应

药物代谢（drug metabolism）又称生物转化（drug biotransformations），是指药物被机体吸收后，在体内各种酶的作用下，发生化学结构的改变，使药物的极性和水溶性增加，再通过人体排泄系统排出体外的过程。

一、药物的代谢反应类型

药物代谢反应通常分为两相：第Ⅰ相药物代谢又称为药物官能团化反应，其实质是在药物分子中引入某些极性基团（如羟基、巯基、氨基、羧基），或将药物分子中潜在的这些基团暴露出来，使药物的极性和水溶性增加，易于排泄，也使药物的疗效发生改变，药物代谢类型包括氧化反应、还原反应、水解反应等；第Ⅱ相药物代谢又称结合反应，是药物与内源性物质（如葡萄糖醛酸、硫酸盐、氨基酸、谷胱甘肽等）经共价键结合，生成极性大、易溶于水和易排泄出体外的结合物。

药物经体内代谢后，其理化性质和生物活性都会发生改变，其中第Ⅰ相反应对药物活性影响较大。

（一）氧化反应

氧化反应在药物的生物转化过程中占有重要的地位。很多脂溶性药物通过细胞色素 P450 酶系（cythrome P450 enzyme system，CYP450）的作用，经过氧化反应增加水溶性后利于排泄。有些药物还可通过生物氧化使药物活性增强，更好的发挥作用。

1. 芳环的氧化

含有芳环的药物在酶系的作用下，在芳环上加入一个氧原子形成环氧化物中间体，由于环氧化合物中间体不稳定，可以发生分子重排形成酚，这一过程称为羟化反应。环氧化合物中间体还可转化生成水合反式二醇，与体内具有解毒功能的谷胱甘肽（GSH）或生物大分子（M）结合生成加成物。反应生成的加成物是产生毒性反应的分子基础，在一定的条件下可致癌或引起肝坏死。

2. 烯烃和炔烃的氧化

烯烃类药物的氧化是在烯烃位置形成环氧化物。环氧化物作为中间体，可能被转化为二羟基化合物，也可以与谷胱甘肽等结合。如抗癫痫药卡马西平在体内代谢生成 10,11 - 环氧化物，是卡马西平产生作用的活性物质，是代谢活化产物。该环氧化物进一步代谢，被环氧化物水解酶水解产生 $10S,11S$ - 二羟基卡马西平，随尿液排出体外。

卡马西平

炔烃类反应活性比烯烃大，其被氧化的速度比烯烃快。若炔键的碳原子是端位碳原子，则形成烯酮中间体，该烯酮可能被水解生成羧酸，也可能和蛋白质进行亲核性烷基化反应；若炔键的碳原子是非端位碳原子，炔烃类化合物和酶中的吡咯氮原子发生 N - 烷基化反应。如甾体药物炔雌醇在体内就是以这种反应而失去活性。

3. 饱和碳原子的氧化

长链烷基的氧化发生在空间位阻较小的侧链末端，被氧化生成 ω - 羟基或 $\omega-1$ 羟基化合物。如丙戊酸钠经 ω – 氧化生成 ω – 羟基丙戊酸钠和丙基戊二酸钠；经 $\omega - 1$ 氧化生成 2 – 丙基 – 4 – 羟基戊酸钠。烷基类化合物除了 ω – 氧化和 $\omega - 1$ 氧化外，还会在有支链的碳原子上发生氧化，主要生成羟基化合物。

芳烃碳原子的氧化常发生在处于活化位置的甲基或亚甲基上，如苯环的 α 位（苄位）、双键的 α 位（烯丙位）、羰基的 α 位和杂原子的 α 位，常被氧化成苄醇或烯丙醇。而伯醇会进一步脱氢氧化成羧酸，仲醇会进一步氧化生成酮。如降血糖药甲苯磺丁脲，先被氧化生成苄醇，最后形成羧酸，失去降血糖活性。

4. 碳 – 杂原子的氧化

氧、氮和硫等杂原子上的烷基在体内代谢过程中可以脱去，称为去烷基氧化反应。

（1）C—O 的氧化反应　即 O – 去烷基反应，在药物的氧化过程中较普遍，生成相应的醇和羰基化合物。如非那西丁在体内去乙基，可生成活性代谢物对乙酰氨基酚。

（2）C—N 的氧化反应　即 N – 去烷基反应，在药物的氧化过程中较常见，生成相应的氨基和羰基化合物。如哌替啶氧化去烷基后，镇痛作用下降一半，致惊厥作用增加了 2 倍。

（3）C—S 的氧化反应　过程比较复杂，体内代谢主要有 S – 脱烷基、脱硫和 S – 氧化三种。S – 氧化通常生成亚砜类代谢物。如西咪替丁氧化成亚砜化合物。

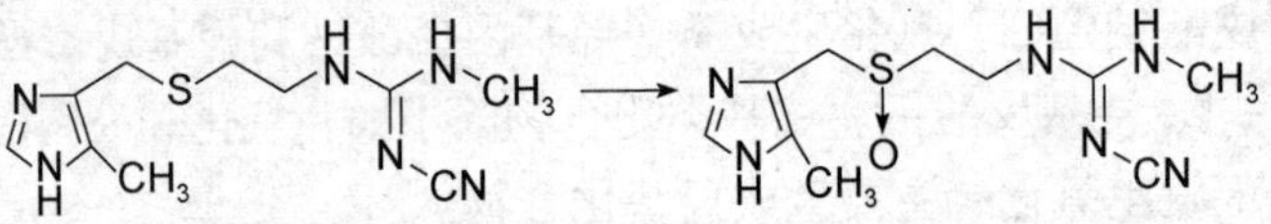

西咪替丁

5. 胺类的氧化

胺类的氧化代谢主要发生在两个部位：一个是在和氮原子相连接的碳原子上，发生 N-脱烷基化和脱胺反应；另一个是发生 N-氧化反应。

N-脱烷基和氧化脱胺本质上都是 C—N 键断裂，条件是与氮原子相连的烷基碳上应有氢原子（即 α-氢原子），该 α-氢原子被氧化成羟基，生成的 α-羟基胺不稳定，会发生自动裂解。胺类药物的脱 N-烷基代谢是这类药物主要的代谢途径之一。叔胺和仲胺代谢后产生两种以上产物，而伯胺代谢后，只有一种产物。如 β 受体拮抗剂普萘洛尔的代谢，经由两条不同途径，所得产物均无活性。

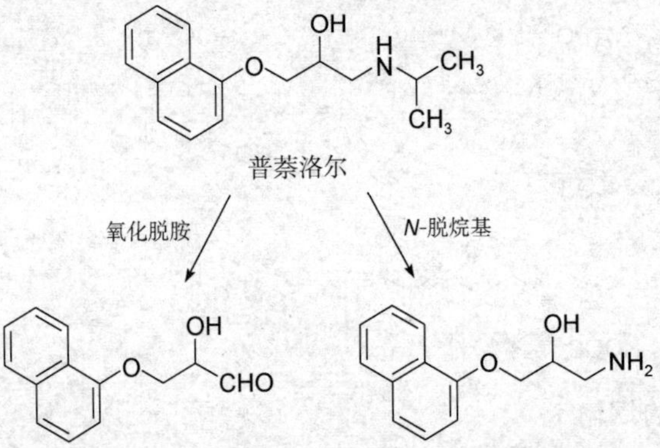

普萘洛尔

氧化脱胺　　　　　　　　　　N-脱烷基

叔胺易发生 N-氧化反应，形成 N-氧化物。如氯丙嗪的氧化代谢。

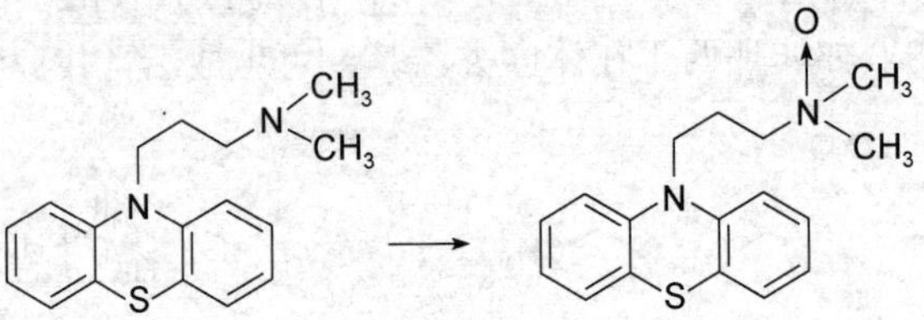

氯丙嗪

胺类化合物 N-脱烷基化所得基团通常是甲基、乙基、丙基、异丙基、丁基、烯丙基、苄基以及其他 α-H 基团。取代基的体积越小，越容易脱去。对于叔胺和仲胺化合物，叔胺的脱烷基化反应速度比仲胺快，这与它们的脂溶性有关。

6. 醇、醛的氧化

醇和醛类药物的氧化反应是在酶的作用下，氧化成相应的醛和羧酸。大部分伯醇在体内很容易被氧化生成醛，但醛不稳定，在体内醛脱氢酶等酶的催化下进一步氧化生成羧酸。仲醇中一部分可被氧化生成酮，也有不少仲醇不经氧化和叔醇一样经结合反应直接排出体外。如维生素 A 的代谢即为氧化成维生素 A 醛和维生素 A 酸，其生物活性降低。

维生素A　→[O]→　维生素A醛　+　维生素A酸

（二）还原反应

虽然氧化反应是药物代谢的主要途径，但是还原反应对于药物代谢也非常重要。含羰基、硝基、偶氮基的药物经还原代谢反应生成相应的羟基和氨基化合物；卤化物被还原脱卤。还原产物有利于进一步的体内代谢，有的还具有药理作用或产生了一定的毒性。

1. 卤化物的脱卤还原

卤化物的脱卤还原，一般是指还原脱氯或脱溴，碳－氟键则较牢固，不易脱落。如氟烷和甲氧氟烷可脱去溴和氯而保留氟。

$$CF_3CHBrCl \longrightarrow CF_3CH_3$$
氟烷

$$CHCl_2CF_2OCH_3 \longrightarrow CH_3CF_2CH_3$$
甲氧氟烷

2. 羰基化合物的还原

具有醛基或酮基的药物在还原酶的作用下被还原成相应的醇，进而氧化成醛或酸。含醛基的药物极少，而且体内醛几乎全部氧化生成羧酸，仅有很少部分醛被还原成醇。酮类药物在酶的催化作用下经代谢生成相应的仲醇。如非甾体抗炎药物芬布芬，在体内经还原后生成仲醇类代谢物。

芬布芬

3. 硝基及偶氮化合物的还原

含有硝基及偶氮基的药物在酶的作用下，分子中的硝基和偶氮基均生成相应的芳伯胺类及芳胺类衍生物。

芳香族硝基在还原过程中生成芳香第一胺，其间经历亚硝基、羟胺等中间步骤，其中羟胺毒性大，可致癌和产生细胞毒性。硝基苯长期使用会引起高铁血红蛋白症，也是由还原中得到苯基羟胺所致。

（三）水解反应

水解反应是药物代谢的常见反应，是在酶的作用下发生，反应过程与体外药物水解反应相似。一般情况下酯的水解速度受结构的空间效应和电效应的影响较为明显，酰胺及酰肼的水解较相应酯的水解速度慢。

酯和酰胺药物的水解反应可以在酯酶和酰胺酶的催化下进行，也可以在体内酸或碱的催化下进行非酶的水解。如局部麻醉药普鲁卡因在体内代谢时绝大部分迅速被水解生成对氨基苯甲酸和二乙氨基乙醇，很快失去局部麻醉作用。

普鲁卡因

体内酯酶和酰胺酶的水解有立体专一性。如局部麻醉药丙胺卡因，在体内只有 $R-(-)-$异构体被水解，生成邻甲苯胺，而邻甲苯胺在体内会转变成 $N-$氧化物，引起高铁血红蛋白症的毒副作用。

丙胺卡因

利用酯和酰胺在体内可进行水解代谢的性质，可将含有刺激性作用的羧基、不稳定的酚和醇基设计成酯的前药，在体内经水解释放出具有药理活性的药物，减少了药物的刺激性，增加了稳定性，延长了作用时间，改善了味觉。

（四）结合反应

1. 与葡糖醛酸的结合

具有羟基、羧基、氨基和巯基等官能团的药物与体内的葡糖醛酸结合形成葡糖苷酸而排出体外。如对乙酰氨基酚的酚羟基与葡糖醛酸结合形成醚型 $O-$葡糖苷酸。

对乙酰氨基酚   醚型O-葡萄糖苷酸

2. 与硫酸基结合

具有羟基、氨基、羟氨基的药物或代谢物，在磺基转移酶的催化下，由体内活化型的硫酸化剂 $3'-$磷酸腺苷 $-5'-$磷酰硫酸提供硫酸基，结合生成硫酸酯，产物水溶性增大，毒性降低，易排出体外。如甲基多巴结合成硫酸酯。

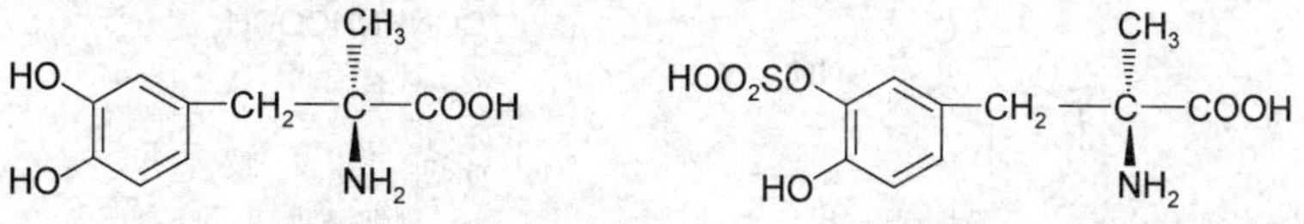

甲基多巴   甲基多巴硫酸酯

3. 与氨基酸的结合

含有芳基烷酸、芳基羧酸和杂环羧酸的药物，在辅酶 A 的参与下，先形成活化型酸，再与甘氨酸结合成酰胺。如异烟肼与甘氨酸结合成酰胺。

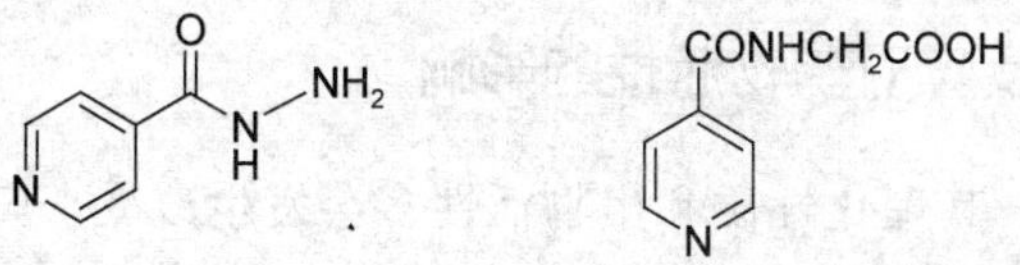

异烟肼   异烟肼与甘氨酸的酰胺产物

4. 与谷胱甘肽的结合

谷胱甘肽是由谷氨酸、半胱氨酸和甘氨酸组成的三肽，含有氨基和巯基等活性基团。亲电性药物的分子与谷胱甘肽结合后，在酶的作用下降解并酰化，形成硫醚氨酸类代谢物。如硝酸甘油形成硫醚氨酸。

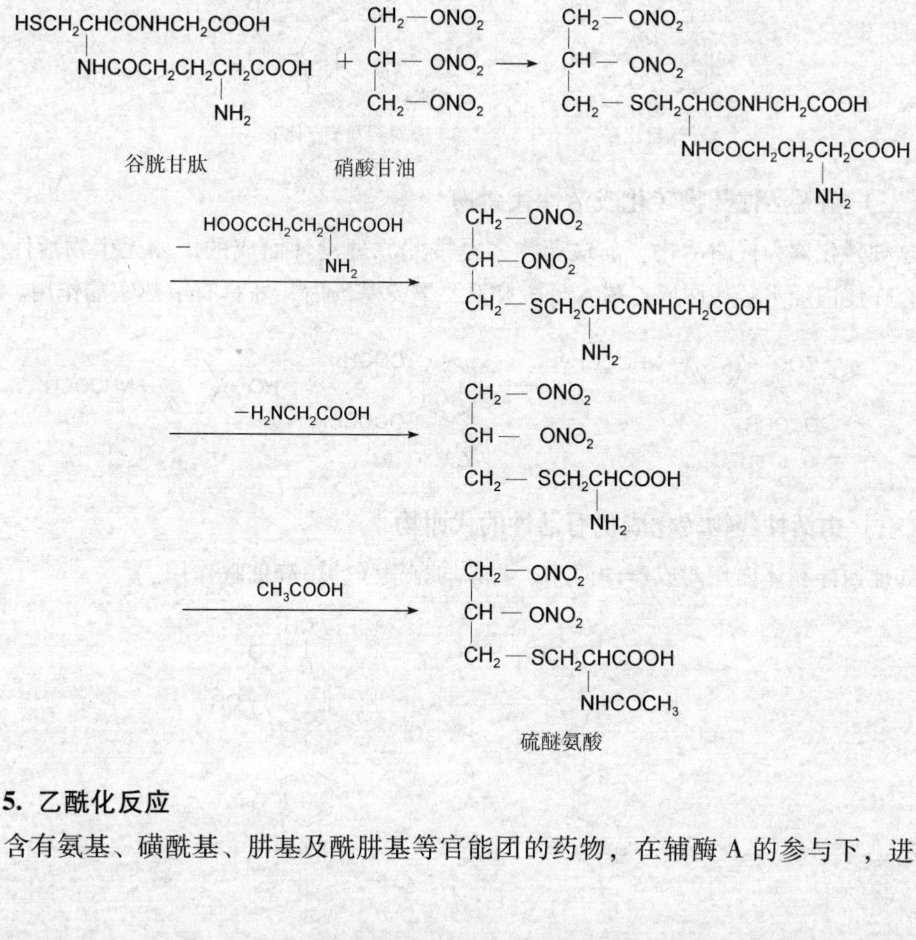

谷胱甘肽   硝酸甘油

硫醚氨酸

5. 乙酰化反应

含有氨基、磺酰基、肼基及酰肼基等官能团的药物，在辅酶 A 的参与下，进行乙酰化反应，形成乙酰化物，如异烟肼可经乙酰化反应生成异烟酰肼。

异烟肼　　　　　　　　　异烟酰肼

6. 甲基化反应

甲基化反应在药物的生物转化中是次要的结合途径，但在许多内源性物质的生物合成、生物胺的代谢、灭活等方面起着重要的作用。能发生甲基化反应的药物有儿茶酚胺类、苯酚类及胺类等。

二、药物的代谢反应对药物活性的影响

药物经生物转化后，其理化性质和生物活性多会发生改变，归纳起来主要有如下几种情况。

（一）由活性药物转化成无活性代谢物

这是机体对药物灭活的主要方式，也是机体为了减弱或消除外来异物对其可能产生的损害和不利影响所采取的自我保护措施。如苯巴比妥经生物氧化后成无催眠镇静作用的对羟基苯巴比妥而排出体外。

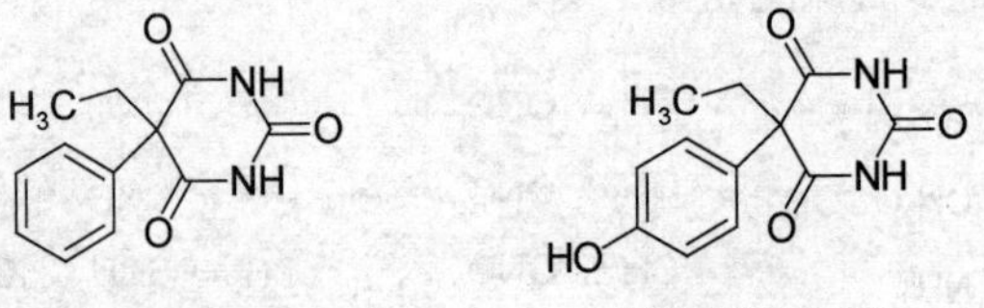

苯巴比妥　　　　　　　　　对羟基苯巴比妥

（二）由无活性药物转化成活性代谢物

这种转化称为代谢活化。前体药物多是按此原理设计而成的，如无生物活性的贝诺酯，在体内经水解代谢成乙酰水杨酸和对乙酰氨基酚后，才具有解热镇痛作用。

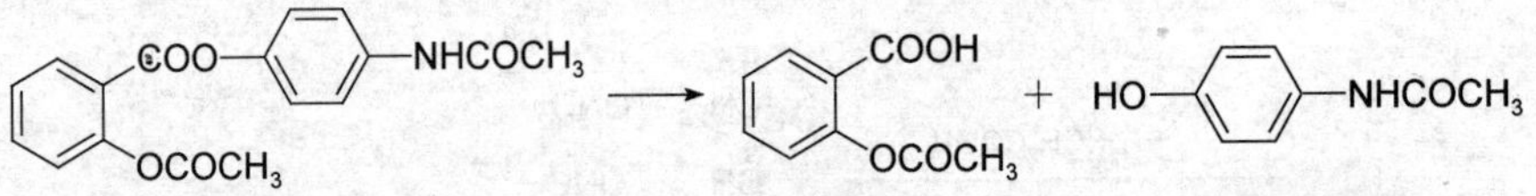

贝诺酯　　　　　　　　乙酰水杨酸　　　　　对乙酰氨基酚

（三）由活性药物转化成仍有活性的代谢物

如地西泮在体内代谢成奥沙西泮，两者均有很强的镇静催眠作用。

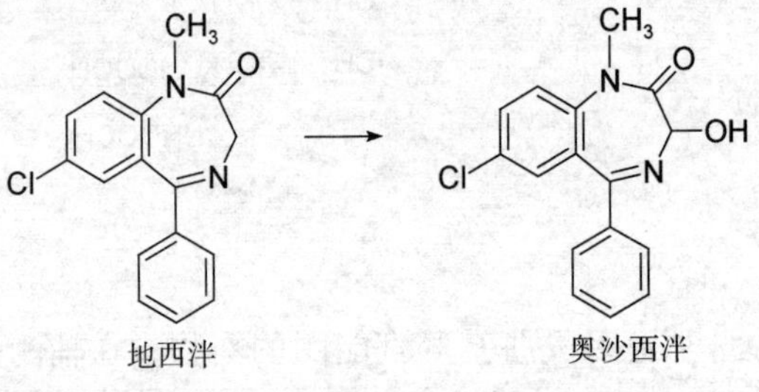

地西泮　　　　　　　　　　奥沙西泮

（四）有无毒性或毒性小的药物转化成毒性代谢物

此转化过程为有害代谢，可导致对机体的损伤。如利尿药呋塞米在机体内氧化后，在原结构的呋喃环上形成环氧化合物，此物质与肝脏蛋白质结合，结果可导致肝坏死。

呋塞米　　　　　　　　　　　　呋塞米的环氧合物

（五）经生物转化改变药物的药理作用

某些药物经生物转化后，其代谢产物的药理作用发生改变。如抗抑郁药异烟酰异丙肼经体内代谢脱去异丙基成为异烟肼，而后者具有抗结核作用。

异烟酰异丙肼　　　　　　　　　　异烟肼

学习小结

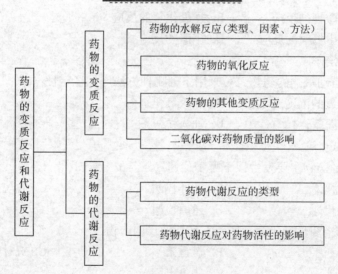

药物的变质反应和代谢反应
├─ 药物的变质反应
│   ├─ 药物的水解反应（类型、因素、方法）
│   ├─ 药物的氧化反应
│   ├─ 药物的其他变质反应
│   └─ 二氧化碳对药物质量的影响
└─ 药物的代谢反应
    ├─ 药物代谢反应的类型
    └─ 药物代谢反应对药物活性的影响

目标检测

一、选择题

（一）A 型题（单选题）

1. 药物易发生水解变质的结构是（　　）

　　A. 烃基　　　　　　　　　　B. 苯环　　　　　　　　　　C. 内酯

    D. 羧基　　　　　　　　　E. 碳碳双键

2. 药物易发生自动氧化变质的结构是（　　　）
    A. 烃基　　　　　　　B. 苯环　　　　　　　　C. 内酯
    D. 羧基　　　　　　　E. 酚羟基

3. 阿司匹林在中性水溶液中易自动水解，除了酚酯较易水解外，还有邻位羧基的
（　　　）
    A. 邻助作用　　　　　B. 给电子共轭　　　　　C. 空间位阻
    D. 给电子诱导　　　　E. 不确定

4. 利多卡因酰胺键不易水解是因为酰胺键的邻位两个甲基可产生（　　　）
    A. 邻助作用　　　　　B. 给电子共轭　　　　　C. 空间位阻
    D. 给电子诱导　　　　E. 不确定

5. 药物中最常见的酰胺、酯类，一般来说溶液的 pH 增大时（　　　）
    A. 不水解　　　　　　B. 愈易水解　　　　　　C. 愈不易水解
    D. 水解度不变　　　　E. 不确定

6. 药物的水解速度与溶液的温度变化有关，一般来说温度升高（　　　）
    A. 水解速度不变　　　B. 水解速度减慢　　　　C. 水解速度加快
    D. 水解速度先慢后快　E. 水解速度先快后慢

7. 药物的自动氧化反应是指药物与（　　　）
    A. 高锰酸钾的反应　　B. 过氧化氢的反应
    C. 空气中氧气的反应　D. 硝酸的反应
    E. 不确定

8. 易发生自动氧化的药物，可采用下列哪种方法增加稳定性（　　　）
    A. 增加氧的浓度　　　B. 加入氧化剂
    C. 长时间露置在空气中　D. 加入抗氧剂
    E. 不确定

9. 含芳环的药物主要发生以下哪种代谢（　　　）
    A. 水解代谢　　　　　B. 开环代谢　　　　　　C. 脱烷基化代谢
    D. 氧化代谢　　　　　E. 还原代谢

10. 下列哪个药物经代谢后产生有毒性的代谢产物（　　　）
    A. 卡马西平　　　　　B. 氯霉素　　　　　　　C. 舒林酸
    D. 地西泮　　　　　　E. 普鲁卡因

（二）B 型题（每小组 5 个备选答案，备选答案可重复选，也可不选）

［1～5］
    A. 亚砜类药物的代谢　　B. 硝基类药物的代谢
    C. 酯类药物的代谢　　　D. 胺类药物的代谢
    E. 芳烃类药物的代谢

1. 发生羟基化反应（　　　）
2. 发生脱烃基反应（　　　）
3. 发生水解反应（　　　）

4. 发生氧化反应和还原反应 （　　　）

5. 发生还原反应 （　　　）

（三）X 型题（多选题）

1. 药物的变质反应主要有 （　　　）

    A. 水解反应   B. 氧化反应   C. 异构化反应

    D. 结合反应   E. 杂化反应

2. 药物在体内的代谢反应主要有 （　　　）

    A. 氧化反应   B. 还原反应   C. 水解反应

    D. 结合反应   E. 杂化反应

3. 影响药物水解的外界因素 （　　　）

    A. 水分的影响   B. 溶液的酸碱性影响   C. 压强的影响

    D. 温度的影响   E. 微生物的影响

4. 影响自动氧化的外界因素有 （　　　）

    A. 氧的浓度的影响   B. 光线的影响

    C. 溶液的酸碱性影响   D. 温度的影响

    E. 微生物的影响

5. 有机药物中常见易水解的基团有 （　　　）

    A. 酯键   B. 酰脲   C. 酰肼

    D. 酰胺   E. 酚羟基

二、简答题

1. 药物的变质反应有哪些？

2. 什么是药物的自动氧化？

三、实例分析

药物经生物转化后，其理化性质和生物活性会发生什么改变？

（冯　川）

第十三章 | 药物的化学结构与药效的关系

知识目标

讲出构效关系的概念、药物产生作用的主要因素、药物的理化性质对药效的影响；

说出结构特异性药物和结构非特异性药物的基本概念、电子云密度，官能团和立体异构对药效的影响；

知道键合特性对药效的影响。

能力要求

能区分结构特异性药物和结构非特异性药物；

会分析药物的理化性质、结构因素对药效的影响。

构效关系（structure activity relationships，SAR）是指药物的化学结构与生物活性（包括药理与毒理作用）之间的关系，是药物化学的中心内容之一。

根据药物的化学结构对生物活性的影响程度或药物在分子水平上的作用方式，可把药物分成两种类型，即结构非特异性药物（structurally nonspecific drugs）和结构特异性药物（structurally specific drugs）。结构非特异性药物的生物活性与化学结构关系不大，主要受药物理化性质的影响，如吸入麻醉药麻醉乙醚、氟烷等，其麻醉作用的强弱和其分子结构没有太大的关系，其麻醉强度与脂水分配系数成正比。大多数药物属于结构特异性药物，它们的作用靶点是受体、酶及离子通道等，其生理活性除与药物的理化性质相关外，主要取决于药物的化学结构，即受药物分子与受体的相互作用影响，药物的化学结构稍微改变，就会直接产生药效学变化。

第一节 药物产生作用的主要因素

药物从给药到产生疗效是一个非常复杂的过程，它涉及到药物在体内的吸收、分布、代谢和排泄，又涉及到药物与生物靶点相互作用的能力。决定药物药效的因素有两个：一个是药物到达靶点作用部位的浓度，可以用药物的药动学时相表示；另一个是药物与生物靶点的特异性结合，可以用药物的药效学时相表示。

一、药物在作用部位的浓度

药物必须以一定浓度到达作用部位，才能产生药效。静脉注射给药时，药物直接进入血液，不存在药物被吸收的问题。药物口服给药后，经胃肠道吸收进入血液，再输送到全身不同的组织，在这个过程中药物要穿过无数的细胞膜和一系列脂质双分子层的膜相结构，要受到不同化学环境和各种酶系统的降解和代谢，最终通过尿液和粪便排出体外。药物的转运过程将影响药物在受体部位的浓度，而转运过程是以药物理化性质和结构为基础。在转运过程中，药物的代谢可使药物的结构发生变化，使药物活性增强或失活。

二、药物和生物靶点的特异性结合

药物到达作用部位后，与受体形成复合物，进而引起受体构象的改变，产生生理和生化的变化，达到调节机体功能或治疗疾病的目的。药物与生物靶点的特异性结合一方面依赖于药物特定的化学结构和该结构与受体的空间互补性，另一方面还取决于药物与生物靶点的结合方式，化学方式以共价键结合时形成不可逆复合物，物理方式是以离子键、氢键、离子偶极、范德华力和疏水力等结合，形成可逆复合物。

第二节　药物的理化性质对药效的影响

结构特异性药物和结构非特异性药物的活性都受药物理化性质的影响，但理化性质对结构非特异性药物的活性起主导作用。药物的理化性质包括溶解度、分配系数、解离度、表面活性、热力学性质和波谱性质等，其中对药效影响最大的主要是溶解度、分配系数和解离度。

一、溶解度和脂/水分配系数对药效的影响

药物的脂溶性和水溶性的相对大小一般以脂/水分配系数表示，脂水分配系数为药物在互不混溶的非水相和水相中分配平衡后，在非水相中的量浓度 C_0 和水相中的量浓度 C_w 的比值，即：$P = C_0/C_w$，由于 P 的数值较大，常用其对数 $\lg P$ 表示。P 值的大小表示化合物脂溶性的大小，P 值越大，则脂溶性越高。

课堂互动

维生素 C 的结构具有什么特点？为什么易溶于水？

药物的化学结构决定其水溶性和脂溶性，若分子结构中含有较大的烃基、卤素原子、碳键和脂环等非极性基团时，则药物的脂溶性增大；相反，若分子结构中含有羟基、氨基、羧基等极性基团时，则药物的水溶性增大。药物的水溶性大小与分子的极性、所含极性基团数量、形成氢键的能力等有关。由于各类药物的药理作用不同，对于亲脂性的要求也不同，中枢神经系统的药物，需要通过血脑屏障，因此，适当增加药物的亲脂性，有利于通过血脑屏障，可增强活性。

二、解离度对药效的影响

多数药物为弱酸、弱碱或其盐类，在体液中部分解离。药物在体内的解离度取决于药物本身的 pK_a 和体液介质的 pH 值。二者的关系如下：

酸性药物　　$RCOOH + H_2O \rightleftharpoons RCOO^- + H_3O$　　$pK_a = pH - lg\dfrac{[RCOO^-]}{[RCOOH]}$

碱性药物　　$RNH_2 + H_2O \rightleftharpoons RNH_3^+ + OH^-$　　$pK_a = pH - lg\dfrac{[RNH_2]}{[RNH_3^+]}$

当药物的解离度增加时，会引起药物离子型浓度上升，未解离的分子型浓度降低，会减少药物在亲脂性组织中的吸收；而解离度过低，离子浓度下降，也不利于药物的转运，只有合适的解离度，才使药物具有最大的活性。弱酸性药物在胃酸（pH = 1）中解离度较小，如阿司匹林、维生素 C 等酸性药物在胃中几乎不解离，易在胃中吸收。弱碱性药物如可待因、麻黄碱在胃中几乎全部解离，很难被吸收，只有进入肠道中才有良好的吸收。完全离子化的季铵盐类药物，脂溶性小，在消化道不易吸收，更不易进入血脑屏障到达脑部。因此，解离度最适宜的药物才具有最佳的活性。

课堂互动

判断阿司匹林（$pK_a = 3.5$）和可待因（$pK_a = 8$）口服时在胃肠道中哪个部位吸收较多？为什么？

案例分析

案例：巴比妥酸 pK_a 约 4.12，无镇静催眠作用；而其 5 位双取代的苯巴比妥，为较强的镇静催眠药，为什么？

分析：巴比妥酸在 5 位没有取代基时，pK_a 约 4.12，在生理 pH7.4 时，有 99% 以上呈离子型，不能通过血脑屏障进入中枢神经系统而起作用。而当将其 5 位双取代后，pK_a 值一般为 7.0～8.5。如苯巴比妥（pK_a7.4）在生理 pH 下约有 50% 左右以分子形式存在，可进入中枢神经系统而起作用。

第三节　药物的结构因素对药效的影响

结构特异性药物一般与生物大分子结合形成复合物后产生特定的药理作用。其活性主要取决于药物与受体的结合力，即化学结构本身。但很多因素都能影响药物与生物大分子的相互作用，如药物的基本结构、药物的各官能团、药物的电子密度分布及立体结构等。

一、药物的基本结构对药效的影响

在构效关系研究中，具有相同药理作用的药物，将其化学结构中相同的部分，称为基本结构或药效结构。许多类药物都具有基本结构，如局部麻醉药、磺胺类药物、拟肾上腺素药物、青霉素类抗生素等。

局麻药的基本结构

磺胺类药的基本结构

拟肾上腺素药的基本结构

青霉素类药的基本结构

各类药物的基本结构不一样，活性也不同，基本结构的确定有助于结构改造和新药设计。如在确定磺胺类药物的基本结构后，用杂环取代 N_1 上的氢，可使药物活性增强，制成一系列有特点的磺胺类药物。在青霉素基本结构的酰胺侧链上引入不同的取代基，制得一些耐酸、耐酶或广谱等具有优良性能的半合成青霉素，克服了天然青霉素的缺点。

二、药物的官能团对药效的影响

药物的药理作用主要依赖于分子整体，但有时一些特定官能团可使整个分子结构和理化性质发生变化，影响药物与生物大分子结合，从而影响药效。

表 13 – 1　常见官能团对药效的影响

官能团	对药效的影响	药物举例
烷基	增加疏水性，降低解离度，增加空间位阻，增加稳定性	睾酮的 C_{17} 位羟基在体内易被代谢氧化，口服无效，若在 C_{17} 位引入 α – 甲基制得甲睾酮，因位阻增加，不易代谢而口服有效。
卤素	强吸电子基，影响电荷分布，增加脂溶性，增加稳定性，改变化学活性	喹诺酮类药物，6 位用 F 取代基时，其抗菌活性比无取代时强 30 倍
羟基和巯基	增加水溶性，增加与受体结合力，改变化学反应活性	
氨基	易与受体蛋白质的羧基结合，易形成氢键，表现出多种特有的生物活性	天然青霉素类药物在 6 位酰胺侧链的 α – 碳上引入氨基，可以扩大抗菌谱
醚和硫醚	氧原子有亲水性，碳原子有亲脂性，有利于药物运转与定向分布	
磺酸基、羧基	可成盐，增加水溶性，引入解离度小的羧基会导致生物活性增加	如在二氢青蒿素中引入琥珀酸，得到青蒿琥酯，再成钠盐，可制成注射剂
酰胺	易与生物大分子形成氢键，易与受体结合，参与机体或病原体的酰化反应	

三、药物的电子云密度对药效的影响

受体和酶是以蛋白质为主的生物大分子，其电子云密度分布是不均匀的。药物的电子云密度分布也不均匀。如果药物分子的电子云密度分布能与生物大分子如受体的电子云密度分布呈互补状态，则有利于产生静电引力，使药物与受体相互作用而结合形成受体复合物。

机体蛋白质的等电点多在 pH7 以下，在生理 pH 下多以负离子形式存在，对外界正离子的吸引强，因此具有强烈药理作用的药物大多带有吸电子基团，形成正电中心，可以和受体的负电区域形成复合物而产生药理效应。如苯巴比妥、美沙酮、普鲁卡因和异烟肼等都有这样的正电中心。

苯巴比妥

美沙酮

普鲁卡因

异烟肼

在药物结构中，引入各种极性官能团，改变了药物的电子云密度分布，从而影响了药物与生物大分子的结合，产生药效的变化。如局麻药普鲁卡因在苯环对位引入供电子基团氨基，增加了羰基的极化，使药物与受体结合更牢固，从而使麻醉作用增强；如引入吸电子基团，则减弱羰基的极化，使麻醉活性降低。

四、药物的立体异构对药效的影响

药物的三维结构与受体的互补性对两者之间的相互作用具有重要影响，药物与受体结合时，在立体结构上与受体的互补性越大，三维结构越契合，药物与受体结合后所产生的生物作用也越强。立体因素对药效的影响包括药物分子的几何异构、光学异构和构象异构及药物官能团间的距离。

（一）几何异构

几何异构是由于双键等刚性或半刚性结构的存在，导致分子内旋转受到限制而产生的。一般来说，几何异构体官能团间距离相差较大，引起理化性质，如 pK_a、溶解度、脂/水分配系数等不同，使药物的吸收、分布和排泄速率不同，因而药物活性有很大差异，如己烯雌酚是人工合成的非甾体雌激素，它的反式体两个氧原子间距离与雌二醇相似，均为 0.855nm，具有很强的雌激素活性，而顺式己烯雌酚的雌激素活性很弱。

反式己烯雌酚

顺式己烯雌酚

（二）光学异构

有些药物分子中存在一个或多个手性中心，就可能有光学异构体存在。光学异构体除了旋光性不同外，有着相同的物理性质和化学性质，少数手性药物的光学异构体的药理作用相同，但在更多的手性药物中，左旋体与右旋体的生物活性并不相同。药物光学异构体生理活性的差异，反映了药物与受体结合时的较高的立体要求，反映出受体对药物的立体选择性。光学异构对药理活性产生的影响、变化见表 13 – 2。

表 13 – 2　光学异构对药理活性的影响

药理活性的差异	药物举例
光学异构体具有等同的药理活性和活性强度	抗组胺药异丙嗪
光学异构体具有相同的药理活性，但强弱不同	抗组胺药氯苯那敏，活性为右旋体＞左旋体
光学异构体一个有活性，另一个没有活性	抗生素氯霉素，仅 $1R, 2R-(-)$ – 苏阿糖型有活性
光学异构体具有相反的活性（较少见）	利尿药依托唑啉：左旋体利尿，右旋体抗利尿
光学异构体具有不同类型的药理活性	$S(+)$ – 氯胺酮有麻醉作用，$R(-)$ – 氯胺酮有兴奋作用

（三）构象异构

分子内各原子与基团的空间排列因单键的旋转而发生动态立体结构现象称为构象异构。自由能低的构象由于稳定，出现几率高，为优势构象。药物与受体相互作用时，能为受体识别并与其互补的构象称为药效构象。药效构象并不一定是药物的优势构象。通过寻找药效构象可以确定与受体结合的情况，为新药设计提供信息。如吗啡（含有五个环）、喷他佐辛（含有三个环）、哌替啶（含有两个环）、芬太尼等结构各有差异，但因具有相同的构象，均可与阿片受体结合，从而都具有镇痛作用。

五、键合特性对药效的影响

药物和受体通过缔合和化学反应发生相互作用形成药物–受体复合物，才能产生药理作用。主要通过氢键、范德华力、疏水结合、离子键、电荷转移复合物、金属螯合作用、偶极作用、共价键等形式相互结合。药物和受体的结合有可逆和不可逆两种，除了共价键是不可逆外，其他键合都是可逆的，且多种键合形式共存。

（一）氢键

氢键是药物与受体最普遍的结合方式，药物分子中具有孤对电子的 O、N、S、F、Cl 等原子时，可和受体上的与 C、N、O、F 等共价结合的 H 形成氢键，键能约为共价键的 1/10。氢键形成可影响药物的理化性质，如药物与水形成氢键，可增加药物的水溶性；若药物分子内形成氢键，则在水中的溶解度减小。

（二）共价键

共价键是药物和受体结合时键能最大的键，以共价键结合时，形成不可逆复合物，很难恢复原形。因而这样的药物产生的作用比较强而持久，但如有毒性，也是不可逆的。如烷化剂类抗肿瘤药的作用机制。

（三）电荷转移复合物

电荷转移复合物（charge transfer complex，CTC）又称电荷迁移络合物，是电子相对丰富的分子与电子相对缺乏的分子之间发生键合形成的复合物。形成复合物的键既不同于离子键，又不同于共价键，其键能较低，与氢键键能相似，复合物相对比较稳定。电荷转移复合物的形成可增加药物的稳定性及溶解度，增加药物与受体的结合作用。如咖啡因在水中的溶解度为1∶50，与苯甲酸钠形成CTC，溶解度增大为1∶1.2，与水杨酸钠形成CTC，溶解度增大为1∶2。

（四）金属螯合作用

金属配合物由缺电子的金属离子和电荷密度相对丰富的配位体组成。含二个以上配基（供电基）的配位体，通称螯合剂（chelating agents）。螯合物（chelate）是由两个或两个以上配位体和一个金属离子，通过价键（离子键、共价键和配位键）相连接而组成的环状化合物。配位体的配基一般含有O、N或S原子，螯合时通常形成四、五、六元环，一般五元环以上较稳定。金属螯合作用主要用于重金属中毒的解毒或形成杀菌剂。目前在抗肿瘤药物研究中也较为活跃，常见的为铂配合物。

知识拓展

金属螯合作用的临床应用实例

①消旋青霉胺可与铜离子形成2∶1螯合物，含有两个可解离的羧基，水溶性很好。因此作为铜的解毒剂，用于治疗因铜排泄作用降低，产生铜蓄积引起的肝豆状核变性；②8－羟基喹啉与高铁离子可形成2∶1螯合物，作用于细菌表面而呈现细胞毒作用，而3∶1螯合物却无效。其中羟基或喹啉氮原子被甲基化，都因失去螯合作用，无杀菌活性；③丙亚胺与阿霉素都是抗肿瘤药，合用可降低由阿霉素引起的心肌毒性，原因是丙亚胺与Fe^{3+}螯合，减少了阿霉素与Fe^{3+}复合物的形成。

学习小结

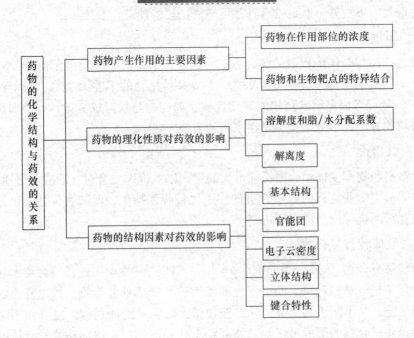

目标检测

一、选择题

（一）A 型题（单选题）

1. 药物分子中引入烃基、卤素原子、硫醚键等，可使药物的（　　　）
   A. 脂溶性降低　　　　　　　　B. 脂溶性增高
   C. 脂溶性不变　　　　　　　　D. 水溶性增高
   E. 水溶性不变

2. 一般来说，酸性药物在体内随介质 pH 增大（　　　）
   A. 解离度增大，体内吸收率降低　　B. 解离度增大，体内吸收率升高
   C. 解离度减小，体内吸收率降低　　D. 解离度减小，体内吸收率升高
   E. 解离度不变，体内吸收率不变

3. 在药物的基本结构中引入烃基对药物的性质影响叙述错误的是（　　　）
   A. 可以改变药物的溶解度　　　　B. 可以改变药物的解离度
   C. 可以改变药物的分配系数　　　D. 可以改变药物分子结构中的空间位阻
   E. 可以增加位阻从而降低药物的稳定性

4. 在药物的基本结构中引入羟基对药物的性质影响叙述错误的是（　　　）
   A. 可以增加药物的水溶性
   B. 可以增强药物与受体的结合力
   C. 取代在脂肪链上，使药物的活性和毒性均下降
   D. 取代在芳环上，使药物的活性和毒性均下降
   E. 可以改变药物生物活性

5. 下列立体结构对药效的影响叙述错误的是（　　　）
   A. 原子间的距离　　　　　　　B. 分子的几何异构
   C. 分子的旋光异构　　　　　　D. 分子的构象异构
   E. 分子的同分异构

6. 药物几何异构对药效的影响中一般表现为反式结构比顺式结构（　　　）
   A. 生物活性小　　　　　　　　B. 生物活性大
   C. 生物活性相等　　　　　　　D. 与受体的互补性较差
   E. 与受体的活性基团结合较差

7. 氢键对药物的理化性质也有重大影响，如药物与溶剂形成氢键时（　　　）
   A. 可增加水溶解度　　　　　　B. 可促使透过生物膜
   C. 可增加脂溶性　　　　　　　D. 可降低水溶性
   E. 可降低药物极性

8. 电荷转移复合物的缩写符号为（　　　）
   A. TCT　　　　　B. CTC　　　　　C. 6 – APA
   D. 7 – ACA　　　　E. SD – Na

9. 下列对电荷转移复合物形成对药物性质影响叙述错误的是（　　）

　　A. 可增加药物的稳定性　　　　　B. 可增加药物的溶解度

　　C. 可以防止药物水解　　　　　　D. 可以提高药物在体内的吸收度

　　E. 可以降低药物的稳定性

10. 下列对金属螯合物作用的主要用途叙述错误的是（　　）

　　A. 重金属中毒的解毒剂　　　　　B. 灭菌消毒剂

　　C. 降低药物的稳定性　　　　　　D. 抗恶性肿瘤药物

　　E. 新药的设计和开发

（二）B 型题（每小组 5 个备选答案，备选答案可重复选，也可不选）

[1～3]

A. 生物电子等排原理　　　　　　　B. 前药原理

C. 脂/水分配系数　　　　　　　　　D. 解离度

E. 基本结构

1. 将具有相同药理作用的药物的化学结构中相同部分称为（　　）

2. 药物常以分子型通过生物膜，在膜内的水介质中解离成离子型，而产生药效。
　　因此药物需要有合适的（　　）

3. 表示药物的水溶性和脂溶性相对大小用（　　）

[4～8]

利用药物化学结构对药效的影响原理，请选择

A. 药物基本结构

B. 羟基

C. 原子间距离、几何异构、光学异构和构象异构

D. 烃基和酯键

E. 氢键、TCT 和金属螯合物

4. 为了增强药物与受体的结合力，增加水溶性，改变生物活性可以在药物结构中
　　引入（　　）

5. 为了提高药物的稳定性或增加空间位阻，可以在药物结构中引入（　　）

6. 具有相同药理作用的药物的化学结构中的相同部分称为（　　）

7. 立体结构对药效的影响主要表现为（　　）

8. 键合特性对药效的影响主要表现为（　　）

（三）X 型题（多选题）

1. 药物化学结构对药效的影响有（　　）

　　A. 生物电子等排原理　　　　　　B. 前药原理

　　C. 脂/水分配系数　　　　　　　　D. 基本结构

　　E. 立体结构

2. 增加药物的水溶性，可以采用（　　）

　　A. 生物电子等排原理　　　　　　B. 前药原理

　　C. 降低脂/水分配系数　　　　　　D. 基本结构

   E. 形成 CTC

3. 提高药物通过脂溶性生物膜的作用，可以采用（　　）

   A. 生物电子等排原理   B. 前药原理

   C. 增大脂/水分配系数   D. 降低脂/水分配系数

   E. 氢键的形成

4. 药物基本结构中，影响药效的常见特性官能团有（　　）

   A. 烃基   B. 羟基和巯基

   C. 醚和硫醚键   D. 磺酸、羧酸和酯

   E. 酰胺和胺类

5. 在药物基本结构中引入下列哪些基团，可以提高脂/水分配系数（　　）

   A. 烃基   B. 卤素原子

   C. 羟基   D. 羧基

   E. 硫醚键

二、简答题

1. 简述药物结构中的常见官能团对药效的影响。
2. 药物的理化性质是如何影响药效的？

三、实例分析

分析药物结构对药效的影响。

（王蕾蕾）

第十四章 | 新药的研究与开发

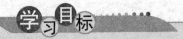

知识目标

讲出先导化合物的发现途径，先导化合物、前药、软药的概念，药物化学结构修饰的目的；

说出药物化学结构修饰的基本方法；

知道新药开发的基本过程。

能力要求

能解释药物结构修饰前后的特点；

能应用结构修饰的基本原理与方法解决药物临床应用出现的问题。

新药（new drugs）是指化学结构、药品组分和药理作用不同于现有药品的药物。根据《药品管理法》和《药品注册管理办法》，新药系指未曾在中国境内上市销售的药品。对已上市药品改变剂型、改变给药途径、增加新适应症的药品，亦属于新药范畴。一个新药的上市要经过药物的研究和开发两个阶段，而新药的研究与开发是药物化学学科最重要的任务之一。

第一节　新药的研究

新药的研究阶段实际上是新药的发现过程，就是先导化合物的发现和优化。先导化合物是最早研究的化合物，要经过不断优化，达到符合药物"安全、有效"的原则，才有可能在临床上使用。

一、先导化合物的发现

先导化合物（lead compound）又称原型物（prototype），是指有独特结构且具有一定生物活性的化合物。它可能由于活性小、选择性低，或药物动力学性质差，不能作为新药开发；但可以在该化合物结构基础上，进行一系列的结构改造或修饰，得到符合要求的新药。

先导化合物的发现有多种途径，主要途径有：①从天然活性物质中筛选获得；②以现有的药物作为新药研究的基础；③利用组合化学、高通量筛选、计算机辅助获得。

（一）从天然活性物质中筛选获得先导化合物

人类使用最早的药物是天然药物，天然药物是从植物、微生物、海洋动植物及爬行类和两栖类动物中得到的有效成分。①从植物中发现和分离的有效成分，例如青蒿素（Artenalslnm）是我国科学家在20世纪70年代，从菊科艾属植物黄花蒿的茎叶中分离得到的抗疟药物，也是一个先导化合物，后来利用结构修饰的方法合成了抗疟效果更好的蒿甲醚（artemether）和青蒿素琥酯（artesunate），疗效比青蒿素强5倍，毒性比青蒿素低；②以微生物及代谢产物获得化合物，如1928年弗莱明发现的青霉素；③从活性内源性物结构研究得到先导化合物，如黄体酮是活性内源性物质，口服是在胃肠道易破坏失效，不能口服，只能注射给药，且作用时间短，对其结构改造得到醋酸甲地孕酮解决了上述问题；④来源于海洋环境中的先导化合物，如从海葵中分离的海葵毒素是肽类毒素，具有强心作用。

青蒿素　　　　　　R=—CH₃为蒿甲醚
R=—OCOCH₂CH₂COOH为青蒿素琥珀酸酯

（二）以现有的药物作为先导化合物

1. 由药物副作用发现先导化合物　药物一般都具有多种生物活性即药理作用，用于治疗的称治疗作用，其他的作用通常称为副作用。通过观察某些药物的副作用，发现先导化合物，可开发出具有新的治疗作用的药物。例如异丙嗪（Promethazine）是抗过敏药，研究其构效关系时发现，将支链的异丙基用直链的丙基代替时，抗过敏作用下降，而精神抑制副作用增强，从而发现了吩噻嗪类的抗精神病药氯丙嗪（Chlorpromazine）。

异丙嗪　　　　　　　　　　　氯丙嗪

知识链接

万艾可（Viagra）的发现

　　万艾可（俗称伟哥，Viagra）的诞生就是利用药物的副作用开发新药的一个非常具有代表性的例子。伟哥本来是作为抗心绞痛的新药进入临床阶段的。随着临床试验的进行，研究者发现许多患者使用后，均有不同程度的促进阴茎勃起的副作用。经过对相同先导化合物的针对性研究，进一步证实了这种改善性功能障碍的药效之后，研究者中止了预定的心绞痛临床试验，最后其被成功地开发成为改善性功能障碍的新药。万艾可的通用名是西地那非（Sildenafil）。

2. 通过药物代谢研究得到先导化合物 大部分药物在体内代谢的结果主要是失活和排出体外，但有些药物经代谢转化成新的仍有活性、毒副作用小的化合物，这样的代谢产物可成为先导化合物，因此研究活性代谢物的结构是发现先导化合物的途径。如奥沙西泮是地西泮的活性代谢物。

3. 以现有突破性药物作先导化合物 "me – too" 药物的研究是以现有的药物为先导化合物，避开了"专利"药物的产权保护。如兰索拉唑（Lansoprazole）的研究是以奥美拉唑（Omeprazole）为先导物的，活性比奥美拉唑更强。

兰索拉唑　　　　　　　　　　　　　奥美拉唑

4. 以药物合成的中间体作先导化合物 在药物合成过程中，许多中间体的化学结构与药物相似，也产生相似的药理活性，如环胞苷（Cyclocytidine）是抗肿瘤药阿糖胞苷（Cytarbine）合成过程的中间体，在药物的筛选过程中发现环胞苷也具有抗肿瘤活性。

环胞苷　　　　　　　　　　　　阿糖胞苷

随着信息学的发展，除了以上介绍的几种得到先导化合物的途径外，还可以通过计算机设计方法辅助药物筛选，对数据库进行搜索发现有可能成为先导化合物的物质。还可以通过组合化学合成及高通量筛选得到。组合化学是 20 世纪 80 年代以来发展起来的化学合成的新方法，同时配合高通量筛选，为发现和优化先导化合物提供了新的途径。

二、先导化合物的优化

先导化合物往往因作用强度弱、化学结构不稳定、毒性大、选择性不高、药代动力学性质不合理等缺点不能直接临床使用，需要对该先导物进行化学结构的改造或修饰，先导化合物的优化方法有生物电子等排原理、前药原理、软药原理、定量构效关系研究等。

（一）生物电子等排原理

生物电子等排体（bioisosterism）是指具有相似的物理和化学性质，并能产生相似或拮抗的生物活性的分子或基团，生物电子等排体分为经典和非经典的电子等排体。经典的电子等排体是指最外层电子总数相同的原子、离子或基团，它们的理化性质亦相似，

如—O—、—NH—和—CH₂—，—F、—CH₃、—OH、—SH 和—NH₂，—CH ═ 、—N ═
互为电子等排体。非经典的电子等排体是具有相似的分子形状和体积、相似的电荷分
布，产生相似或拮抗的生物活性的原子和基团。

知识拓展

运用生物电子等排理论开发成功的药物

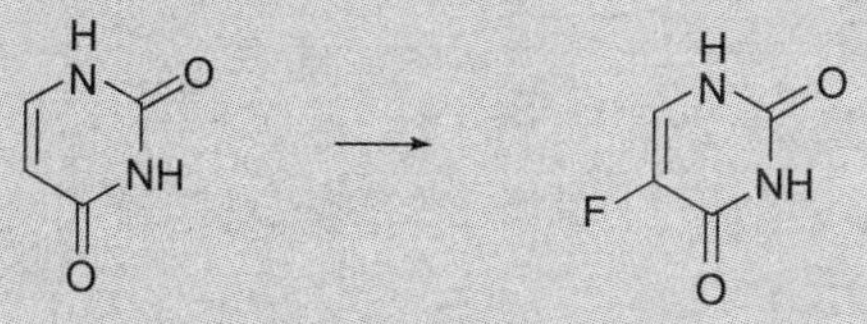

尿嘧啶　　　　　　　　　　　　　氟尿嘧啶

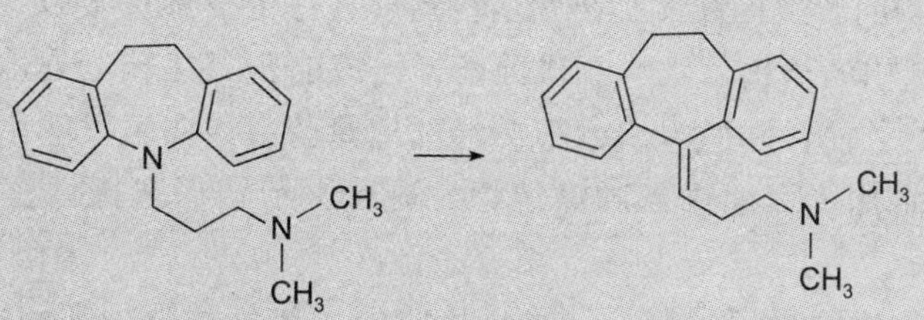

丙咪嗪　　　　　　　　　　　　　阿米替林

（二）前药原理

前体药物简称前药（prodrug），是指在体外无活性或活性较小，在体内经转化，变
成活性物质而产生药理活性的化合物。一般要经过化学结构修饰。

1. 药物化学结构修饰的方法

（1）成盐　成盐修饰适用于具有酸性或碱性基团的药物，目的是增加溶解度，便
于制成注射剂，有时增加稳定性。

（2）成酯和成酰胺　分子中含羟基或羧基的药物，可选择成酯修饰的方法。羟基
是药效基团，也是易被代谢的基团，因此，羟基成酯后常可延长药物的半衰期，增加
脂溶性，提高生物利用度。具有羧基的药物常常显较强的酸性，在口服给药时，对胃
肠道产生刺激，羧基成酯后可降低药物的极性，减少对胃肠道及皮肤的刺激性，改善
生物利用度，如水杨酸乙酰化修饰成阿司匹林。

课堂互动

制备青霉素 G 钾盐时只能用青霉素 G 与醋酸钾醇溶液作用，为什么？若成盐反应能进
行，还有什么条件，为什么？

含氨基药物常常被修饰成酰胺。成酰胺修饰后，可增加药物的化学稳定性、增加

药物的组织选择性，降低毒副作用，延长药物作用时间。如环磷酰胺对正常组织毒副作用很低，在癌细胞中酶的作用下，形成去甲氮芥，选择性增加。

（3）其他修饰 有些药物分子中含有羰基，常用的修饰方法有希夫碱、缩酮、肟化物、四氢噻唑、烯醇酯、偶氮等。如 5 - 氨基水杨酸是治疗溃疡性结肠炎的有效药物，但不能口服，将其制成前药奥沙拉嗪（Olsalazine）后对胃无刺激性，口服吸收好，在肠内，经偶氮还原酶分解为两分子的主药 5 - 氨基水杨酸，而发挥作用。

2. 药物化学结构修饰的目的

课堂互动

药物化学结构修饰的目的和作用有哪几个方面？

（1）提高药物的组织选择性 药物给药后，在体内要经过吸收、转运、代谢等过程，将药物进行适当的结构修饰，制成前药，使该前药只在转运到达作用部位时才转化为原药发挥药效，而在其他组织中不会释放出原药。如在氮芥的结构中引入苯丙氨酸制得美法仑，使其较多地进入肿瘤组织，提高了药物的选择性，降低药物的毒副作用。

（2）延长药物作用时间 延长药物作用时间主要是考虑增加药物代谢的稳定性，增加药物在组织内的停留时间，减慢其代谢速率和排泄速率。如将口服避孕药炔雌醇醚化，制备成 3 - 环戊基炔雌醚，药效由一天提高到一个月。

（3）增加药物的稳定性 有些药物结构中存在易氧化、易水解的基团，在贮存中易失效，在体内的代谢速度加快。将这些不稳定的基团进行化学修饰，可增加药物稳定性，并延长作用时间。如将红霉素的 C—5 位的 2′位上羟基酯化得到红霉素琥珀酸乙酯（琥乙红霉素），不仅提高了药物的稳定性，又增加药物的活性。

（4）改善药物的吸收 药物发挥药效首先必须溶解并且具有合适的脂/水分配系数，才能充分吸收，达到较大的生物利用度。如氨苄西林含有游离的—COOH 和—NH$_2$，极性较大，脂溶性差，不易透过生物膜，口服吸收率不高，生物利用度低，将其羧基制成疏水性的新戊酰氧甲基酯得匹氨西林，增加了脂溶性，在体内可被定量吸收。

（5）增加药物的溶解度 药物必须先溶解才能发挥药效，但许多药物在水中溶解度较低，难以制备成水溶性的制剂。一般可以通过结构修饰，制成水溶性的盐类，增大溶解度。如将苯巴比妥制成水溶性的前药苯巴比妥钠盐，水溶性增大，可供注射。

（6）发挥药物的配伍作用 氨苄西林为广谱抗生素，但对 β - 内酰胺酶的稳定性差，舒巴坦是 β - 内酰胺酶抑制剂，本身抗菌作用微弱。将氨苄西林与舒巴坦通过亚甲基结合起来，成为双酯舒他西林（sultamicinin），经口服进入机体后，分解为氨苄西林和舒巴坦。

（7）消除药物的不良味觉 有些药物具有强烈的苦味，不便服用，有时可采用制备成前药的方法来解决。如红霉素修饰为红霉素琥珀酸乙酯。

知识链接

临床常用药品中属于前药类型的产品

如调节血脂及抗动脉粥样硬化药辛伐他汀（Simvastatin）；抗酸及抗溃疡药奥美拉唑（Omeprazole）；抗病毒药伐昔洛韦（Valacyclovir）；抗高血压药依那普利（Enalapril）等。

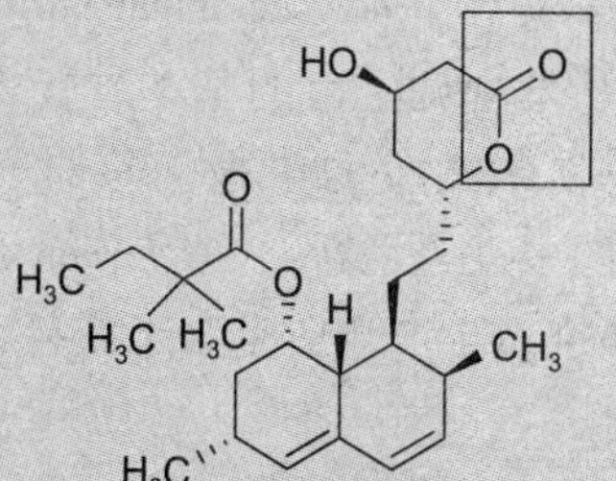

辛伐他汀

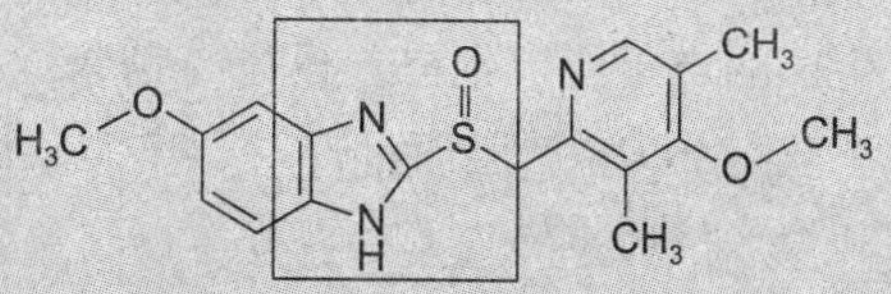

奥美拉唑

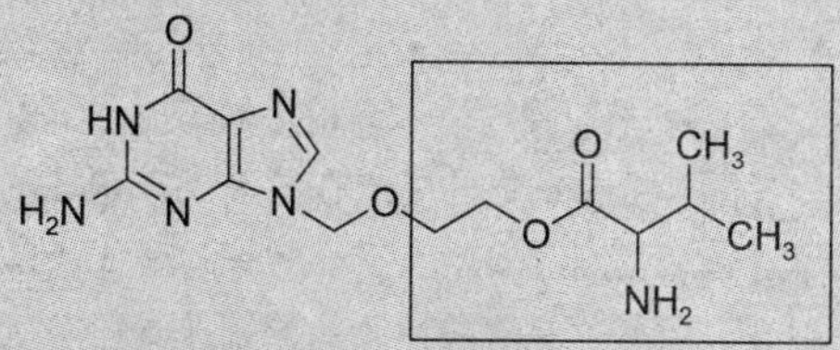

伐昔洛韦

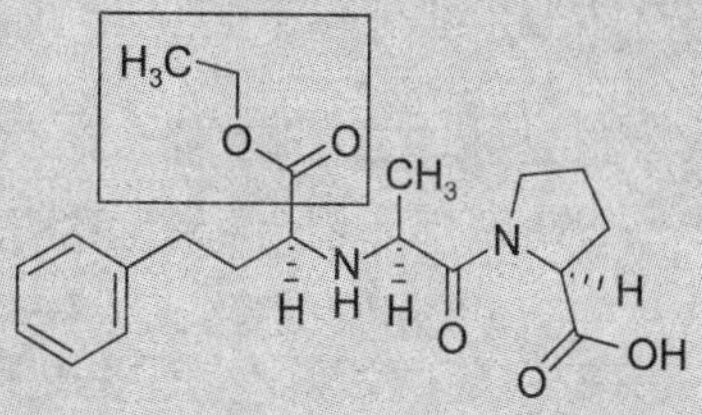

依那普利

备注：方框部分是药物在体内经水解或者代谢而发生变化的结构。

（三）软药原理

软药（soft drug）指一类本身有治疗效用或生物活性的化学实体，当在体内起作用后，经预料的和可控制的代谢作用，转变成无活性和无毒性的化合物排出体外。软药设计的方法可减少药物蓄积的副作用，得到广泛应用。如作为麻醉辅助使用的肌肉松弛药，希望在手术开刀后尽快代谢，避免蓄积中毒，人们根据氯筒箭毒碱类肌肉松弛药的构效关系，设计出了阿曲库铵（Atracurium），阿曲库铵由于季氮原子 β 位上的强吸电子作用，在体内可发生 Hofmann 消除反应，链上的双酯可在血浆酯酶作用下发生水解反应，使代谢迅速而失活，避免了蓄积中毒现象。

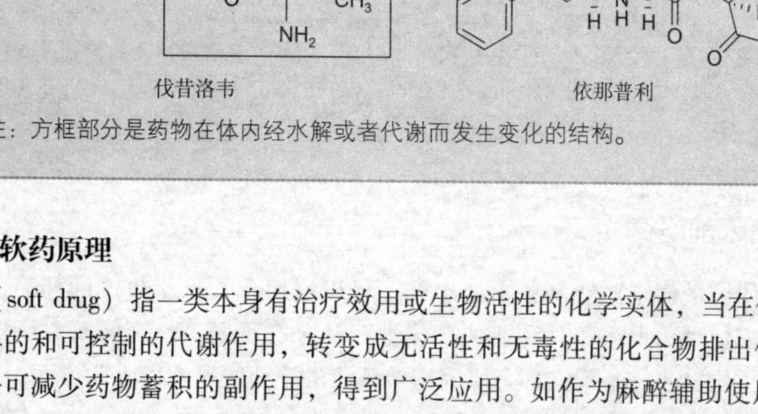

阿曲库铵

（四）定量构效关系研究

定量构效关系（quantitative structure – activity relationships，QSAR）是药物活性与

化学结构之间的定量关系。定量构效关系研究是用物理化学、有机化学、计算化学方法找出药物化学结构和生物活性之间的量变规律或数学方程式，为进一步结构优化提供理论依据。该方法现已成为发现和优化先导化合物的基本手段。

第二节 新药的开发

新药开发（drug development）是在得到新化学实体（new chemical entities，NCE）后，通过各种评价使其成为可上市的药物。新药从发现到上市的基本过程为：选题与论证——立题——设计方案——临床前研究——临床试验的申报与审批——临床试验——生产的申报与审批——投产与销售。概括起来就是两部分，第一部分临床前研究是为了获得 SFDA 的临床批件，第二部分临床研究及生产注册是为了获得 SFDA 的新药证书和生产注册批件。

知识链接

按《药品注册管理办法》化学药品注册分类有：①未在国内外上市销售的药品；②改变给药途径且尚未在国内外上市销售的制剂；③已在国外上市销售但尚未在国内上市销售的药品；④改变已上市销售盐类药物的酸根、碱基（或者金属元素），但不改变其药理作用的原料药及其制剂；⑤改变国内已上市销售药品的剂型，但不改变给药途径的制剂；⑥已有国家药品标准的原料药或者制剂。

一、临床前研究

临床前研究关键是要能制备出稳定的、可以程序化大批量生产的药品，以供临床前和临床研究使用。根据药品注册法，化学药品分类不同，临床前研究所需进行研究的内容有所差别。总体来说这部分研究需要解决的主要问题有以下两方面。

1. 药学研究

包括原料药生产工艺的研究资料及文献资料；制剂处方及工艺的研究资料及文献资料；确证化学结构或者组分的试验资料及文献资料；质量研究工作的试验资料及文献资料；药品标准及起草说明；药物稳定性研究的试验资料及文献资料。

2. 药效、药理、毒理研究

包括所研究的药物有确定的药效学作用；进行了药物的动物吸收试验且其结果可行；药物的动物吸收、代谢和排泄研究和人体中所预期的结果相似；药物有较少的活性代谢物；有明确的新药代谢的动力学研究；三致（致癌、致畸、致突变）试验和急性、亚急性、长期毒性试验，未见明显的安全性问题。

临床前研究结束后，应向药监部门提出新药注册申请，以便进行临床研究。

二、临床试验及申请生产注册

临床试验是在人体上进行的，以确证新药的药效和安全性，同时决定其给药途径和使用注意事项。在我国临床试验通常分为Ⅰ、Ⅱ、Ⅲ、Ⅳ期。

Ⅰ期临床研究通常是在健康志愿者身上进行的临床试验。对于化学治疗药物，由于对人体有一定的伤害，则要求在患者身上进行。Ⅰ期临床研究主要是评价新药在人体中的安全性、耐受性（剂量和副作用）、人体中的药代动力学性质和药理作用，而不对其疗效进行评价。

Ⅱ期临床研究是在患者身上进行的临床试验。主要评价供试药物的有效性。通过与对照药的比较，了解其治疗价值和安全性；确定新药的适应证及最佳治疗方案，包括剂量、给药途径、给药次数、疗程等；考察新药的不良反应及其危险性。

Ⅲ期临床研究是通过随机、双盲对照试验的方法，进行大规模、较长时间的临床试验。确定药物的疗效，监测药物的不良反应。

Ⅳ期临床试验：新药上市后由申请人进行的应用研究阶段。其目的是考察在广泛使用条件下的药物的疗效和不良反应、评价在普通或者特殊人群中使用的利益与风险关系以及改进给药剂量等。在此期间，还需继续进行长期稳定性试验的研究以确定药物的有效期。

在完成临床试验Ⅰ、Ⅱ、Ⅲ期后，研发机构或制药公司将分析所有的试验数据。如果数据能够成功证明药物的安全性和有效性，研发机构或制药公司将研究资料整理后向所在国家的管理部门提出新药申请（new drug application，NDA）。新药申请必须包括研发机构或制药公司所掌握的一切相关科学信息，需要数月或数年获批准后才可能上市。

在新药的研究和开发过程中，为保证新药研究和开发的可靠性，需要遵守许多规范化的要求。比如，临床前的试验必须在符合 GLP 的条件下进行，临床试验必须在符合 GCP 的条件下进行，药品生产必须在符合 GMP 条件下进行。

学习小结

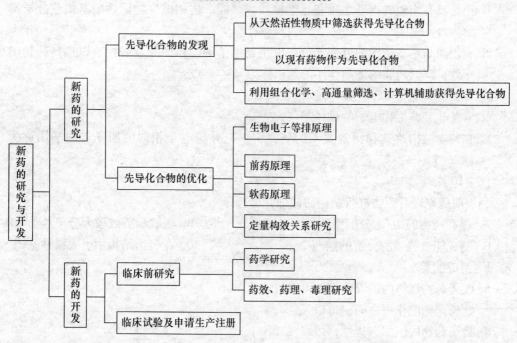

目标检测

一、选择题

（一）A 型题（单选题）

1. 下列不正确的说法是（　　）

    A. 新药开发是涉及多种学科与领域的一个系统工程

    B. 前药进入体内后需转化为原药再发挥作用

    C. 软药是易于被代谢和排泄的药物

    D. 生物电子等排体置换可产生相似或相反的生物活性

    E. 先导化合物是经各种途径获得的具有生物活性的药物合成前体

2. 通常前药设计不用于（　　）

    A. 增加高极性药物的脂溶性以改善吸收和分布

    B. 将易变结构改变为稳定结构，提高药物的化学稳定性

    C. 消除不适宜的制剂性质

    D. 改变药物的作用靶点

    E. 在体内逐渐分解释放出原药，延长作用时间

（二）B 型题（每小组 5 个备选答案，备选答案可重复选，也可不选）

[1 ~ 5]

A. 电子等排体   B. 生物电子等排体

C. 药物的生物电子等排原理   D. F、Cl、OH、—NH_2、—CH_3

E. —CH＝、—S—、—O—、—NH—、—CH_2—

1. 把凡具有相似的物理性质和化学性质，又能产生相似生物活性的基团或分子都称为（　　）

2. 利用药物基本结构的可变部分，以生物电子等排体的相互替换，以提高药物的疗效，降低药物的毒副作用的理论称为（　　）

3. 常见经典生物电子等排体是（　　）

4. 常见非经典生物电子等排体是（　　）

5. 在药物结构改造和构效关系的研究中，把外层电子相同的原子和原子团称为（　　）

[6 ~ 10]

利用前药原理对药物进行结构的修饰，请选择

A. 提高药物的脂/水分配系数   B. 制成酯类或较大分子盐类

C. 制成能被特异酶分解的前药   D. 在药物结构中引入极性基团

E. 制成酯类

6. 改善药物在体内的吸收度，可以（　　）

7. 延长药物的作用时间，可以（　　）

8. 提高药物的组织选择性，可以（　　）

9. 改善药物在水中溶解度，可以（　　　）

10. 消除药物的苦味，可以（　　　）

（三）X 型题（多选题）

1. 先导化合物可来源于（　　　）

  A. 借助计算机辅助设计手段的合理药物设计

  B. 组合化学与高通量筛选相互配合的研究

  C. 天然生物活性物质的合成中间体

  D. 具有多重作用的临床现有药物

  E. 偶然事件

2. 前药的特征有（　　　）

  A. 原药与载体一般以共价键连接

  B. 前药只在体内水解形成原药，为可逆性或生物可逆性药物

  C. 前药应无活性或活性低于原药

  D. 载体分子应无活性

  E. 前药在体内产生原药的速率应是快速动力学过程，以保障原药在作用部位有
    足够的药物浓度，并应尽量减低前药的直接代谢

3. 下列叙述正确的是（　　　）

  A. 硬药指刚性分子，软药指柔性分子

  B. 原药可用做先导化合物

  C. 前药是药物合成前体

  D. 孪药的分子中含有两个相同的结构

  E. 前药的体外活性低于原药

4. 前药原理可以提高和改善药物（　　　）

  A. 在体内的吸收 B. 延长体内作用时间 C. 对组织选择性

  D. 稳定性   E. 溶解性

二、简答题

1. 何谓先导化合物？举例说明。

2. 何谓前药？简述前药原理在药物修饰中的应用。

（王蕾蕾）

实训

项目一 阿司匹林的制备

【实训目的】

1. 熟悉阿司匹林的制备原理及方法。
2. 掌握普通回流装置的安装与操作。
3. 熟悉利用重结晶精制固体产品的操作技术。

【实训原理】

本实验以浓硫酸为催化剂，使水杨酸与乙酸酐在75℃左右发生酰化反应，制取阿司匹林。

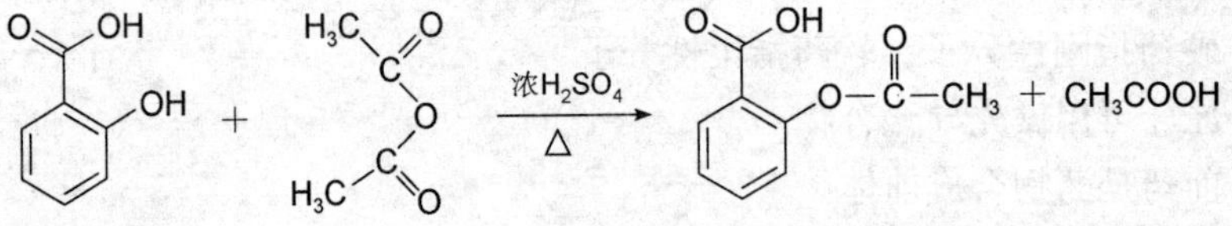

【实训器材】

1. 仪器 三颈瓶（100ml）、球形冷凝管、减压过滤装置、电炉与调压器、表面皿、水浴锅、温度计（100℃）。

2. 药品 水杨酸（C. P.）、乙酸酐（C. P.）。

3. 试剂 浓硫酸、盐酸溶液（1:2）、饱和碳酸氢钠溶液。

【实训步骤】

1. 酰化

① 于干燥的圆底烧瓶中加入4g水杨酸和10ml新蒸馏的乙酸酐，在振摇下缓慢滴加7滴浓硫酸，安装普通回流装置。通水后，振摇反应液使水杨酸溶解。然后用水浴加热，控制水浴温度在80～85℃之间，反应20min。

② 撤去水浴，趁热于球形冷凝管上口加入2ml蒸馏水，以分解过量的乙酸酐。

③ 稍冷后，拆下冷凝装置。在搅拌下将反应液倒入盛有100ml冷水的烧杯中，并用冰–水浴冷却，放置20min。待结晶析出完全后，减压过滤。

2. 精制

① 将粗产品放入100ml烧杯中，加入50ml饱和碳酸钠溶液并不断搅拌，直至无二氧化碳气泡产生为止。减压过滤，除去不溶性杂质。滤液倒入洁净的烧杯中，在搅拌下加入30ml盐酸溶液，阿司匹林即呈结晶析出。将烧杯置于冰–水浴中充分冷却后，减压过滤。用少量冷水洗涤滤饼两次，压紧抽干，称量粗产品。

② 将粗产品放入 100ml 锥形瓶中，加入 95% 乙醇和适量水（每克粗产品约需 3ml 95% 乙醇和 5ml 水），安装球形冷凝管，于水浴中温热并不断振摇，直至固体完全溶解。拆下冷凝管，取出锥形瓶，向其中缓慢滴加水至刚刚出现混浊，静止冷却。结晶析出完全后抽滤。

③ 将结晶小心转移至洁净的表面皿上，晾干后称量，并计算收率。

【注意事项】

1. 乙酸酐有毒并有较强烈的刺激性，取用时应注意不要与皮肤直接接触，防止吸入大量蒸气。加料时最好于通风橱内操作，物料加入烧瓶后，应尽快安装冷凝管，冷凝管内事先接通冷却水。

2. 反应温度不宜过高，否则将会增加副产物的生成。

3. 由于阿司匹林微溶于水，所以洗涤结晶时，用水量要少些，温度要低些，以减少产品损失。

4. 浓硫酸具有强腐蚀性，应避免触及皮肤或衣物。

【实训讨论】

1. 制备阿司匹林时，为什么要使用干燥的仪器？

2. 阿司匹林化学鉴别时，为什么先在水溶液中煮沸，后加三氯化铁试液？

项目 二　苯妥英钠的制备

【实训目的】

1. 了解维生素 B_1 为催化剂合成安息香缩合反应的原理进行反应的实验方法。

2. 理解乙内酰脲类抗癫痫药物的合成方法。知道如何鉴定中间体及产品的一些简单方法。

3. 掌握 $FeCl_3$ 氧化、酰脲缩合反应、成盐反应、重结晶、脱色及抽滤等药物合成的基本操作。

【实训原理】

苯妥英钠为白色粉末，无臭、味苦。微有吸湿性，易溶于水，能溶于乙醇，几乎不溶于乙醚和三氯甲烷。

合成路线如下：

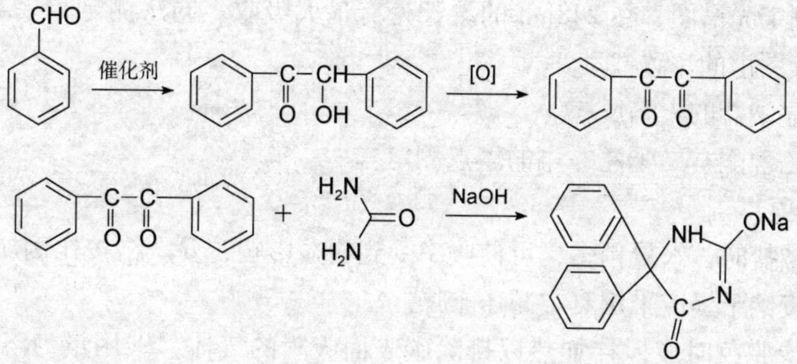

【实训器材】

1. 仪器 搅拌器、温度计、球型冷凝器、圆底瓶、三颈瓶、水浴锅、抽滤装置、电热套、真空干燥，冷循环器。

2. 药品 苯妥英钠粉针剂。

3. 试剂 苯甲醛、乙醇、维生素 B_1、$FeCl_3$、尿素、12% NaOH、20% NaOH、30% NaOH、冰醋酸、活性炭。

【实训步骤】

1. 安息香的制备 在 100ml 圆底瓶内加入维生素 B_1 3.4g、水 7ml 待维生素 B_1 溶解后，加入 95% 乙醇 30ml，在冰浴上冷却下，缓缓滴加已经冷却的 12% 氢氧化钠溶液约 8ml，至呈深黄色。加入新蒸馏的苯甲醛 21g，充分摇动，在 60～70℃水浴中加热回流 90min，冷却至室温，放置过夜，使析晶完全，抽滤，用水少量多次洗涤，总量约 100ml，抽干，压实，所得粗品用 95% 乙醇重结晶，烘干即得，熔点：135～136℃，计算理论收率。

2. 联苯甲酰的制备 在装有搅拌器、温度计、球型冷凝器的 150ml 三颈瓶中，依次加入三氯化铁 18g、冰醋酸 20ml、水 10ml，在电热套搅拌加热至沸，加入安息香 4g，加热回流 50min，冷却、加水 80ml，煮沸，冷却，析出黄色固体，抽滤，得粗品；用 95% 乙醇约 140ml 回流溶解，加入适量活性炭，趁热过滤，滤液冷却，析出淡黄色长针状结晶，抽滤，结晶自然风干即得，熔点：95～96℃，计算收得率。

3. 苯妥英钠的制备 在装有搅拌器、温度计、球型冷凝器的 100ml 三颈瓶中依次加入联苯甲酰 4g，尿素 1.4g，20% NaOH 12ml，50% 乙醇 20ml，开动搅拌，在电热套中回流 30min，反应完毕，将反应液倒入一杯沸水中，加入少量活性炭，煮沸 10min，放冷，抽滤，将滤液用 10% 盐酸调节 pH4～5，析出结晶，抽滤，结晶用少量水洗，干燥，得苯妥英粗品。将苯妥英粗品置 100ml 烧杯中，按粗品与水为 1：4 之比例加入水，水浴加热至 40℃，加入 30% NaOH 至全溶，加活性炭少许，在搅拌下加热 5min，趁热抽滤，滤液加氯化钠至饱和。放冷，析出结晶，抽滤，少量冰水洗涤，真空干燥得苯妥英钠，称重，计算收率。

4. 定性鉴别

① 取本品约 0.2g，加水 2ml 溶解后，加二氯化汞试液数滴，即生成白色沉淀；在氨试液中不溶。

② 取本品约 10mg，加高锰酸钾 10mg、氢氧化钠 0.25g 与水 10ml，小火加热 5 分钟，放冷，取上清液 5ml，加正庚烷 20ml，振摇提取，静置分层后，取正庚烷提取液，分光光度法测定光谱图，在 248nm 的波长处有最大吸收。同法测定苯妥英钠粉针剂的光谱图。比较图谱的一致性。

③ 本品显钠盐的火焰反应。

④ 二苯乙醇酮、二苯乙二酮的熔点测定。

【注意事项】

1. 制备钠盐时，水量稍多，可使收率受到明显影响，要严格按比例加水。

2. 苯妥英钠干燥应采用真空减压干燥。

3. 活性炭脱色时应搅拌加热以排除碳表面吸附的气体，碳用量为溶液量的 1%～

5%，过多收得率降低。

4. 苯甲醛在空气中极易氧化生成苯甲酸；且苯甲醛在低温下可发生聚合生成聚合物，两者均可干扰反应进行，使安息香的产率降低。故苯甲醛在使用前应在170℃蒸馏除去苯甲酸杂质，并置于室温下立即使用。

5. 维生素 B_1 易氧化，且在碱性条件下易开环形成硫醇化合物，故反应液和10% NaOH 溶液须在冰水浴中低温保存 10min 后再混合。

【实训讨论】

1. 精制过程的原理是什么？

2. 为什么苯妥英钠干燥时采用真空减压干燥？

3. 根据分析化学知识，可以用哪些简单方法判断得到的物质是否为目标物质？

项目 三　药物的化学鉴别（一）

【实训目的】

1. 掌握阿司匹林、对乙酰氨基酚、吡罗昔康和苯巴比妥的结构特征和主要理化性质、鉴别原理和实验操作方法。

2. 熟悉含酚羟基或烯醇羟基药物的三氯化铁显色反应原理。

3. 熟悉芳香第一胺类药物的重氮化 – 偶合反应原理。

4. 熟悉丙二酰脲结构的反应原理。

【实训原理】

1. 阿司匹林

① 水解反应　阿司匹林分子结构中含有酯键，在氢氧化钠或碳酸钠试液中水解生成水杨酸和醋酸，加热时水解更快。酸化后产生醋酸的酸臭，并析出水杨酸白色沉淀。

② 三氯化铁显色反应　阿司匹林分子结构中本身无游离酚羟基，其水溶液在常温下不与三氯化铁试液显色，但其水溶液加热或长时间放置后，会水解产生具有酚羟基的水杨酸，与三氯化铁试液作用，溶液立即显紫堇色。

2. 对乙酰氨基酚

① 重氮化 – 偶合反应　对乙酰氨基酚分子结构中含有酰胺键，在酸性条件下水解，生成对氨基酚和醋酸。对氨基酚具有芳香第一胺结构，可与亚硝酸钠在盐酸酸性条件下生成重氮盐，再与碱性 β – 萘酚试液作用生成红色的偶氮化合物沉淀。

② 三氯化铁显色反应　对乙酰氨基酚分子结构中含有游离的酚羟基，与三氯化铁试液作用，溶液显蓝紫色。

3. 吡罗昔康　三氯化铁反应：吡罗昔康分子结构中含有烯醇羟基，在三氯甲烷溶液中与三氯化铁作用，溶液显玫瑰红色。

4. 苯巴比妥

① 与亚硝酸钠 – 硫酸反应　苯巴比妥分子结构中含有苯环，可与亚硝酸钠 – 硫酸试液作用，立即显橙黄色，随后转为橙红色。

② 与甲醛－硫酸反应　苯巴比妥分子结构中含有苯环，与甲醛－硫酸试剂作用，接界面产生玫瑰红色。

③ 银盐反应　苯巴比妥分子结构中含有丙二酰脲结构，在碳酸钠溶液中与硝酸银试液作用，生成可溶性的一银盐，加入过量的硝酸银试液可生成不溶性的二银盐沉淀。

④ 与铜吡啶试液反应　苯巴比妥分子结构中含有丙二酰脲结构，与铜吡啶试液作用显紫色或生成紫色沉淀。

【实训器材】

1. 仪器　乳钵、试管、天平、酒精灯、漏斗、水浴锅、量筒、小烧杯。

2. 药品　阿司匹林、对乙酰氨基酚、吡罗昔康、苯巴比妥。

3. 试剂　碳酸钠试液、稀硫酸、三氯化铁试液、稀盐酸、亚硝酸钠试液、碱性β－萘酚试液、无水乙醇、三氯甲烷、硫酸、甲醛、硝酸银试液、吡啶、铜吡啶试液。

【实训步骤】

1. 阿司匹林

① 取阿司匹林约 0.5g，加碳酸钠试液 10ml，煮沸 2 分钟后，放冷，加过量的稀硫酸，即析出白色沉淀，并发生醋酸的臭气。

② 取阿司匹林约 0.1g，加水 10ml，煮沸，放冷，加三氯化铁试液 1 滴，即显紫堇色。

若供试品为片剂，则用乳钵研成粉末，取片粉适量（约相当于阿司匹林 0.1g），加水 10ml，煮沸，放冷，加三氯化铁试液 1 滴，即显紫堇色。

2. 对乙酰氨基酚

① 取对乙酰氨基酚约 0.1g，加稀盐酸 5ml，置水浴中（约 60℃）加热 40 分钟，放冷；取 0.5ml，滴加亚硝酸钠试液 5 滴，摇匀，用水 3ml 稀释后，加碱性 β－萘酚试液 2ml，振摇，即显红色。

② 取对乙酰氨基酚适量，加纯化水 2~3ml，滴加三氯化铁试液 1~2 滴，溶液立即显蓝紫色。

若供试品为对乙酰氨基酚片，则用乳钵研成粉末，取片粉适量（约相当于对乙酰氨基酚 0.5g），用乙醇 20ml 分次研磨使对乙酰氨基酚溶解，滤过，合并滤液，蒸干，将残渣按照上述两种方法进行实验。

3. 吡罗昔康　取吡罗昔康约 30mg，加三氯甲烷 1ml 溶解后，加三氯化铁试液 1 滴，即显玫瑰红色。

若供试品为片剂（糖衣片应除去包衣），则乳钵研磨后取片粉适量（约相当于吡罗昔康 40mg），加三氯甲烷 10ml 振摇使吡罗昔康溶解，滤过，取滤液进行上述试验。

4. 苯巴比妥

① 取苯巴比妥约 10mg，加硫酸 2 滴与亚硝酸钠约 5mg，混合，即显橙黄色，随即转为橙红色。

② 取苯巴比妥约 50mg，置试管中，加甲醛试液 1ml，加热煮沸，冷却，沿管壁缓缓加硫酸 0.5ml，使成两液层，置水浴中加热，接界面显玫瑰红色。

③ 取苯巴比妥约 0.1g，加碳酸钠试液 1ml 与水 10ml，振摇 2min，滤过，滤液中逐滴加入硝酸银试液，即生成白色沉淀，振摇，沉淀即溶解；继续滴加过量的硝酸银试

液，沉淀不再溶解。

④ 取苯巴比妥约 50mg，加吡啶溶液（1→10）5ml，溶解后，加铜吡啶试液 1ml，即显紫色或生成紫色沉淀。

若供试品为片剂，则乳钵研磨后取片粉适量（约相当于苯巴比妥 0.1g），加无水乙醇 10ml，充分振摇，滤过，滤液置水浴上蒸干后，取残渣进行上述试验。

【注意事项】

1. 在重氮化-偶合反应中，为了避免亚硝酸钠及重氮盐分解，整个实验过程须在低温下进行。实验过程中必须保持酸性，盐酸的量要多于药物 3 倍，主要目的是促使亚硝酸钠转为亚硝酸以进行重氮化反应；还可加快重氮化反应速度；增加重氮盐稳定性并防止副反应的发生。

2. 对乙酰氨基酚见光、遇铁器等易发生颜色变化，所以，在实验过程中应注意药物须避光密封保存，并同时避免接触铁器。

3. 取用浓酸、浓碱时要小心，防止溅到皮肤、衣服上。

【实训讨论】

1. 在阿司匹林水溶液中直接加三氯化铁试液会出现紫堇色吗？加热以后呢？请说明原因。

2. 未水解的对乙酰氨基酚能发生重氮化偶合反应吗？为什么？

3. 阿司匹林、对乙酰氨基酚和吡罗昔康在一定条件下均可与三氯化铁反应，请说明各自的反应条件以及分别是由什么官能团引起的？

项目 四 药物的化学鉴别（二）

【实训目的】

1. 掌握几种药物的主要理化性质、反应原理及在定性鉴别中的应用。

2. 理解药物性质与结构的关系。

3. 学会应用药物的理化性质进行药物定性鉴别的方法和基本操作。

【实训原理】

1. 硫酸阿托品 用发烟硝酸加热处理后加入乙醇液和一小粒固体氢氧化钾，即显深紫色，称为 Vitali 反应，是莨菪酸的专属反应。

2. 肾上腺素 与氯化铁试液反应，即显翠绿色，再加氨试液后变为紫色，最后变为紫红色。本品溶于稀盐酸后，加过氧化氢试液，煮沸，即显血红色。

3. 利多卡因

① 利多卡因具有叔胺结构，遇生物碱沉淀试剂生成沉淀。

② 铜盐反应 盐酸利多卡因在碳酸钠碱性条件下析出利多卡因，与铜盐生成有色配位化合物，其它局麻药不显此反应。

4. 硝酸异山梨酯 在酸性溶液中，易水解成亚硝酸，可以与硫酸亚铁试液，在接界处出现棕色环；与儿茶酚溶液，呈现暗绿色颜色变化；与铜丝加热，出现红棕色的蒸气；与高锰酸钾试液不反应。

5. 磺胺嘧啶（SD）和磺胺甲噁唑（SMZ）

① 磺胺类药物具芳香第一胺结构，在酸性条件下与亚硝酸生成重氮盐，重氮盐在碱性条件下与 β–萘酚进行偶合反应，生成红色沉淀。

② 磺胺类药物的磺酰胺基上的氢原子具弱酸性，在碱性条件下可被铜离子取代生成不溶的铜盐沉淀。

③ N–1 上的氢被含氮杂环取代的磺胺类药物，在酸性溶液中，可与生物碱沉淀试剂反应，生成沉淀。

6. 异烟肼 本品分子中肼基具有还原性，与氨制硝酸银作用即放出氮气并有银镜生成。

【实训器材】

1. 仪器 试管、水浴锅、电热套、研钵、小滴瓶、洗瓶。

2. 药品 硫酸阿托品、肾上腺素、利多卡因、硝酸异山梨酯、磺胺嘧啶（SD）、磺胺甲噁唑（SMZ）、异烟肼。

3. 试剂 硝酸、乙醇、固体氢氧化钾、盐酸、三氯化铁、氨溶液、过氧化氢溶液、三硝基苯酚试液、碳酸钠试液、硫酸铜试液、三氯甲烷、硫酸、硫酸亚铁试液、10%儿茶酚溶液、高锰酸钾、铜丝、亚硝酸钠、β–萘酚试液、0.4%氢氧化钠、2.5%碘酊、氨制硝酸银溶液、蒸馏水

【实训步骤】

1. 硫酸阿托品 取本品约 10mg，加发烟硝酸 5 滴，置水浴上蒸干，即得黄色残渣，放冷，加乙醇 2~3 滴润湿，加固体氢氧化钾 1 小粒，即显深紫色。

如供试品为硫酸阿托品片，可取本品 10 片，研细，加蒸馏水 10ml 使硫酸阿托品溶解，滤过，取滤液 6~7ml 于蒸发皿中经水浴蒸干，残渣照上述方法进行试验。

如供试品为硫酸阿托品注射液，可取本品适量（约相当于硫酸阿托品 5mg），置水浴上蒸干，取残渣照上述方法进行试验。

2. 肾上腺素

① 取本品约 2g，加盐酸溶液 2~3 滴溶解后，加水 2ml 与三氯化铁 1 滴，即显翠绿色；再加氨溶液 1 滴，即变紫色，最后变成紫红色。

② 取本品 10mg，加盐酸溶液 2ml 溶解后，加过氧化氢溶液 10 滴，煮沸，即显紫红色。

3. 利多卡因 取盐酸利多卡因 0.2g，加水 20ml 溶解后，分取溶液，照下述三项方法进行鉴别。

① 衍生物制备及衍生物的熔点测定 取上述配制的溶液 10ml，加三硝基苯酚试液 10ml，即生成利多卡因苦味酸盐的沉淀；离心过滤，所得的结晶用蒸馏水洗涤后，干燥，依法测定熔点，mp. 228~232℃，熔融时同时分解。

② 铜盐结晶反应 取上述配制溶液 2ml，加碳酸钠试液 1ml，加硫酸铜试液 0.2ml，即显蓝紫色；加三氯甲烷 2ml，振摇后放置，三氯甲烷层显黄色。

4. 硝酸异山梨酯

① 取本品约 10mg，置试管中，加水 1ml 与硫酸 2ml，注意摇匀，溶解后放冷，沿

管壁缓缓加硫酸亚铁试液 3ml，不能振摇，使成两液层，接界面处出现棕色环。

② 取本品约 2mg，置试管中，加新鲜配制的 10% 儿茶酚溶液 3ml，混合摇匀后，注意慢慢滴加硫酸 6ml，溶液即显暗绿色。

③ 取本品 10mg，置试管中，加水 1ml 溶解后，滴加高锰酸钾试液，紫色不应褪去。

④ 取本品 10mg，置试管中，加水 1ml 溶解后，加硫酸与铜丝，加热，产生红棕色的蒸气。

若供试药品为片剂，可将片剂研细，取片剂细粉适量（约相当于硝酸异山梨酯 20mg），用三氯甲烷 10ml 振摇提取，滤过，将滤液蒸干，用残渣进行鉴别。

5. 磺胺嘧啶（SD）和磺胺甲噁唑（SMZ）

① 取磺胺嘧啶和磺胺甲噁唑各约 50mg，加稀盐酸 1ml，振摇使溶，加 0.1mol/L 亚硝酸钠溶液数滴，再滴入碱性 β - 萘酚试液数滴，即产生猩红色沉淀。

② 取磺胺嘧啶和磺胺甲噁唑各约 50mg，加蒸馏水 1ml，滴加 0.4% 氢氧化钠溶液并振摇至供试品恰好溶解为止（碱切勿过量），加硫酸铜试液 2 滴，即生成特殊颜色的铜盐沉淀。

③ 取磺胺嘧啶约 0.1g，加稀盐酸使溶解后，加 2.5% 碘酊 4~5 滴，即产生棕褐色沉淀。

若供试品为片剂，可取片剂粉末适量（约相当于 SD、SMZ 各 0.5g），加氨试液 10ml，研磨使 SD、SMZ 溶解于氨试液中，加水 10ml，振摇，滤过，滤液置水浴上蒸发，使大部分氨挥发，放冷，加醋酸使成酸性，即析出沉淀，滤过，沉淀用水洗涤，再用滤纸片吸取水分，照上述方法进行实训。

6. 异烟肼 取本品约 10mg，置试管中，加水 2ml 溶解后，加氨制硝酸银溶液 1ml，即产生气泡和黑色浑浊，并在试管壁上产生银镜。

【注意事项】

1. 硫酸阿托品加发烟硝酸后蒸干，切不可直火加热蒸干，以防炭化影响结果。其水浴蒸干操作应在毒气柜中进行。

2. 盐酸利多卡因属酰胺类药物，酰胺键两个邻位的甲基产生的空间位阻效应，使此酰胺键相对其他酰胺结构的局麻药稳定而不易发生水解反应。

3. 硝酸异山梨酯在室温及干燥状态下较稳定，但遇强热或撞击下会发生爆炸，实验中须加以注意。

4. 磺胺类药物的铜盐反应，随取代基的不同而颜色不同，以此区分各种磺胺药。

磺胺类药物沉淀颜色表

药物名称	沉淀颜色
磺胺嘧啶	黄绿色沉淀，放置后变为紫色
磺胺甲噁唑	草绿色沉淀

5. 芳香第一胺的重氮化实验，亚硝酸钠和盐酸反应生成亚硝酸，亚硝酸极不稳定，易分解，应注意操作程序。

【实训讨论】

1. 什么是 Vitali 反应?
2. 写出利多卡因铜配合物的结构式,其反应机制与磺胺类药有何不同?
3. 磺胺嘧啶的铜盐反应,如何能保持所加的氢氧化钠的量不会过多?

项目 五　磺胺醋酰钠的合成

【实训目的】

1. 了解药物合成中控制 pH、温度等反应条件的重要性。
2. 理解磺胺类药物的一般理化性质。
3. 掌握氨基酰化反应、水解反应、产品纯化过程中的成盐反应等药物合成的简单操作。

【实训器材】

1. 仪器　搅拌器、电热套、升降台、温度计、球型冷凝管、三颈瓶、抽滤瓶及其他必要玻璃仪器。

2. 药品　磺胺。

3. 试剂　氢氧化钠、醋酐、浓盐酸、10% 盐酸。

【实训原理】

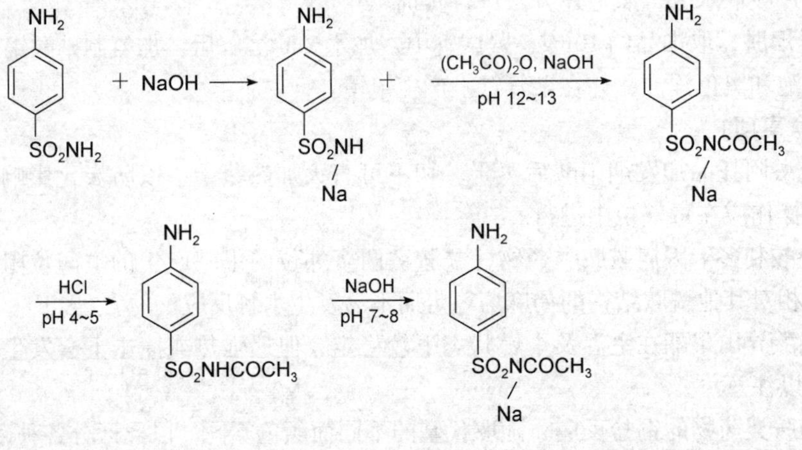

【实训步骤】

1. 磺胺醋酰的制备　在装有电动搅拌棒、冷凝管及温度计的 100ml 三颈瓶中,依次加入磺胺 17.2g,22.5% 的氢氧化钠溶液 22ml,开动搅拌,加热逐渐升温至 50℃左右。待磺胺溶解后,加入醋酐 3.6ml,77% 的氢氧化钠 2.5ml;随后,每次间隔 5min,将剩余的 77% 的氢氧化钠和醋酐各 10ml,每次 2ml,分 5 次交替加入。加料期间反应温度需维持在 50~55℃,反应液的 pH 应保持在 12.0~13.0。加料完毕,继续保持此温度搅拌反应 30min。反应完毕,停止搅拌,将反应液倾入 200ml 烧杯中,加水 20ml 稀释,于冷水浴中用浓盐酸调至 pH 为 7.0,放置 30~60min,并不时搅拌析出固体,抽滤除去固体。滤液继续用浓盐酸调至 pH 为 4.0 ~ 5.0，抽滤，得白色粉末，压干。

2. 磺胺醋酰的精制 用 3 倍量（3ml/1g）10% 盐酸溶解得到的白色粉末，放置 30min，不时搅拌，尽量使单乙酰物成盐酸盐溶解，抽滤除去不溶物。滤液加少量活性炭，室温脱色 10min，抽滤。滤液用 40% 的氢氧化钠调至 pH 为 5.0，析出磺胺醋酰，抽滤，压干，干燥，测熔点（熔点 179 ~ 184℃）。若熔点不合格（如偏低），可用 10 倍量热水（90℃）溶解，趁热抽滤，冷却析晶，抽滤，压干，得精制产品。

3. 磺胺醋酰成盐 将磺胺醋酰置于 50ml 烧杯中，以少量水浸润后，于 90℃ 热水浴上，滴加 20% 的氢氧化钠溶液至固体恰好溶解，pH 值应为 7.0 ~ 8.0，趁热抽滤，放冷，析出结晶，必要时可用冰盐浴冷却以使结晶析出完全。抽滤，压干，干燥，计算收率。

【注意事项】

（1）在制备中，先将磺胺加氢氧化钠成盐后，再进行乙酰化反应，其目的是为了更有利于 N^1 - 乙酰化反应的进行，提高磺胺醋酰的产量；因此在反应过程中交替加料很重要，应先加入碱液，以使反应液始终保持一定的 pH 值（pH 保持在 12.0 ~ 13.0 为宜）。

（2）酰化反应中碱性过强其结果是产生磺胺钠盐较多，磺胺醋酰钠盐次之，双乙酰物较少；碱性过弱其结果是双乙酰物较多，磺胺醋酰钠盐次之，磺胺钠盐较少。

（3）测定熔点前，磺胺醋酰在 105℃ 干燥约 30min 即可。

（4）按实训步骤严格控制每步反应中的 pH 值，以利于除去杂质。

（5）将磺胺醋酰制成钠盐时，应严格控制 20% 的 NaOH 溶液的用量，应根据磺胺醋酰的产量按计算量滴加。因磺胺醋酰钠水溶性较大，由磺胺醋酰制备其钠盐时若 20% NaOH 的量多于计算量，则损失很大。必要时可加少量丙酮，以使磺胺醋酰钠析出。

【实训讨论】

1. 制备磺胺醋酰的过程中，应交替加入醋酐和氢氧化钠溶液，如不准确控制两者的比例，对制备有何影响？

2. 在产品纯化过程中，主要通过什么方法除去副产物？

3. 在酰化液处理的过程中，pH 为 7.0 时析出的固体是什么？pH 为 5.0 时析出的固体是什么？10% 盐酸中的不溶物是什么？

4. 由磺胺醋酰制备磺胺醋酰钠时，蒸馏水加多了有何影响？应怎样计算滴加 20% 的氢氧化钠溶液的体积数？

项目 六 药物的化学鉴别（三）

【实训目的】

1. 掌握几种常用抗生素类药物和维生素类药物的主要理化性质及定性鉴别的应用。

2. 学会应用药物的理化性质进行药物化学鉴别的方法与基本操作。

【实训原理】

1. 青霉素 G 钠　在稀酸溶液中，青霉素 G 钠可发生电子转移并重排生成青霉二酸，得到不溶于水但可溶于有机溶剂的白色沉淀。

2. 硫酸链霉素

① 本品在碱性溶液中，硫酸链霉素的糖苷键迅速水解，生成的链霉糖经脱水重排为麦芽酚，在微酸性溶液中，麦芽酚与 Fe^{3+} 形成紫红色配位化合物，此反应称为麦芽酚反应。

② 本品在氢氧化钠试液条件下的水解产物链霉胍可与 8 - 羟基喹啉乙醇液和次溴酸钠溶液作用，显橙红色，此反应称为坂口反应。

3. 红霉素　在特定条件下，红霉素分子中的大环内酯环结构的内酯键易断裂，生成有色物。

4. 黄体酮　黄体酮分子结构中具有 17 - 甲酮基结构，可与亚硝基铁氰化钠试液反应而显色。

5. 维生素 B_1　维生素 B_1 易被氧化剂氧化成为硫色素，硫色素可溶于正丁醇中呈较强的蓝色荧光。

6. 维生素 B_2　本品水溶液显黄绿色荧光，可被连二亚硫酸钠还原，生成水溶性较小的无荧光化合物，该化合物还可被空气中的氧氧化，生成维生素 B_2，复显黄绿色荧光。

7. 维生素 C　本品分子结构中具有连二烯醇结构，有较强的还原性，在碱性溶液中能与硝酸银试剂发生银镜反应；此外，还能使二氯靛酚钠试液褪色。

【实训器材】

1. 仪器　电子天平、电热恒温水浴锅、试管、药匙、烧杯、滴管、量杯、酒精灯、研钵、漏斗等。

2. 药品　青霉素 G 钠、红霉素、黄体酮、维生素 B_1、维生素 B_2、维生素 C、硫酸链霉素。

3. 试剂　硫酸、甲醇、亚硝基铁氰化钠、碳酸钠、醋酸铵、稀盐酸、铁氰化钾试液、正丁醇、10% 的氢氧化钠试液、连二亚硫酸钠、硝酸银试液、二氯靛酚钠试液、乙醇、三氯甲烷、乙醚、丙酮、盐酸、硫酸铁铵溶液、次溴酸钠试液、0.1% 8 - 羟基喹啉的乙醇溶液。

【实训步骤】

1. 青霉素 G 钠　取青霉素 G 钠约 0.1g，加水 5ml 溶解后，加入稀盐酸 2 滴，即生成白色沉淀，该沉淀能在三氯甲烷、乙醇、乙醚或过量的盐酸中溶解。

2. 硫酸链霉素

① 取硫酸链霉素约 20mg，加水 5ml 使溶解，加入氢氧化钠试液 0.3ml，置水浴加热 5 分钟，加硫酸铁铵试液（取硫酸铁铵 0.1g，加 0.5mol/L 的硫酸溶液 5ml 使溶解即得）0.5ml，即显紫红色。

② 取硫酸链霉素约 0.5mg，加水 4ml 使溶解，分别加入氢氧化钠试液 2.5ml 与 0.1% 8 - 羟基喹啉的乙醇溶液 1ml，冷却至 15℃，再加次溴酸钠试液 3 滴，即呈橙红色。

3. 红霉素

① 取红霉素约 5mg，加入硫酸 2ml，缓缓摇匀，即呈红棕色。

② 取红霉素约 3mg，加入丙酮 2ml 使溶解后，加盐酸 2ml，即显橙黄色，渐变为紫红色，再加入三氯甲烷 2ml 并振摇，三氯甲烷层显蓝色。

4. 黄体酮 取黄体酮约 5mg，置于小试管内，加甲醇 0.2ml 使溶解，加亚硝基铁氰化钠细粉约 3mg、碳酸钠及醋酸铵固体各约 50mg，混匀，放置 30 分钟后应显蓝紫色。

5. 维生素 B_1 取维生素 B_1 约 5mg，加入氢氧化钠试液 2ml 使溶解，再加铁氰化钾试液 0.5ml 与正丁醇 5ml，强力振摇 2 分钟，放置分层，上层（醇层）即显蓝色荧光；若加硫酸使成酸性，荧光迅速消失；再加碱使成碱性，荧光复显。

注：若供试品为维生素 B_1 片，则应取维生素 B_1 片粉适量，加蒸馏水适量，搅拌使维生素 B_1 溶解，滤过，蒸干溶剂，取残渣照上述方法试验。

6. 维生素 B_2 取维生素 B_2 约 1mg，加水 100ml 使溶解，溶液在透射光下显淡黄绿色，并有较强的黄绿色荧光；将溶液平均分成三份，第一份加盐酸 3 滴，荧光迅速消失；第二份加入 10% 的氢氧化钠试液，荧光即消失；第三份加入少许连二亚硫酸钠固体，摇匀，黄色即消失，荧光亦消失。

7. 维生素 C 取维生素 C 约 0.2g，加水 10ml 使溶解，平均分成二份，在第一份中加硝酸银试液 0.5ml，即生成黑色的单质银沉淀。在另一份中加入二氯靛酚钠试液 1～2 滴，试液颜色立即消失。

若供试品为片剂，则需取维生素 C 片粉适量（相当于维生素 C 约 0.2g），加水 10ml 振摇使溶解，滤过，取滤液按上述方法试验。

【注意事项】

1. 若供试品为注射剂则可直接取样实验，但若为片剂，须先称取其适量的样品粉末，然后进行适当的处理，再照上述方法进行，实验现象应与原料药相同。

2. 做完银镜反应实验后的试管，若试管洗不干净，可加入硝酸数滴（必要时微热），即可洗净。

3. 青霉素钠应安排在最后进行，严防个别同学对青霉素的过敏反应，实验前必须询问过敏史！

【实训讨论】

在青霉素 G 钠的水解试验中，若加酸过多会出现什么现象？

项目 七 药物的变质反应

【实训目的】

1. 掌握药物氧化变质与外界因素（氧气浓度、酸碱度、重金属、温度、光线）之间的关系。知道增强易氧化药物稳定性应采取哪些措施。

2. 掌握影响药物水解变质与外界因素之间的关系。知道如何防止药物水解变质。

【实训原理】

维生素 C 由于分子结构中有连烯醇，在碱性、氧、重金属离子、加热等条件下，易氧化生成去氢维生素 C，在溶液中加入 EDTA – 2Na 及抗氧剂，药物氧化速度减慢，碘滴定液消耗量增大。

盐酸普鲁卡因由于分子结构中具有酰胺键，在一定的外界因素的影响下，易水解生成对氨基苯甲酸和二乙胺基乙醇，利用对氨基苯甲酸与盐酸普鲁卡因在层析分离的差异，以对二甲氨基苯甲醛显色，比较不同条件下对氨基苯甲酸产生的斑点颜色的深浅与大小，从而对盐酸普鲁卡因在不同条件下的稳定性做出判断。

碘化钾中碘离子具有还原性，在偏酸性条件下生成碘化氢，在光线、空气作用下，极易氧化生成碘单质，使药物变色。

【实训器材】

1. 仪器 试管、水浴锅、小锥形瓶、酸式滴定管。

2. 药品 维生素 C、碘化钾、盐酸普鲁卡因。

3. 试剂 稀盐酸、0.05mol/L EDTA – 2Na 溶液、0.1mol/L 盐酸、硫酸铜稀溶液、0.1mol/L 氢氧化钠、淀粉指示液、苯、冰醋酸、丙酮、碘滴定液。

【实训步骤】

1. 盐酸普鲁卡因的水解反应

① 盐酸普鲁卡因的水解（常温、加热、中性、碱性、对氨基苯甲酸） 取四支试管（1 号试管，2 号试管，3 号试管，4 号试管）分别各加入 2％盐酸普鲁卡因注射液 1.00ml，3 号试管用 0.1％氢氧化钠调节 pH 值为中性，4 号试管中滴加 0.1％氢氧化钠调节 pH 值至 12～14，然后将 2、3、4 试管同时置沸水浴上加热 30 分钟，迅速冷却至室温，分别在四支试管中加入纯化水至 4ml，备用。

② 点样 取 5cm×12cm 的硅胶 H 薄层板，在距底边 1.5cm 处作为起始线，用微量注射器分别取四种供试品各 10μl，在起始线上按秩序等距离点样。

③ 展开 用苯 – 冰醋酸 – 丙酮 – 水（14∶1∶1∶4）为展开剂，取适量于层析缸中，将已点好样的薄层板，放入，展开温度控制在 20～30℃，展开，取出薄层板挥干溶剂。

④ 显色 喷瓶喷洒 2％对二甲氨基苯甲醛乙醇液于展开后的薄层板上，使之显色。

⑤ 比较 比较各样品展开斑点的大小与颜色的深浅，分析药物在不同条件下的稳定性。

2. 碘化钾氧化变质 取碘化钾 0.2g，加水 15ml 溶解并均分为三份，同时对试管编号，备用。

① 号试管：加入少量维生素 C 及 2 滴 0.1mol/L 盐酸液。

② 号试管：滴加 2 滴 0.1mol/L 盐酸液。

③ 号试管：留作对照。将三支试管同置于阳光下晒 2 小时，观察其颜色变化，并作记录。

3. 维生素 C 氧化变质 取 1g 维生素 C 置小烧杯中，加纯化水 100ml 使溶，并加碳酸氢钠 0.4g 使溶，摇匀（pH 约为 4.5～7.0），用移液管分别量取 10ml 置四个小锥形瓶中，同时供试品编号，备用。

① 号试管：作为对照管。

② 号试管：加入 0.1mol/L 氢氧化钠溶液 2ml。

③ 号试管：加入硫酸铜稀溶液 2 滴。

④ 号试管：加入 0.05mol/L 的 EDTA－2Na 溶液 2ml，再加入硫酸铜稀溶液 2 滴。

将四支试管同时置于沸水浴中加热 30 分钟，迅速放冷至室温，③号试管用稀醋酸调节 pH 为 4.5～7.0，四支试管中分别加入稀醋酸 2ml，淀粉指示液 1ml，用 0.1mol/L 碘液滴定，分别将供试品滴定至显浅蓝色，记录消耗碘滴定液的体积。

【注意事项】

硫酸铜的稀溶液配制：取硫酸铜试液 1ml，加入纯化水到 10ml 即得。

【实训讨论】

1. 盐酸普鲁卡因的水解反应实验

供试品	试验条件	与对二甲氨基苯甲醛同一位置斑点颜色与大小
供试品 1	常温	
供试品 2	水浴加热	
供试品 3	中性＋水浴加热	
供试品 4	碱性＋水浴加热	
实验结论		

2. 碘化钾

供试品	试剂与条件	反应现象
1 号	加入少量维生素 C 及 2 滴 0.1mol/L 盐酸液，光照 2h	
2 号	2 滴 0.1mol/L 盐酸液，光照 2h	
3 号	光照 2h	
结论		

3. 维生素 C

供试品	试剂和条件	消耗 $V_{碘液}$
1 号	水浴	
2 号	加入 0.1mol/L 氢氧化钠溶液 2ml，水浴加热 30min	
3 号	加入硫酸铜试液 2 滴，水浴加热 30min	
4 号	0.05mol/L EDTA－2Na 溶液 2ml＋硫酸铜试液 2 滴，水浴加热 30min	
结论		

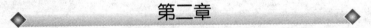

选择题参考答案

第一章

一、选择题

（一）A 型题

1. D 2. E 3. A

（二）B 型题

1. D 2. C 3. E 4. A 5. D 6. B 7. C

（三）X 型题

1. ABD 2. ABDE 3. AD 4. ABDE

第二章

一、选择题

（一）A 型题

1. D 2. D 3. E 4. B 5. C 6. B 7. D 8. D 9. C 10. B

（二）B 型题

1. C 2. B 3. A 4. C 5. A 6. D 7. B

（三）X 型题

1. ACD 2. BD 3. BDE 4. ABCE 5. BD

第三章

一、选择题

（一）A 型题

1. B 2. C 3. A 4. D 5. A 6. D 7. E 8. E 9. C 10. C

（二）B 型题

1. A 2. B 3. E 4. D 5. C 6. E 7. D 8. C 9. B 10. A

（三）X 型题

1. ABCDE 2. ABDE 3. ABDE 4. ABD 5. ABCE 6. ABCD 7. ACD 8. AE

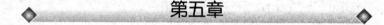

第四章

一、选择题

（一）A 型题

1. D 2. B 3. D 4. A 5. D 6. D 7. E 8. C 9. A 10. A

（二）B 型题

1. C 2. D 3. A 4. B 5. E 6. A 7. C 8. D 9. E

（三）X 型题

1. ABC 2. ABCDE 3. ABCD 4. ABCDE 5. ABCD 6. ABCDE
7. ABDE

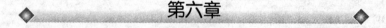

第五章

一、选择题

（一）A 型题

1. B 2. C 3. A 4. E 5. C 6. B 7. D 8. D 9. E 10. A

（二）B 型题

1. B 2. A 3. D 4. C 5. E

（三）X 型题

1. BE 2. ABCD 3. ABD 4. AB 5. ABCDE

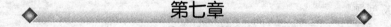

第六章

一、选择题

（一）A 型题

1. C 2. B 3. D 4. A 5. D 6. E 7. D 8. C 9. A 10. C

（二）B 型题

1. D 2. B 3. E 4. A 5. C 6. D 7. B 8. B 9. A 10. C

（三）X 型题

1. ABE 2. BDE 3. AD 4. BCE 5. AD

第七章

一、选择题

（一）A 型题

1. D 2. D 3. B 4. D 5. D 6. D 7. D 8. D 9. A 10. A

（二）B 型题

1. B 2. B 3. C 4. C 5. E 6. A 7. D 8. C 9. B 10. E

（三）X 型题

1. ABC 2. ABCD 3. ABD 4. ABD 5. AB 6. AC 7. ACD

8. AB　9. ABC　　10. CD

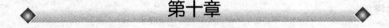

第八章

一、选择题

（一）A 型题

1. A　2. C　3. B　4. D　5. B　6. A　7. C　8. B　9. B　10. A

（二）B 型题

1. A　2. D　3. E　4. B　5. E　6. D　7. A　8. B

9. D　10. C　11. A

（三）X 型题

1. ACDE　2. CD　3. ABCD　4. AC　5. ABD

第九章

一、选择题

（一）A 型题

1. E　2. A　3. A　4. B　5. A　6. B　7. D　8. B　9. D　10. A

（二）B 型题

1. B　2. E　3. C　4. C　5. A　6. E　7. C　8. D　9. E　10. B

（三）X 型题

1. ABDE　2. ABC　3. BE　4. ABCD　5. ACDE

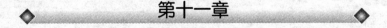

第十章

一、选择题

（一）A 型题

1. B　2. D　3. B　4. D　5. A　6. B　7. D　8. B　9. C　10. C

（二）B 型题

1. B　2. E　3. C　4. D　5. A　6. A　7. C　8. E　9. D　10. B

（三）X 型题

1. BCD　2. BE　3. ABC　4. ABCD　5. ABC　6. ACE

第十一章

一、选择题

（一）A 型题

1. C　2. B　3. B　4. C　5. A　6. A　7. D　8. C　9. D　10. A

（二）B 型题

1. A　2. B　3. C　4. D　5. D　6. B　7. A　8. E

（三）X 型题

1. ABCD　2. ACDE　3. AD　4. ABCDE　5. ABCDE

第十二章

一、选择题

（一）A 型题

1. C　2. E　3. A　4. C　5. B　6. C　7. C　8. D　9. D　10. B

（二）B 型题

1. E　2. D　3. C　4. A　5. B

（三）X 型题

1. ABC　2. ABCD　3. ABD　4. ABCD　5. ABCD

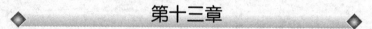

第十三章

一、选择题

（一）A 型题

1. B　2. A　3. E　4. D　5. E　6. B　7. A　8. B　9. E　10. C

（二）B 型题

1. E　2. D　3. C　4. B　5. D　6. A　7. C　8. E

（三）X 型题

1. DE　2. BCE　3. BC　4. ABCDE　5. ABE

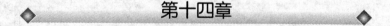

第十四章

一、选择题

（一）A 型题

1. E　2. D

（二）B 型题

1. B　2. C　3. D　4. E　5. A　6. A　7. B　8. C　9. D　10. E

（三）X 型题

1. ABCDE　2. ACE　3. BE　4. ABCDE

附录

附录一　药物结构中常见的杂环

类　别	名　称	结　构	名　称	结　构
五元环含一个杂原子	吡咯		四氢吡咯	
	呋喃		四氢呋喃	
	噻吩		四氢噻吩	
五元环含两个或多个杂原子	咪唑		吡唑	
	噁唑		异噁唑	
	噻唑		噻二唑	
	三氮唑		四氮唑	
六元环含一个或两个杂原子	吡啶		哌啶	
	吡喃		四氢吡喃	
	嘧啶		哒嗪	
	吡嗪		哌嗪	
稠杂环	吲哚		嘌呤	
	喹啉		异喹啉	

类 别	名 称	结 构	名 称	结 构
稠杂环	萘啶		蝶啶	
	吩噻嗪		异咯嗪	
	苯并咪唑		苯并呋喃	
	苯并噻嗪		苯并噻二嗪	
	二苯并氮杂䓬		二苯并二氮杂䓬	
	苯并咪唑		苯并呋喃	
	苯并噻嗪		苯并噻二嗪	

附录二　药物结构中常见官能团及其性质

功能基/母核名称	结构	性质	典型药物
醛基	O⎓H	① 还原性 ② 氧化性 ③ 银镜、斐林反应	硫酸链霉素
巯基	—SH	① 还原性 ② 与硝酸银试液反应 ③ 与亚硝酸钠反应	卡托普利、巯嘌呤等
羧基	O⎓OH	① 弱酸性 ② 酯化反应 ③ 成盐反应	阿司匹林、青霉素等
肼基	H N—NH₂	① 还原性 ② 与羰基缩合反应生成腙	异烟肼
乙炔基	—C≡CH	与硝酸银反应	炔雌醇、炔诺酮、炔诺孕酮等
苷键	R—O—糖—R	水解性	红霉素、硫酸链霉素、硫酸阿米卡星等
酯	R₂—C(O)—O—R₁	① 水解性 ② 异羟肟酸铁反应	盐酸普鲁卡因、阿司匹林、氯贝丁酯、利血平、苯丙酸诺龙、醋酸地塞米松、醋酸氢化可的松、维生素 A 醋酸酯、维生素 E 醋酸酯等
芳香第一胺	NH₂	① 弱碱性 ② 还原性 ③ 重氮化偶合反应 ④ 与芳醛的缩合反应 ⑤ 乙酰化反应	盐酸普鲁卡因、盐酸克仑特罗、盐酸普鲁卡因胺、SD、SMZ、对氨基水杨酸钠、水解后的艾司唑仑、奥沙西泮、利多卡因、对乙酰氨基酚、氢氯噻嗪等
酚羟基	OH	① 弱酸性 ② 还原性 ③ 与 FeCl₃ 试液反应	对乙酰氨基酚、羟布宗、盐酸吗啡、肾上腺素、去甲肾上腺素、对氨基水杨酸钠、阿莫西林、雌二醇、己烯雌酚、水解后的阿司匹林、维生素 E 醋酸酯等
酰亚胺	R₂—C(O)—N(H)—C(O)—R₁	① 弱酸性 ② 与硝酸银试液反应	苯巴比妥、苯妥英等
酰脲	R₂—C(O)—N(H)—C(O)—N(H)—C(O)—R₁ R₂—C(O)—N(H)—C(O)—N(H)—R₁	① 水解性 ② 与重金属盐（如硝酸银、吡啶 – 硫酸铜、二氯化汞）生成不溶性的盐和有颜色的配合物	苯巴比妥 苯妥英钠、氟尿嘧啶

续表

功能基/母核名称		结构	性质	典型药物
叔胺		—NR$_2$	① 碱性 ② 与生物碱沉淀试剂反应 ③ 与生物碱显色试剂反应 ④ 成盐反应	盐酸普鲁卡因、盐酸普鲁卡因胺、盐酸利多卡因、盐酸氯丙嗪、马来酸氯苯那敏、盐酸苯海拉明等
吩噻嗪			还原性	氯丙嗪、奋乃静、氟奋乃静等
磺酰胺			① 弱酸性 ② 重金属离子（如 Ag$^+$、Cu^{2+}）取代反应	氢氯噻嗪、磺胺嘧啶、磺胺甲噁唑等
α-醇酮基			还原性（如与碱性酒石酸铜试液反应生成砖红色的氧化亚铜沉淀；与氨制硝酸银发生银镜反应，生成银的沉淀）	地塞米松、氢化可的松、曲安奈德等
甲酮基			在碱性条件下与亚硝基铁氰化钠作用，生成蓝色复合物	黄体酮、醋酸甲羟孕酮、醋酸甲地孕酮等
甾环			与强酸的呈色反应	雌二醇、甲睾酮、黄体酮、醋酸地塞米松等甾体激素
含氮杂环		如 、 等	与生物碱沉淀剂反应	哌替啶、磺胺嘧啶、诺氟沙星、甲氧苄啶、甲硝唑、氟康唑等
β-内酰胺环			① β-内酰胺环开环反应 ② 异羟肟酸铁反应	青霉素钠、苯唑西林钠、阿莫西林头孢氨苄、头孢噻肟钠等
发色团	肟基	—CH=NOH	呈现黄色至棕褐色	碘解磷定
	腙基	—CH=N—NH—	呈现淡黄色至棕褐色	利福平、利福喷汀、呋喃妥因等
	偶氮基	—N=N—	呈现橙红色至猩红色	百浪多息
助色团	硝基	—NO$_2$	① 呈现白色或淡黄色或黄色 ② 还原反应	硝苯地平、呋喃妥因、甲硝唑、替硝唑、氯霉素等
	大的共轭体系		呈现淡黄色至黄色	维生素 A 醋酸酯

参 考 文 献

[1] 国家药典委员会. 中华人民共和国药典. 北京：中国医药科技出版社，2010.

[2] 尤启东. 药物化学. 6版. 北京：人民卫生出版社，2011.

[3] 尤启冬. 药学专业知识（二）. 北京：中国医药科技出版社，2011.

[4] 李维凤，陈有亮. 药学专业知识（二）. 4版. 北京：中国医药科技出版社，2012.

[5] 李群力，王玮瑛. 药物化学. 西安：第四军医大学出版社，2011.

[6] 葛淑兰，张玉祥. 药物化学. 北京：人民卫生出版社，2009.

[7] 郑虎. 药物化学. 6版. 北京：人民卫生出版社，2008.

[8] 刘文娟. 药物化学. 北京：中国医药科技出版社，2008.

[9] 翁玲玲. 临床药物化学. 北京：人民卫生出版社，2007.

[10] 张彦文. 药物化学. 北京：高等教育出版社，2007.

[11] 陈新谦，金有豫，汤光. 新编药物学. 16版. 北京：人民卫生出版社，2007.

[12] 马英. 药物化学. 郑州：河南科学技术出版社，2007.

[13] 王润玲. 药物化学. 2版. 北京：中国医药科技出版社，2006.

[14] 姚宏. 药物化学. 北京：高等教育出版社，2005.